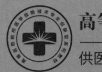

高等医药院校医学检验技术专业创新型系列教材

供医学检验技术等专业使用

临床分子生物学检验技术实验指导

U0166078

主　编　刘忠民　常晓彤

副主编　时东彦　周继红　李　猛　马晓磊

编　者　（以姓氏笔画为序）

马晓磊　济宁医学院

王文栋　河北北方学院

王秀青　宁夏医科大学

方　莉　川北医学院

邢少姬　包头医学院

伊正君　潍坊医学院

庄文越　北华大学

刘忠民　广州医科大学

李　猛　潍坊医学院

时东彦　河北医科大学第二医院

余　琳　广州医科大学

宋凌燕　长治医学院附属和平医院

周　静　赤峰学院

周继红　蚌埠医学院

常晓彤　河北北方学院

蔡群芳　海南医学院

秘　书　余琳

华中科技大学出版社
http://www.hustp.com
中国·武汉

内 容 简 介

本书是高等医药院校医学检验技术专业创新型系列教材,是《临床分子生物学检验技术》的配套教材。

本书主要介绍临床分子生物学实验室基本知识、检验基本技能实验、检验综合性实验、检验创新性实验设计。

本书可供医学检验技术等专业使用。

图书在版编目(CIP)数据

临床分子生物学检验技术实验指导/刘忠民,常晓彤主编.—武汉:华中科技大学出版社,2020.7(2025.2重印)
ISBN 978-7-5680-6314-2

Ⅰ.①临… Ⅱ.①刘… ②常… Ⅲ.①分子生物学-医学检验-医学院校-教材 Ⅳ.①R446.1

中国版本图书馆 CIP 数据核字(2020)第 122780 号

临床分子生物学检验技术实验指导 刘忠民 常晓彤 主编
Linchuang Fenzi Shengwuxue Jianyan Jishu Shiyan Zhidao

策划编辑:荣 静
责任编辑:孙基寿
封面设计:原色设计
责任校对:李 琴
责任监印:周治超

出版发行:华中科技大学出版社(中国·武汉) 电话:(027)81321913
　　　　　武汉市东湖新技术开发区华工科技园 邮编:430223

录　　排:华中科技大学惠友文印中心
印　　刷:武汉市籍缘印刷厂
开　　本:889mm×1194mm　1/16
印　　张:12 插页:2
字　　数:365 千字
版　　次:2025 年 2 月第 1 版第 4 次印刷
定　　价:39.80 元

总序

ZONGXU

近年来,随着科学技术的进步,大量先进仪器和技术的采用,医学检验得到飞速的发展。各种新的检验技术不断涌现,对临床疾病的诊疗越来越重要,作用越来越突出,为人类疾病的诊断、治疗监测、预后判断提供大量新的实验室监测指标。据统计,临床实验室提供的医学检验信息占患者全部诊疗信息的 60％以上,医学检验已成为医疗的重要组成部分,被称为临床医学中的"侦察兵"。

《国家中长期教育改革和发展规划纲要(2010—2020 年)》《国家中长期人才发展规划纲要(2010—2020 年)》要求全面提高高等教育水平和人才培养质量,以更好地满足我国经济社会发展和创新型国家建设的需要。根据《教育部关于进一步深化本科教学改革 全面提高教学质量的若干意见》,在教材建设过程中,教育部鼓励编写、出版适应不同类型高等学校教学需要的不同风格和特色的教材;积极推进高等学校与行业合作编写教材;鼓励编写和出版不同载体和不同形式的教材,包括纸质教材和数字化教材。2012 年教育部制定的新本科专业目录中,将医学检验专业更名为医学检验技术专业,学制由五年改为四年。

为了更好地适应医学检验技术专业的教学发展需求,体现最新的教学理念和特色,在认真、广泛调研的基础上,在医学检验技术专业教学指导委员会相关领导和专家的指导和支持下,华中科技大学出版社组织了全国 40 多所医药院校的 200 多位老师编写了本套高等医药院校医学检验技术专业创新型系列教材。本套教材由国家级重点学科的教学团队引领,副教授及以上职称的老师占 80％,教龄在 20 年以上的老师占 72％。教材编写过程中,全体参编人员进行了充分的研讨,各参编单位高度重视并大力支持教材的编写工作,各主编及参编人员付出了辛勤的劳动,这确保了本套教材的编写质量。

本套教材着重突出以下特点:

(1) 教材定位准确,体现最新教学理念,反映最新教学成果。紧密联系最新的教学大纲和临床实践,注重基础理论和临床实践相结合,体现高素质复合型人才培养的要求。

(2) 适应新世纪医学教育模式的要求,注重学生的临床实践技能、初步科研能力和创新能力的培养。突出实用性和针对性,以临床应用为导向,同时反映相关学科的前沿知识和发展趋势。

(3) 以问题为导向,导入临床案例。通过案例与问题激发学生学习的热情,以学生为中心,以利于学生主动学习。

(4) 纸质与数字融合发展。全套教材采用全新编写模式,以扫描二维码形式帮助老师及学生在移动终端共享优质配套网络资源,通过使用华中科技大学出版社数字化教学资源平台将移动互联、网络增值、慕课等新的教学理念和学习方式融入教材建设中,开发多媒体教材、数字化教材等新媒体教材形式。

本套教材得到了教育部高等学校医学技术类专业教学指导委员会和中国医师协会检验医师分会相关领导和专家,以及各院校的大力支持与高度关注,我们衷心希望这套教材能为高等医药院校医学检验技术专业教学及人才培养做出应有的贡献。我们也相信这套教材在使用过程中,通过教学实践的检验和实际问题的解决,能不断得到改进、完善和提高。

高等医药院校医学检验技术专业创新型系列教材

建设指导委员会

前言
QIANYAN

临床分子生物学检验技术的高速发展,极大地推动了现代检验医学的进步,临床分子生物学实验室成为临床实验室的一个重要组成部分,临床分子生物学检验项目已广泛应用于感染、遗传、肿瘤,以及个体遗传标记等方面的检查。为了适应医学检验教育发展的需要,华中科技大学出版社于2013年启动、组织编写了《临床分子诊断学实验》。此书得到了各高校医学检验专业老师和同学们的肯定和认可。由于医学检验技术专业学制的"五改四",对医学检验教育提出了新要求,华中科技大学出版社于2018年启动该书第2版编写工作。为了使教材更能反映专业特点,经编委会研究决定,将第2版实验教材更名为《临床分子生物学检验技术实验指导》,并作为伊正君教授、杨清玲教授等编写的《临床分子生物学检验技术》(理论教材)的配套教材。建议实验教学为30~60学时。

为使教材既体现学科发展的趋势和突出临床的应用,又充分考虑各个医药院校的教学实际情况,使教材具有实用性、规范性、兼容性和延展性,第2版在第1版的基础上进行了较大修改和更新。在教材编写内容上,强调基础理论和基础知识的同时,侧重培养学生综合分析问题和解决临床实际问题的能力,使其更好地理解和掌握临床分子生物学检验技术的特点和应用,从而使教材具有广泛的适用性,既是学生在校学习的"临床分子生物学检验技术"的实验指导教材,又可作为学生医院见习、实习及医学科研工作者的重要参考书籍。

本书共分为四章,包含四十六个实验项目。第一章主要介绍临床分子生物学检验技术实验基本知识。在第一版的基础上,不仅增加了实验室的基本规则,还增加了实验过程学习要求、实验报告撰写要求,以及实验过程质量测评等内容,以适应医学教育发展的要求,提高实践教学形成性评价的可操作性。第二章主要介绍临床分子生物学检验技术基本技能实验。增加了生物芯片技术、生物信息分析技术等实验内容,以提高专业知识技能的全面性。第三章主要介绍临床分子生物学检验技术综合性实验,目的是培养学生综合应用能力和临床实践能力。实验项目较第一版有较大的变化,以临床常规开展的项目为主。第四章为临床分子生物学检验技术创新性实验设计,主要为学生开展临床分子生物学方面的研究提供基本的研究方案,培养学生的创新能力。附录为临床分子生物学实验常用试剂与缓冲液的配制。每个实验项目内容包括:教学目标、实验原理、器材与试剂(含自配与试剂盒)、实验操作流程、注意事项、结果分析、临床应用(或临床案例分析)、思考题等。本书可满足具有不同实验室条件的院校使用,方便教师根据实际情况从中选做实验。

在本书编写过程中得到了广州医科大学、河北北方学院、潍坊医学院等单位的大力支持,编者们以高度的责任感完成了各自的编写任务,付出了辛勤的劳动,在此一并表示衷心的感谢。由于临床分子生物学检验技术发展非常迅速,加之编者水平有限,书中难免存在不足之处或错误,敬请同行专家及读者批评指正。

刘忠民　常晓彤

2020 年 7 月

目录

MULU

第一章　临床分子生物学检验技术实验基本知识

开展临床分子生物学检验技术实验的目的旨在巩固学生所学的基础理论知识,使其对临床分子生物学检验技术有一个基本的认识,培养学生的观察能力、综合分析能力,以及独立工作的能力。为保证实验教学的安全和有效,每一位进入实验室的学生,学习的第一课是岗前培训,其目的是熟悉实验室管理制度,学习实验基本知识,了解实验目标和方法。

第一节　临床分子生物学检验技术实验室管理规程

为确保临床分子生物学检验技术操作质量和实验结果的准确性,防止实验污染、减少检验医学差错与医疗事故的发生,实验室均会制定一套完整的实验室管理制度和程序,以规范检验人员的各种行为。本节仅介绍部分与教学相关的实验室管理规程。

一、学生实验守则

(1) 学生应按教学计划和课程表安排进入实验室上课。实验前必须预习实验指导和相关理论,明确实验目的、原理、预期结果、关键步骤及注意事项等。

(2) 进入实验室上课时,应注重礼仪,遵纪守规。在指定位置或区域进行实验,按要求统一穿实验工作服,必要时,依据相关规定穿戴隔离衣等个人护具;不得穿拖鞋、背心出入实验室,不得在室内喧哗、打闹,不得吸烟、饮食、随地吐痰、乱扔纸屑和其他杂物,不得将与实验无关的物品带入实验室,不得将实验室物品带出实验室。

(3) 实验时要精心使用仪器设备,严格遵守操作规程。实验前应按要求做好准备,熟悉贵重仪器的使用方法,认真检查仪器,禁止随意移动;经指导教师许可后方可接通电源、气源,启动设备;爱护仪器设备,因违反操作规程而损坏仪器设备者要赔偿。

(4) 实验操作时,应严肃认真、专心操作,节约药品、试剂、蒸馏水、煤气、电等;保持实验台面整洁,试剂、仪器应按要求整齐放置,无用物品不要放在实验台上,公用物品用后放回原处,不得私自占有。

(5) 注意观察实验过程中出现的现象和结果,及时、如实记录所有实验数据,必要时请老师当场审核。不得随意杜撰和拼凑数据,结果不良时,必须重做。

(6) 注意安全操作,避免事故。使用乙醚、苯、乙醇等易燃有机溶剂时,须远离火源,严禁直接在电炉、酒精灯上加热。如有火险发生应先关电源。有机溶剂着火时,勿用水浇泼,以免扩大燃烧面积,可用砂土或灭火器灭火。凡强酸、强碱及有毒液体,勿用口吸;吸取此类物品的吸管等不准乱甩,以免伤人;试管内容物加热时管口不要对着人。

(7) 实验过程中,仪器设备发生故障或损坏时,首先要切断电源、气源,并立即报告指导教师进行处理。

(8) 实验操作完成后,须将试剂瓶排列整齐,整理好公用物品;固体废物(如滤纸、玻璃纸、棉花、血块等)不要倒入水池,以免堵塞水管;一般废液可倒入水池中冲走,但强酸、强碱等有害溶液必须进行无害化处理;各类器皿按要求清洗干净并收好;擦净实验台,请指导老师检查允许后方可离开。

(9) 实验结束后,根据实验结果进行科学分析与处理,按要求完成实验报告,并及时交老师审阅。

二、实验室安全管理制度

（1）要牢固树立安全意识，坚持"以人为本，安全第一，预防为主"的原则。一切工作首先要保障人身安全，认真做好实验室的安全防护工作，经常对师生员工进行安全教育，克服麻痹大意思想，采取有力措施，防火、防盗、防事故，切实保障师生员工和实验室的安全。

（2）非实验室有关人员不得随意进入实验室。外来参观人员进入实验室要经主管负责人同意，由专人陪同；参观时不要妨碍实验室教学工作的正常进行。节假日和晚间需做实验时，必须经实验室主任同意，并至少有二人以上同时工作。

（3）所有进入实验室工作和学习的人员，必须服从管理人员的安排，遵守实验室有关规章制度和规程，不得违规操作或擅离职守。未经实验室或设备管理人员同意不得擅自动用实验室的设备、设施，否则一旦发生事故，相关责任人需承担相应责任。

（4）做到安全文明实验。进入实验室应保持安静，不得将与实验无关的物品带进实验室，不准存放私人物品。不得吸烟、饮食、随地吐痰、乱扔纸屑和其他杂物。

（5）实验后和下班前应搞好仪器设备和场地环境的整理，做好电、水、气、化学药品及门窗的检查，确认安全无误后，方可离开实验室，防止发生事故。

（6）实验室内不得擅自拉接电线、改装电路、增加电器设备，所有仪器设备的电线、插头、插座和接线板必须符合用电要求，若有损坏，及时报修。实验室严禁非工作用电炉。因教学、科研需要须经安全员同意。使用时要注意安全，停电或停用后要及时切断电源。

（7）严格执行化学危险品、剧毒品、放射性物品的领用、保存及使用相关规定，不准随便丢弃、倾倒易燃易爆化学药品及其废液，禁止往水槽内倒入容易堵塞的杂物和强酸、强碱及有毒的有机溶剂。

（8）消防器材要放在明显和便于取用的位置，周围不准堆放杂物。要经常检查保证其有效可靠。严禁将消防器材移作他用。保持室内外走道畅通，严禁占用走廊堆放物品。

（9）对违章操作，忽视安全而造成火灾、污染、中毒、人身重大伤害、精密贵重仪器和大型设备损坏等重大事故时，实验室工作人员要立即抢救，保护好事故现场，及时按规定上报有关部门。对隐瞒不报或拖延上报者，应按有关规定予以从严处理。

三、实验室安全应急预案

（一）实验室火灾应急处理预案

（1）发现火情，现场工作人员立即采取措施处理，防止火势蔓延并迅速报告。

（2）确定火灾发生的位置，判断出火灾发生的原因，如压缩气体、液化气体、易燃液体、易燃物品、自燃物品等。

（3）明确火灾周围环境，判断是否有重大危险源分布及是否会带来次生灾难。

（4）明确救灾的基本方法，并采取相应措施，按照应急处置程序，采用适当的消防器材进行扑救。①木材、布料、纸张、橡胶以及塑料等的固体可燃材料的火灾，可采用水冷却法，但对珍贵图书、档案应使用二氧化碳、卤代烷、干粉灭火剂灭火；②易燃可燃液体、易燃气体和油脂类等化学药品火灾，使用大剂量泡沫灭火剂、干粉灭火剂将液体火灾扑灭；③带电电气设备火灾，应切断电源后再灭火，因现场情况及其他原因，不能断电，需要带电灭火时，应使用沙子或干粉灭火器，不能使用泡沫灭火器或水；④可燃金属，如镁、钠、钾及其合金等火灾，应用特殊的灭火剂，如干砂或干粉灭火器等进行灭火。

（5）依据可能发生的危险化学品事故类别、危害程度级别，划定危险区，对事故现场周边区域进行隔离和疏导。

NOTE

（6）视火情拨打"119"报警求救，并到明显位置引导消防车。

（二）实验室爆炸应急处理预案

（1）实验室爆炸发生时，实验室负责人或安全员在其认为安全的情况下，必须及时切断电源和管道阀门。

（2）所有人员应听从临时召集人的安排，有组织地通过安全出口或用其他方法迅速撤离爆炸现场。

（3）应急预案领导小组负责安排抢救工作和人员安置工作。

（三）实验室中毒应急处理预案

（1）实验中若出现咽喉灼痛、嘴唇脱色或发绀，胃部痉挛或恶心呕吐等症状时，则可能是中毒所致。视中毒原因施以下述急救后，立即送医院治疗，不得延误。

（2）首先将中毒者转移到安全地带，解开领扣，使其呼吸通畅，让中毒者呼吸到新鲜空气。

（3）误服毒物中毒者，须立即引吐、洗胃及导泻，意识清醒而又合作者，宜饮大量清水引吐，亦可用药物引吐。对催吐效果不好或昏迷者，应立即送医院用胃管洗胃。孕妇应慎用催吐救援。

（4）重金属盐中毒者，喝一杯含有几克 $MgSO_4$ 的水溶液，立即就医。不要服催吐药，以免引起危险或使病情复杂化。砷和汞化物中毒者，必须紧急就医。

（5）吸入刺激性气体中毒者，应立即将患者转移离开中毒现场，给予2％～5％碳酸氢钠溶液雾化吸入、吸氧。气管痉挛者应酌情给予解痉挛药物雾化吸入。

（6）应急人员一般应配置过滤式防毒面罩、防毒服装、防毒手套、防毒靴等。

（四）实验室触电应急处理预案

（1）触电急救的原则是在现场采取积极措施保护伤员生命。

（2）首先要使触电者迅速脱离电源，越快越好。触电者未脱离电源前，救护人员不准用手直接触及触电者。使触电者脱离电源的方法：①切断电源开关；②若电源开关较远，可用干燥的木橛、竹竿等挑开触电者身上的电线或带电设备；③可用几层干燥的衣服将手包住，或者站在干燥的木板上，拉触电者的衣服，使其脱离电源。

（3）触电者脱离电源后，应视其神志是否清醒，神志清醒者，应使其就地躺平，严密观察，暂时不要站立或走动；如神志不清，应就地仰面躺平，且确保气道通畅，并于5 s时间间隔呼叫触电者或轻拍其肩膀，以判定触电者是否意识丧失。禁止摇动触电者头部呼叫。

（4）抢救的触电者应立即就地坚持用人工心肺复苏法正确抢救，并设法联系校医务室接替救治。

（五）实验室化学灼伤应急处理预案

（1）强酸、强碱及其他一些化学物质，具有强烈的刺激性和腐蚀作用，发生这些化学灼伤时，应用大量流动清水冲洗，再分别用低浓度（2％～5％）弱碱（强酸引起的）、弱酸（强碱引起的）进行中和。处理后，再依据情况进行下一步处理。

（2）溅入眼内时，在现场立即就近用大量清水或生理盐水彻底冲洗。每一实验室楼层内备有专用洗眼水龙头。冲洗时，眼睛置于水龙头上方，水向上冲洗眼睛，时间应不少于15 min，切不可因疼痛而紧闭眼睛。处理后，再送医院治疗。

四、实验室人员实验室安全知情同意书

依据临床分子生物学实验室管理要求，每位进入实验室工作的人员，均应签署《实验室人员实验室安全知情同意书》。

NOTE

实验室人员实验室安全知情同意书

被培训人:　　　　培训时间:　　　　表格编号:LAB-PF-020102-03

实验室声明

　　本实验室名称为(　　　　　　　　　　)实验室,属(□Ⅰ/□Ⅱ/□Ⅲ)级生物安全实验室,是进行(□临床检验工作/□学生实践教学/□科学研究)的场所。在进入实验室之前,请尽可能仔细阅读实验室安全相关的制度,熟悉这些制度对安全高效的开展实验室工作至关重要。开展实验室工作时,应严格遵守相关实验室制度,接受带教老师的指导。任何情况下如果对安全问题存在疑问,应立刻停止工作,向带教老师或实验室安全负责人询问。

　　一、您要从事的工作可能会有如下风险

　　1. 由于玻璃器皿的破裂、喷溅等原因导致感染性物质泄漏、针刺伤,可能会感染:艾滋病病毒、梅毒、乙肝病毒、丙肝病毒、结核杆菌、炭疽杆菌等传染性致病微生物。

　　2. 由于实验操作、离心机离心过程中产生的气溶胶,可能会感染:结核杆菌、嗜血杆菌、布氏杆菌、肺炎链球菌、β-溶血性链球菌、脑膜炎奈瑟菌、肺炎克雷伯菌等及各种呼吸道病毒。

　　3. 您所在的实验室有可能接触强酸、强碱、化工原料等,操作不慎会导致皮肤、眼睛等部位的伤害或对人身有一定的致癌性。

　　4. 由于实验室使用高压锅等压力容器,操作不当可能会导致压力容器爆炸造成人身的伤亡。

　　5. 由于实验室拥有众多的电器设备,使用不当会发生触电事故。

　　二、哪些人不宜在此进行工作

　　1. 基础体质太弱、患有免疫系统疾病或先天性免疫缺陷的人员。

　　2. 患有结核、艾滋病、梅毒等传染性疾病的人员。

　　3. 患有精神系统疾病或有心理障碍者。

　　4. 妊娠期的工作人员。

　　三、如果您决定在该实验室进行工作,必须遵守如下规定,否则后果自负

　　1. 严格遵守国家有关实验室生物安全的法律、法规。

　　2. 遵守本单位制定的各项规章制度。

　　3. 遵守实验室安全管理制度。

　　4. 遵守实验室人员安全防护制度。

　　5. 遵守实验室生物安全操作程序。

　　6. 掌握实验室安全应急预案。

　　7. 遵守并严格执行本实验室制定的生物安全制度。

　　8. 严格按照实验相关的 SOP 文件进行相关的实验和操作。

实验者签署

　　本人已仔细阅读以上声明和实验室安全相关制度,包括但不限于《实验室安全管理制度》《实验室人员安全防护制度》《实验室生物安全操作程序》《化学危险品安全管理制度》《实验室安全应急预案》,理解在本实验室开展工作存在一定的安全风险,并明白不恰当的操作有可能大幅增加这种风险。我确认实验室安全负责人/带教教师已向我介绍了实验室实验工作的情况,包括其权利以及可能存在的风险。我确认已有充足时间对此进行考虑,并自愿在实验室开展实验工作,我将严格遵守相关实验安全制度,落实做好所有安全相关措施。

　　　　　　　　实验者姓名(签名):

　　　　　　　　□职工　□本科生　□研究生　□进修生　□其他_____

　　　　　　　　手机号码:

　　　　　　　　工作期限:

　　　　　　　　　　　　　　　　　　　　　年　　月　　日

NOTE

第二节 临床分子生物学检验技术实验操作基本知识

临床分子生物学检验技术具有技术新、微量操作、过程复杂等特点,使得刚接触临床分子生物学检验技术实验的人感到不适应,但临床分子生物学检验技术实验操作也有一些共同的特点和规律可循。以下介绍实验常用仪器设备和实验操作注意事项等基本知识。

一、常用仪器设备

(一) 微量移液器

微量移液器(micropipette)是一种在一定容量范围内可随意调节的精密取液装置,是临床分子生物学实验中最常用的计量仪器。它是通过用手指对按钮的按压和放松动作,以及弹簧的作用,推动装置内部密封的不锈钢活塞的上下移动,继而吸入或排出活塞腔内的气体,来完成液体吸取和排出的过程。常用于水、缓冲液、稀释的盐溶液和酸碱溶液等液体的转移。

移液器标准操作步骤:①将按钮按到第一挡,垂直进入液面几毫米;②缓慢松开控制按钮,避免液体进入吸头过速,否则会导致液体倒吸入移液器内部,造成污染;③打出液体时贴壁并有一定角度,先按到第一挡,稍微停顿几秒后,待剩余液体聚集后,再按到第二挡将剩余液体全部压出。

移液器使用注意事项:①移液器应放在专用的架子上,不得随意放置;②移液时选用适当型号的移液器,不得用大量程的移液器移取小体积样品;③吸不同的液体时应更换吸头,防止交叉污染影响实验结果;④新吸头在使用前可吸排溶液几次,浸渍吸头以消除测量误差;⑤移液器吸液后严禁倒置、平放,以免液体倒流损坏活塞;⑥长时间不用或刚取出的新移液器应轻轻按压按钮数次,再进行正常使用。

(二) 离心机

离心机(centrifuge)是临床分子生物学实验中最常用的一类仪器,主要用于细胞的收集和分离、基因片段的分离,以及其他生物样品的分离制备。实验中应用最多的是台式高速离心机,一般可分为常温和冷冻两种,最大转速一般在 12000~20000 r/min,这类仪器特别适合于生物大分子在 Eppendorf 管内的微量操作后的处理,最少可供 0.05 mL 样品的离心。

离心机标准操作步骤:①检查转子和试管,安装转子;②离心管加液及平衡对称放置,关闭盖门;③设置转子号、时间、转速、升降速挡位;④启动和停止运行;⑤取出离心管;⑥卸载转子,关闭电源。

离心机使用注意事项为:①在每次接通电源前,应仔细检查所用的转子及离心管有无裂纹或严重腐蚀现象,如有应立即更换;②保持离心机腔体内清洁,防积水,防有颗粒状杂物;③配转子系统时,必须在仪器断电条件下操作;④仪器加速或减速过程中,出现短时振动属正常现象,不必关断电源开关;⑤若出现中途断电,切勿马上开门,必须等电机停转后方可开门;⑥离心前样品应预先平衡,使用离心筒离心时离心筒与样品应同时平衡;⑦挥发性或腐蚀性液体离心时,应使用带盖的耐腐蚀的离心管,并确保液体不外漏,以免腐蚀机腔。

(三) 电泳装置

电泳(electrophoresis)是指带电粒子在电场中运动的现象。电泳技术是临床分子生物学实验中不可缺少的重要分离分析技术,主要用于检测、鉴定各种生物大分子的纯度、含量及描述它们的特征,还可以用于样品的分离、纯化、回收和浓缩。

临床分子生物学领域中最常用的是琼脂糖凝胶电泳。电泳装置一般由电泳仪、电泳槽、检测单元等组成。电泳仪作为电泳时的外加电源设备,它既能输出稳定的电流,又能输出稳定的电压,起到在被分离样品两端加外接电场的作用;电泳槽是电泳的主要部件,是样品分离的场所;检测单元主要为吸光度扫描仪。

电泳标准操作步骤：①准备，包括样品、试剂、电泳槽的准备等；②开机，设置时间、电压、电流等参数；③关闭电源，取出电泳结果进行扫描分析。

电泳仪使用注意事项：在通电进入工作状态后，禁止人体接触电极、电泳物，也不能到电泳槽内取放东西，如需要应先断电，以免触电。同时要求仪器必须有良好接地端，以防漏电；在通电后，不要临时增加或拔除输出导线插头，以防短路现象发生，使用过程中发现异常现象，如较大噪音、放电或异常气味，须立即切断电源，进行检修，以免发生意外事故。

（四）生物安全柜与超净工作台

1. 生物安全柜（biosafety cabinet）　用来保护操作者本人、实验室环境以及实验材料，使其避免暴露于可能产生的感染性气溶胶和溅出物而设计的装置。在临床分子生物学实验中，凡可能涉及或者产生有害物的操作，都应该在生物安全柜内进行。根据生物安全防护水平的差异，生物安全柜也可以分为Ⅰ级、Ⅱ级和Ⅲ级三种类型。临床分子生物学检验实验室一般使用Ⅱ级的生物安全柜。

2. 超净工作台（super clean bench）　又称为 laminar flow cabinet，译作层流室，是目前普遍应用的无菌操作装置。超净工作台是为了保护实验品或样品而设计的，通过吹过工作区域的空气防止实验品或样品受到工作区域外粉尘或细菌的污染。超净工作台不属于生物安全柜，不可使用在涉及微生物材料的实验或生产过程中。一旦微生物样品放置于工作区域，层流空气将把带有微生物介质的空气吹向前台工作人员而产生危险。

注：通风柜或通风橱（fume cupboard）是为在化学实验过程中清除腐蚀性化学气体和有毒烟雾而设计的装置，不能有效清除微生物介质。放置在通风柜内的微生物样品会散播到柜外，污染实验室环境。

（五）消毒灭菌设备

临床分子生物学实验中所用的培养基、试剂、器皿、实验用具等，应严格灭菌。常用的灭菌设备主要包括滤膜过滤器和高压蒸汽灭菌器等。

1. 滤膜过滤器（membrane filter）　又称分子筛，其原理是大于膜孔的颗粒被截留（筛除）在膜的表面，小于膜孔的颗粒通过膜孔。滤膜过滤器在临床分子生物学实验中常用来制备抗生素滤液。

2. 高压蒸汽灭菌器（high-pressure sterilizer）　利用饱和压力蒸汽对物品进行迅速而可靠消毒的仪器，适用于对医疗器械、敷料、玻璃器皿、培养基等进行消毒灭菌。在使用过程中应注意：灭菌前应先完全排出锅内冷空气，使锅内全部充满水蒸气时，灭菌才能彻底；灭菌后当压力降到零后，才能开盖；培养基要严格遵守高压时间，既要高压彻底，又要防止培养基中的成分变质或效力降低，不能随意延长时间。

（六）水纯化设备

临床分子生物学实验中对实验用水的质量要求非常高，器皿经洗净后都需要双蒸水漂洗数次，试剂的配制要求用三蒸水甚至超纯水，这就要求实验室必须配备纯水装置。目前较常用的水纯化装置有石英玻璃双蒸馏器、离子交换器以及超纯水系统等。

1. 石英玻璃双蒸馏器　采用优质石英玻璃制成，所蒸蒸馏水不与任何金属相接触，经过二次蒸馏所获得的水纯度高，称为双蒸水。使用过程中应注意避免干烧，使用时间长后会产生水垢，这时可用 20% HNO_3 灌进卧式烧瓶内结垢处，浸泡 4 h 由排水口排出，用自来水冲洗三次，再用去离子水冲三次，即可重新使用。

2. 离子交换器　通过离子的交换实现对水的纯化。钠离子交换器是用于去除水中钙离子、镁离子，制取软化水的离子交换器。混合床是将阴阳离子交换树脂按一定混合比例装填在离子交换器内，由于混合离子交换后进入水中的 H^+ 与 OH^- 立即生成电离度很低的水分子，所以可以使交换反应进行得十分彻底。

3. 超纯水系统 采用预处理、反渗透技术、超纯化处理等方法,可将水中的导电介质几乎完全去除,同时还可去除水中不解离的胶体物质、气体及有机物的水处理设备。所得到的水可用于高效液相色谱(HPLC)、原子吸收及发射光谱分析、质谱分析等。

(七)PCR仪

PCR仪是体外扩增基因最常用的设备,是利用耐热DNA聚合酶对特定基因在体外进行大量合成的设备。根据DNA扩增的目的和检测的标准,可以将PCR仪分为普通PCR仪、梯度PCR仪、原位PCR仪、实时荧光定量PCR仪等种类。普通的PCR仪是做定性分析和扩增基因片段,荧光定量PCR仪比普通的PCR仪多了荧光信号采集系统和计算机分析处理系统,它不仅可对核酸进行扩增,而且可以通过 *Taq* Man荧光探针,SYBR Green荧光染料等方法对扩增后的样品进行定量测定。

(八)紫外观察仪及凝胶成像分析系统

紫外观察仪及凝胶成像分析系统主要用于琼脂糖凝胶、聚丙烯酰胺凝胶电泳后结果的观察和记录。

1. 紫外观察仪 用于核酸分析的紫外观察仪常采用254 nm、300 nm、365 nm等几个波长,在此波长范围内,DNA与溴化乙锭结合物对紫外光吸收较强,从而诱导产生590 nm波长的橙红色荧光。产生的荧光强度与DNA的数量相关,可以进行定性和半定量观察。

2. 凝胶成像分析系统 通过紫外观察仪只能对凝胶电泳图谱进行观察,如果需要记录结果,可以借助凝胶成像系统拍摄成像。该系统具有强大的图像采集、检测和分析能力,可以对DNA、RNA、蛋白质等电泳凝胶以及各类杂交,放射自显影结果进行拍摄、处理、分析和保存。

(九)其他常用仪器设备

1. 紫外-可见分光光度计 紫外-可见分光光度计广泛应用于临床检验等领域的教学和科研工作中,特别适合对各种液态物质进行定量及定性分析。其应用波长范围为200~400 nm的紫外光区、400~850 nm的可见光区。主要由辐射源(光源)、色散系统、检测系统、吸收池、数据处理机、自动记录器及显示器等部件组成。临床分子生物学实验中常用紫外260 nm、280 nm检测核酸的含量及纯度。

2. 二氧化碳培养箱 二氧化碳培养箱是通过在培养箱箱体内模拟形成一个类似细胞或组织在生物体内的生长环境,如稳定的温度(37 ℃)、稳定的CO_2水平(5%)、恒定的酸碱度(pH 7.2~7.4)、较高的相对饱和湿度(95%),来对细胞或组织进行体外培养的一种装置。广泛应用于细胞、组织培养和某些特殊微生物的培养。

此外,在临床分子生物学实验中,常用的设备还有分析天平、恒温水浴箱、微波炉(用于溶液的快速加热和定温加热,特别适合于琼脂糖凝胶电泳时琼脂糖凝胶的熔化处理)、真空干燥仪(一般用于DNA、蛋白质样品中有机溶剂的干燥,电泳凝胶的干燥,Southern印迹、Northern印迹转移及斑点杂交的核酸样品点样制膜的固定,负压除菌等)、凝胶干燥器(用于电泳后凝胶的脱水干燥,以便保存)、烤箱(温控范围25~300 ℃,主要用于烘干和干热消毒玻璃器皿),以及冰箱、液氮罐等。

二、实验操作注意事项

(一)严格遵守实验操作规程

临床分子生物学实验通常具有操作过程较为复杂、实验试剂、器材较多,实验耗时长,容易污染等特点,因此,在实验过程中,要严格按照操作规程进行。初学者进入实验室后,应先认真熟悉相关文件规定和标准操作规程(SOP文件),然后严格按照实验规程进行实验操作。如此循序渐进,有效规避风险,不断发现问题,积累经验,实现学习目标。

(二)适应微量操作的理念

在临床分子生物学实验中,许多实验试剂的用量往往很少,肉眼不易看见。固体物质可用到1

μg 甚至 1 ng,液体可用到 1 μL。这种量级给操作带来挑战性,使刚接触临床分子生物学实验的人感到很不适应,总是担心要取的东西未取到,不自觉地加过量。许多实验的结果很难用肉眼直接观察到,需使用染色技术、分子标记技术等进行显现;同时,实验使用的试剂有些具有生物毒性,极少量就会污染环境,因此,要严格控制加样计量,做到"精、准、净、少、快",切忌拖泥带水。

(三)正确使用试剂

临床分子生物学实验对试剂的要求非常严格,有些实验不成功往往就是由试剂使用不正确造成的,包括:①试剂配制不当,有的化学试剂自身含有水分子,如称量时不扣除会造成所配试剂浓度偏低;②选用试剂等级不够,我国化学试剂级别主要分为优级纯(GR)、分析纯(AR)、化学纯(CP)等级别,应严格按照实验要求选用;③试剂污染,在取用时混入其他物质;④除菌条件不对,对于不耐受高温的试剂,应选用过滤器除菌;⑤试剂保存不当或时间过长,试剂常用的保存条件有室温、4 ℃、−20 ℃,实验人员应严格按照要求存放并了解保存期限等。

(四)建立无菌观念

无菌技术是指实验过程中,防止一切微生物侵入机体和保持无菌物品及无菌区域不被污染的操作技术和管理方法,是实验过程中预防和控制交叉污染的一项重要基本操作。在分子实验中经常涉及无菌操作技术,尤其是微生物的纯培养、细胞的培养,更需要严格的无菌操作技术。在无菌操作过程中,任何一个环节都不得违反操作原则,否则就可能造成实验失败。因此,实验人员必须加强无菌观念,准确熟练地掌握无菌技术,严格遵守无菌操作规程。

(五)防止实验室污染

临床分子生物学实验的对象主要是核酸,PCR 是临床分子生物学实验最常用的技术,它可以把一个基因片段拷贝扩增到 $2^{35} \sim 2^{40}$ 倍,实验室一旦造成污染,难根除。这就要求在实验过程中:①避免外源病原体的污染,实验所用的试剂、器材等都需要消毒灭菌处理;②实验人员需戴口罩和手套,穿隔离衣操作,避免自身体液污染实验器皿或试剂;③要有专门的临床分子生物学实验室,而且分区操作,以防交叉污染;④实验后台面及时消毒处理;严格按照要求取用试剂,贵重、剧毒试剂应先分装。

(六)注意实验安全防护

1. 实验室常规安全防护 临床分子生物学实验中用到的实验试剂多数对人体有害,有的可能诱发突变甚至癌症,或者对人神经系统产生累积毒害,如丙烯酰胺、苯酚、溴化乙锭、放射性同位素等。因此,实验人员必须严格按照实验安全要求进行操作,佩戴合适的手套、安全眼镜和面罩,试剂配制要在化学通风橱里进行,切勿吸入试剂蒸汽,尽量减少气溶胶的产生,否则会给实验者带来巨大的危害。

2. 实验室生物安全防护 在实验研究过程中,为避免危险生物因子造成实验室人员暴露,向实验室外扩散并导致危害而采取的综合措施,达到对人、环境生态和社会的安全防护。根据对所操作生物因子采取的防护措施,将实验室生物安全防护水平分为一级、二级、三级和四级,一级防护水平最低,四级防护水平最高。依据国家相关规定,实验室生物安全防护分级如下。

(1)一级生物安全实验室,英文缩写为 BSL-1,俄文缩写为 P1,可称为基础实验室。适用于操作已知其特征、在健康人群中不引起疾病、对实验室工作人员和环境危害最小的生物因子的工作。

(2)二级生物安全实验室,英文缩写为 BSL-2,俄文缩写为 P2,可称作安全实验室。适用于操作能够引起人类或者动物疾病,但一般情况下对人、动物或者环境不构成严重危害,传播风险有限,实验室感染后很少引起严重疾病,并且具备有效治疗和预防措施的微生物。

(3)三级生物安全实验室,英文缩写为 BSL-3,俄文缩写为 P3,可称作高度安全实验室。适用于操作能够引起人类或者动物严重疾病,比较容易直接或者间接在人与人、动物与人、动物与动物间传播的微生物。

(4)四级生物安全实验室,英文缩写为 BSL-4,俄文缩写为 P4,可称作最(高度)安全实验室。

适用于操作对人体、动植物或环境具有高度的危险性,通过气溶胶途径传播或传播途径不明,目前尚无有效疫苗或治疗方法的致病性微生物或未知传播风险的有关病原体及其毒素能够引起人类或者动物非常严重疾病的微生物。临床分子生物学实验室一般要求设计成二级或二级以上生物安全水平。

实验室最常用的生物安全设备是生物安全柜,它可以保护操作者、实验室环境、实验材料免受暴露于感染性气溶胶,以及当操作含有传染性实验材料时可能产生的飞溅污物所带来的危害,是生物安全保障的核心仪器。当操作患者血液、体液、分泌物、排泄物时,要求实验人员采用标准预防的理念,即将该类物质均认定为具有传染性,需进行隔离。不论是否有明显的血迹污染或是否接触非完整的皮肤与黏膜。接触上述物质者必须根据传播途径采取有效的预防措施。

(七) 有毒有害物质的无害化处理

实验室应制定切实有效的措施,阻断污染源,防范这些有害物质造成环境污染。常用有毒有害物质处理如下。

1. 溴化乙锭的净化处理 由于溴化乙锭(ethidium bromide,EB)具有较强的致癌性,实验结束后,应对含 EB 的溶液进行净化处理再行弃置,以避免污染环境和危害人体健康。对于 EB 含量大于 0.5 mg/mL 的溶液,可进行如下处理:①将 EB 溶液用水稀释至浓度低于 0.5 mg/mL;②加入等体积的 0.5 mol/L KMnO$_4$,混匀,再加入等量的 25 mol/L HCl,混匀,置室温数小时;③加入等体积的 2.5 mol/L NaOH,混匀并废弃。如果 EB 含量小于 0.5 mg/mL 的溶液可如下处理:①按 1 mg/mL 的量加入活性炭,不时轻摇混匀,室温放置 1 h;②用滤纸过滤并将活性炭与滤纸密封后丢弃。

2. 废洗液的处理 废洗液是指经多次使用后变为绿褐色不能再使用的铬酸洗涤液。对环境有危害,如对水体污染,可在肉类、贝类等人类重要食物链中发生蓄积。铬酸洗液每次使用完之后,切不可倒入下水道,应放回原瓶重复使用,直至失效变绿。失效之后,可浓缩、冷却,加入高锰酸钾粉末氧化,用砂芯漏斗滤去 MnO$_2$ 沉淀后再用。

3. 病原微生物的处理 对所有潜在感染危险物品的处理,先是去污染,未经消毒不能拿出实验室。液体废弃物经离心后的上清液、感染细胞培养的营养液洗涤液等必须在防漏、未破损的容器内,经高浓度的化学消毒剂作用后方可丢弃。对于剩余标本,接种过的培养基、菌种等,在丢弃之前均需采用高压灭菌消毒;特别是分枝杆菌、真菌和病毒等样品。对于任何有污染的锐器处理前不要用手接触,这些物器应置于盛有消毒液的硬壁的容器内,经高压蒸汽灭菌后丢弃。

4. 实验耗材和废弃生物材料的处理 实验中作废的吸头、手套、试管等定期灭菌后深埋;废弃的玻璃制品和金属物品应使用专用容器分类收集,统一回收处理。实验废弃的生物活性实验材料特别是细胞和微生物必须及时灭活和消毒处理。实验动物尸体或器官必须及时进行妥善处置,按要求消毒,统一送有关部门集中焚烧处理。实验内容设计过程中要尽量选择无公害、低毒性药品做实验,实验残液、残渣要少,便于回收,减少污染。

(八) 实验操作的质量控制

临床分子生物学检验必须高度重视实验流程和实验结果的质量控制,质量控制至少应涵盖以下内容:①通过室内质控评价检测系统是否稳定;②对新的分析方法进行比对试验;③室间质量评价,通过使用未知样品将本实验室的结果与同组其他实验室结果和参考试验结果进行比对;④仪器维护、校准和功能检查;⑤技术文件、技术标准的实施和记录。

第三节 实验操作技能学习要求与考评

临床分子生物学检验技术具有很强的实践性,只有通过实验课程的训练,才能使学生掌握临床分子生物学检验的基本技能,巩固和深化所学的基础和临床知识,为开展临床分子生物学检验岗位工作奠定基础。为此,每一位进入实验室学习的学员,在实验课程学习过程中,应充分了解实验目

NOTE

的与要求,采用合适的学习方法,达到实验教学的目标。

一、实验过程的学习要求

(一)实验过程学习的目的与要求

1. 实验过程学习的目的 学生实验过程是学生在理论的指导下进行科学实践的过程,其目的是通过实践活动,训练学生动手能力,使学生掌握科学观察的基本方法和技能,培养学生的科学思维、分析判断和解决实际问题的能力,因此,实验过程是培养学生探求真知、尊重科学事实的学风,以及科学态度的重要环节。

2. 实验过程的学习要求 为达到以上目标,除授课教师有高度的责任感外,学生还应该按《学生实验守则》的要求开展学习活动。实验前必须预习,理解实验基本原理和基本操作步骤、注意事项,列出所需试剂和仪器;实验中精心组织安排好时间,严肃认真地进行操作,细致观察变化,如实做好记录;实验后及时整理和总结实验结果及记录,并将实验的全部过程、实验结果,以及分析和讨论写成实验报告。

(二)实验过程学习的阶段与内容

无论是基本技能学习实验课,还是综合性或创新性实验课,其实验过程的学习与临床标本检验的过程相似,可分为三个阶段。

1. 实验测试前准备阶段 主要包括实验学习内容的确定,实验人员的组织安排,实验方法相关理论的学习,以及实验相关环境设施、设备和器材的准备等。

2. 实验测试阶段 主要包括标本接收与仪器设备调试、标本预处理、标本手工和仪器检测、数据记录与质量控制(如数据复核)等。

3. 实验测试后阶段 主要包括数据处理、数据分析、实验报告书写、实验报告提交、实验结果的沟通与交流,以及实验场地整理工作等。

(三)实验过程学习的质量评价

实验过程学习的质量评价是临床分子生物学检验技术课程开展形成性评价的重要组成部分,它能促使学生从被动接受者转变成学习的主体和积极参与者,将教学目标融入实验过程学习的每一个环节,让学生清楚地知道实验过程学习中的每一步该学什么,及时发现学习过程中存在的问题,促进实验教学目标的实现,促进学生、教师、学科专业的共同发展。

每学期实验过程学习的质量评价可采用提问、阶段测验、实验报告、期末考核等形式,每次实验则可采用《实验过程学习质量评价量表》方式进行,其评价内容包括实验室人员基本要求(如实验态度与人文素质、实验工作流程、实验环境与安全管理等)、实验技术学习过程的知识要求(如实验基本原理、实验方法与步骤、检测结果处理及临床应用等)和技术操作要求(如实验准备过程、手工操作过程、仪器操作过程等)、实验报告撰写过程要求(如实验报告的质量要求,若为团队协作试验,还包括实验报告书写过程、实验结果交流过程等),以及学习目标与效果评价(如知识、能力、素质)等,并通过总结每次实验过程中表现好的和不足的地方,持续提高学习效果。

二、实验报告过程的学习要求

(一)实验报告撰写的目的与要求

1. 实验报告撰写的目的 实验报告是描述、记录某个实验过程和结果的一种科技应用文体,是实验工作不可缺少的重要环节。实验报告的撰写是一项重要的基本技能训练。它不仅是对每次实验的总结,也是学生加深对实验相关理论的理解和掌握,初步培养和训练学生的逻辑归纳能力、综合分析能力和文字表达能力的过程,是科学论文写作的基础,及时认真地书写实验报告是学生必须完成的功课。

2. 实验报告撰写的要求 实验报告撰写的过程和署名要求通常与参与实验操作的学生人数

有关。如果实验操作由一个学生独立完成,实验报告则由该学生独立完成;如果实验操作是以实验小组为单位共同完成的,实验报告则可以团队形式共同完成,并依据贡献大小进行署名。以团队学习形式提交实验报告时,除按要求提交实验报告外,还应提交团队课外共同学习过程的证据,如照片、视频、音频等材料。实验结果及报告还可在下次实验课前以 PPT 形式汇报,促进学生间学习体会的交流,以及团队精神。

(二)实验报告的内容与要求

虽然实验方式不同(例如,验证性实验、综合性实验与设计性实验),实验报告的格式和评价标准有一定的差异,但包括如下基本内容。

1. 基本信息 包括实验名称、学生姓名和学号(小组实验时,包括合作者姓名和学号)、实验日期。

2. 实验目的 学生应明确实验课要达到的目的,使实验在明确的目的指引下进行。

3. 实验原理 学生应在老师讲解的基础上,按自己的理解书写;可用简明扼要的文字、框图或化学反应式对实验原理进行表述。它是学生反复理解、思考后,得出的经过再加工的原理,而不是机械地照抄。

4. 实验器材 包括实验环境、主要设备和试剂、耗材等。主要设备和试剂是指直接与原理有关的或直接影响实验成败的设备和试剂。应写出主要或关键的设备和试剂名称、生产商和时间等。促进学生对主要设备和试剂作用的思考,以及实验原理和特点的认识和理解。

5. 操作步骤 根据具体的实验项目,写出主要的实验条件和操作步骤,或流程图或工作表。通过回顾实验的全过程,有助于学生理解实验设计和每一步骤的目的意义。

6. 实验记录 正确及时地记录原始数据和观察到的现象,及时核实原始数据;不得涂改数据,培养学生实事求是、严谨的工作作风和良好的工作习惯。

7. 结果计算 列出计算公式,并对原始数据进行计算,以加深对公式的理解和应用,使学生不但对检验过程和结果知其然,而且知其所以然。

8. 结果报告 根据实验要求,对所得的实验结果和数据进行整理、归纳、分析和对比;可尽量总结成各种图表,按正规的临床检验结果报告方式发出报告,并注明参考值区间。

9. 临床意义 分析判断检验结果正常与否,说明其临床意义。项目结果异常时,简要说明主要见于哪些病理生理情况。

10. 讨论和体会 该部分是学生回顾、反思、总结、归纳实验相关知识的过程,应针对实验结果进行必要的说明和分析。如果有病例,可对病例进行分析。

讨论部分不是对结果的重述,而是对实验方法、实验结果和异常现象进行探讨和评论,以及对于实验设计的认识、体会和建议。学生也可自由发挥,围绕实验相关问题进行表述,例如,对本次实验结果是否满意?为什么?影响本次实验成败的关键是什么等。即使得出的结果不理想,也可分析讨论什么原因造成本次结果的不满意,提出今后改进解决的办法。

(三)实验报告的质量要求

实验报告在写作上应具有正确性、客观性、公正性、确证性和可读性五个特点。

1. 正确性 要求实验报告的实验原理、方法、数据及结论均是准确无误的,同时要求实验报告的表述也是准确无误的。

2. 客观性 要求实验人员抱着客观的态度观察并及时地记录实验现象、结果和数据,原始记录必须准确简洁、清楚;而且在写作时也要客观、忠实地报告实验结果。

3. 公正性 要求实验人员在描述实验和报告实验结论时不能带有任何主观性。

4. 确证性 要求在实验报告中提到的实验结果是要能被证实的,不但要经得起自己的重复和验证,而且要经得起其他检验人员的重复和验证。

5. 可读性 实验报告的写作应符合语法的规范要求,并具有简洁、明晰、通俗、流畅的写作风格。

三、期末实验操作技能考核

根据实验课程教学计划和安排,除对日常实验过程学习质量进行形成性评价外,期末实验操作技能考核也是课程总成绩的构成之一。

1. 实验操作考核项目 由教研室教师集体讨论决定,可选择多个实验常用技术和方法作为考试内容,学生在考评时通过随机抽签方式获取实验考试项目,并在规定时间独立完成考试内容。

2. 实验操作考核评分标准 为使期末实验技能考核与日常训练保持一致,考核评价指标和要求均从实验教学形成性评价表中选择。根据实验操作过程的规范性、熟练性和完整性等目标要求逐项打分,具体内容参见表 1-1。

表 1-1 临床生物化学检验实验操作考试统计表

序号	题号	姓名	学号	遵纪守礼	环境安全	实验流程	实验准备	手工操作	仪器操作	实验报告	实验理论	总评	备注
				5	5	5	15	15	15	20	20	100	
1													
2													
3													

注:实验理论考核形式为口试或笔试,试题采用抽签方式产生。

四、实验室基本知识测试题

(一) 选择题

1. 用于保护操作者本人、实验室环境以及实验材料的装置有(　　)。

A. Ⅰ级生物安全柜　　　　　B. Ⅱ级生物安全柜　　　　　C. Ⅲ级生物安全柜

D. 超净工作台　　　　　　　E. 通风柜或通风橱

2. 根据对所操作生物因子采取的防护措施,将实验室生物安全防护水平分为(　　)。

A. 一级生物安全实验室(BSL-1)　　　　　B. 二级生物安全实验室(BSL-2)

C. 三级生物安全实验室(BSL-3)　　　　　D. 四级生物安全实验室(BSL-4)

E. 五级生物安全实验室(BSL-5)

3. 学生实验过程学习的主要目的是(　　)。

A. 训练学生动手能力　　　　　　　　　　B. 学习科学观察的方法和技能

C. 培养分析判断和解决实际问题的能力　　D. 培养团结协助的精神

E. 培养学生探求真知、尊重科学事实的学风

4. 实验报告的内容包括(　　)。

A. 实验目的　　　B. 实验原理　　　C. 操作步骤　　　D. 结果计算　　　E. 临床意义

5. 实验报告写作时应注意的问题是(　　)。

A. 正确性　　　　B. 客观性　　　　C. 公正性　　　　D. 确证性　　　　E. 可读性

(二) 问答题

1. 为保证实验教学的安全和有效,进入实验室的学生,应熟悉的实验室管理制度有哪些?

2. 临床分子生物学检验常用的仪器设备有哪些?

3. 如何自我评估实验过程学习的质量?

4. 如何书写实验报告?

(刘忠民)

NOTE

第二章 临床分子生物学检验技术基本技能实验

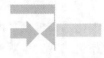

临床分子生物学检验技术是由传统的生物化学、生物物理学、细胞生物学、遗传学、微生物学及免疫学等专业技术,以及数学、化学、物理学、计算机科学和信息技术的相互渗透、综合而形成发展的一系列特有的技术手段。本章主要介绍临床分子生物学检验的基本技术和实验。

第一节 核酸的分离与纯化

核酸与蛋白质作为体内最重要的生物大分子,存在于一切生物体中,是生命的重要基础。获得高纯度同时具有高生物活性的生物大分子是研究其性质和功能的前提,而分离和纯化技术在此过程中起决定性作用,其制备质量直接影响后续的研究与应用。

核酸包括脱氧核糖核酸(DNA)和核糖核酸(RNA)两大类,在生物体中两者一般都以与蛋白质结合形式存在。因此,核酸分离与纯化的基本原理是首先破碎细胞,再将核酸与蛋白质解偶联并除去蛋白质等杂质分子,同时维持核酸的天然形状。核酸分离与纯化的方法很多,应根据具体生物材料的性质和起始量,以及分离核酸的性质与用途的不同而采取不同的方案。总的原则是保证分离核酸一级结构的完整性,同时尽量排除其他分子的污染,保证核酸样品的纯度。

实验一 质粒 DNA 的提取与纯化

一、目的与原理

(一) 目的

掌握碱裂解法提取质粒的原理,各试剂的成分及作用;熟悉碱裂解法提取质粒的注意事项;了解质粒提取的应用。

(二) 原理

质粒(plasmid)是一类存在于细菌和真菌细胞中染色体外,能自主复制的共价、闭合、环状双链 DNA 分子,其分子量不一,小的 2~3 kb,大的在 100 kb 以上。质粒作为常用的基因工程载体,其提取与纯化的方法是分子生物学中比较成熟的方法。质粒 DNA 的提取和纯化的方法很多,经典的方法包括碱裂解法、SDS 裂解法和煮沸裂解法等。其基本过程一般都包括质粒 DNA 的扩增(细菌的培养)、质粒 DNA 的释放(收集和裂解细菌)、质粒 DNA 的纯化。

碱裂解法提取质粒是根据共价闭合环状质粒 DNA 与线性染色体 DNA 在拓扑学上的差异进行分离的。十二烷基硫酸钠(SDS)是一种阴离子表面活性剂,既能使细菌细胞裂解,又能使一些蛋白质变性。当菌体在 NaOH 和 SDS 溶液中裂解时,细菌细胞破裂释放出质粒 DNA 和染色体 DNA;在 pH 介于 12.0~12.5 这个狭窄的范围内,线性的 DNA 双螺旋结构解开而被完全变性甚至出现断裂,同时共价闭环质粒 DNA 的氢键也会断裂,但两条互补链彼此相互盘绕,仍会紧密地结合在一起。当加入 pH 4.8 的乙酸钾高盐缓冲液恢复 pH 至中性时,共价闭合环状的质粒 DNA 的两条互补链仍保持在一起,因此复性迅速而准确,而线性的染色体 DNA 的两条互补链彼此已完全分开,难以复性,它们缠绕形成网状结构,通过离心,染色体 DNA 与不稳定的大分子 RNA、蛋白质-SDS 复合物等一起沉淀下来,而可溶性的质粒 DNA 留在上清液中,再由异丙醇沉淀、乙醇洗涤,可得到纯化的质粒 DNA。

纯化质粒 DNA 的方法通常是利用了质粒 DNA 相对较小及共价闭合两个性质。例如,氯化铯-溴化乙锭梯度平衡离心、离子交换层析、凝胶过滤层析、聚乙二醇分级沉淀等方法,但这些方法相对昂贵或费时。对于小量制备的质粒 DNA,经过苯酚、氯仿抽提,RNA 酶消化和乙醇沉淀等简单步骤去除残余蛋白质和 RNA,所得纯化的质粒 DNA 已可满足细菌转化、酶切及探针标记等要求。

二、器材与试剂

(一) 器材

恒温培养箱、恒温摇床、台式离心机、高压灭菌锅、含 pTrcHis B 质粒的大肠杆菌。

(二) 试剂

1. LB 培养基 配制每升培养基,应在 950 mL 去离子水中加入:

细菌培养用酵母提取液 Bacto-yeast extract	5 g/L
细菌培养用胰化蛋白胨 Bacto-tryptone	10 g/L
NaCl	10 g/L

固体每升另加 15 g 琼脂粉,摇动容器直至完全溶解,用 NaOH 调节 pH 至 7.0,加入去离子水至总体积为 1 L,高温高压灭菌 20 min。

2. 氨苄青霉素 Amp 母液 100 mg/L 水溶液,0.22 μm 滤器过滤除菌,放于不透光的容器中保存。

3. 溶液Ⅰ(配制 100 mL) 0.96 g 葡萄糖(终浓度 50 mmol/L);2.5 mL 1 mol/L Tris-HCl 储存液,pH 8.0(终浓度 25 mmol/L);2 mL 0.5 mol/L EDTA 储存液,pH 8.0(终浓度 10 mmol/L)。加水定容至 100 mL,高压灭菌,储存于 4 ℃。

4. 溶液Ⅱ(配制 10 mL) 0.2 mL 10 mol/L NaOH(终浓度 0.2 mol/L)、1 mL 10%SDS(终浓度 1%)、8.8 mL H₂O。溶液Ⅱ应新鲜制备,于常温下使用。

5. 溶液Ⅲ(配制 100 mL) 29.4 g 乙酸钾(终浓度 5 mol/L)、11.5 mL 冰乙酸、28.5 mL H₂O。保存于 4 ℃,用时置冰浴。

三、实验流程

(一) 细菌培养

(1) 挑转化后的单菌落,接种到 2 mL 含有适当抗生素的 LB 培养基中,于 37 ℃ 振摇下过夜(220 r/min,16～18 h)。为了确保培养物通气良好,试管的体积应该至少比细菌培养物的体积大 4 倍,试管不宜盖紧,培养物应振摇培养。

(2) 吸取 1.5 mL 培养物于无菌微量离心管中,4 ℃,12000 r/min 离心 1 min,将剩余的培养物储存于 4 ℃。

(3) 离心结束,尽可能吸干培养液。

(二) 菌体裂解

(1) 将细菌沉淀重悬于 100 μL 冰预冷的溶液Ⅰ中,剧烈振荡。为确保细菌沉淀在溶液Ⅰ中完全分散,将两个微量离心管的管底互相接触,并同时涡旋振荡,以提高细菌沉淀重悬的速度和效率。

(2) 加 200 μL 新配制的溶液Ⅱ于每管细菌悬液中,盖紧管口,快速颠倒离心管 5 次,以混合内容物,切勿振荡!将离心管放置于冰上,注意应确保离心管的整个内壁均与溶液Ⅱ接触。

(3) 加 150 μL 用冰预冷的溶液Ⅲ,盖紧管口,反复颠倒数次,使溶液Ⅲ在黏稠的细菌裂解物中分散均匀,之后冰上放置 3～5 min。

(4) 4 ℃,12000 r/min 离心 5 min,将上清液转移到另一离心管中。

(5) 加等量体积的酚:氯仿,振荡混合有机相和水相,4 ℃,12000 r/min 离心 2 min,将上清液转移到另一离心管中。

注:本步骤为选用步骤,若省略可能会导致获得的 DNA 不能被限制酶切割。用氯仿抽提的目的是从水相中除去残余的酚。酚在水中微溶,但能被氯仿抽提到有机相中。

（三）质粒 DNA 的纯化

(1) 加 2 倍体积无水乙醇混合,于室温静置 2 min。

(2) 4 ℃,12000 r/min 离心 5 min。

(3) 小心吸去上清液,将离心管倒置于一张吸水纸上,保证所有液体流出。再将附于管壁的液滴除尽。

(4) 用 1 mL 70% 的乙醇洗涤沉淀,去除上清液,在空气中使核酸沉淀干燥。

(5) 用 50 μL 含无 DNA 酶的 RNA 酶 A(20 μg/mL) 的 TE 溶解 DNA 沉淀,储存于 −20 ℃ 备用。

四、结果分析

纯度鉴定的常用方法有两种:①紫外分光光度计测 OD_{260}、OD_{280},通过其比值判断质粒 DNA 的纯度;②取少量提取的质粒 DNA 进行琼脂糖凝胶电泳,观察纯度和构型。

五、注意事项

(1) 所用试剂应储存于 4 ℃ 冰箱,溶液 I 的 pH 不应低于 8.0,溶液 II 应临时新鲜配制,溶液 II 和溶液 III 加入时,需让试剂与菌液充分混匀,温和颠倒,用力要适当。溶液 II 加入后溶液会变黏稠,如无此现象,则应停止实验,检查所用试剂是否正确,加量是否适当,否则易造成不必要的浪费。

(2) 大肠杆菌可从固体培养基上挑取单个菌落直接进行煮沸法提取质粒 DNA。

(3) 实验步骤中的细菌沉淀和核酸沉淀中去除上清液时,一定要除尽,应倒置于吸水纸上去尽所有液体,否则会影响随后的工作。

(4) 酚-氯仿抽提离心后,需小心吸取上清液,勿混入下层有机溶液。尤其是酚,它可使蛋白质变性,带酚的 DNA 不适合进行限制性核酸内切酶的酶切及连接反应实验。苯酚腐蚀性较强,可引起严重的烧伤,操作时若皮肤接触了苯酚,应立即用大量水冲洗,并用肥皂洗涤,忌用乙醇。

(5) 如果小量制备的 DNA 不被限制酶切开,很有可能在收获细菌的步骤中未能很好地去除上清液。这种情况下,可用酚:氯仿抽提 DNA 终产物,然后用乙醇重新沉淀 DNA。

(6) 70% 乙醇漂洗 DNA 沉淀后,离心后应小心地将上清液倒掉,这时 DNA 沉淀较疏松,易从管壁上脱落。70% 乙醇必须去除干净,否则用 TE 溶解时既困难又不完全。

(7) 干燥 DNA 沉淀物时,切不可使之完全干燥,否则很难溶解。

(8) 实验中所用的器皿和吸头要进行高压灭菌。

六、临床应用

质粒由于分子小,便于分离和提取,可以携带目的基因进入细菌、动物细胞和植物体内进行扩增与表达,因此质粒可作为基因工程的载体。DNA 重组技术将目的基因片段重组到质粒中,构成重组体,然后将这种重组体转入受体细胞(如大肠杆菌)中,使重组体中的目的基因在受体菌中得以复制或表达,从而改变寄主细胞原有的性状或产生新的物质;还可以通过分析质粒特征,用于细菌种属鉴定、耐药性、毒力和同源性等方面。

目前很多有效的质粒纯化试剂盒也已商品化,这些试剂盒中都含有用来吸附和洗脱质粒 DNA 的一次性色谱柱。由于试剂盒较为昂贵,常规实验中少量制备质粒 DNA 常使用碱裂解法,该方法操作简便、价格低廉、提取效果较好。大量制备首选的方法是经碱裂解后用聚乙二醇分级沉淀质粒 DNA,所得到的质粒 DNA 其纯度足以用于转染哺乳动物细胞、酶切反应和 DNA 测序。如果选用试剂盒,应在实验前详细阅读厂商的介绍和操作规程。

NOTE

七、思考题

(一)选择题

1. 质粒提取中下列哪种溶液含有 SDS? (   )

A. 溶液 Ⅰ   B. 溶液 Ⅱ   C. 溶液 Ⅲ

D. 上样缓冲液   E. 酚-氯仿

2. 碱裂解法提取质粒加入的溶液 Ⅰ 的作用不包括(   )。

A. 悬浮大肠杆菌菌体   B. 增加溶液黏度   C. 抑制 DNase

D. 核 DNA 变性   E. 提供 pH 8.0 的缓冲体系

3. 碱裂解法提取质粒的构象可能包括(   )。

A. 超螺旋 DNA   B. 线性 DNA   C. 开环 DNA

D. 三种皆有可能   E. 三种皆不可能

(二)问答题

1. 简述碱裂解法提取质粒 DNA 过程中各试剂的作用。

2. 质粒提取过程中,应注意哪些操作?

3. 分子量相同的超螺旋环状、带切口环状和线状 DNA 在凝胶中迁移率大小顺序是什么?为什么?

4. 在用乙醇沉淀 DNA 时,为什么一定要加入 NaAc 或 NaCl 至终浓度为 0.1~0.25 mol/L?

（周继红）

实验二　基因组 DNA 的分离与纯化

一、目的与原理

(一)目的

掌握用蛋白酶 K 和苯酚从哺乳动物细胞中分离高分子量 DNA 原理;熟悉用蛋白酶 K 和苯酚从哺乳动物细胞中分离高分子量 DNA 方法和技术;了解基因组 DNA 提取的其他方法的原理及应用。

(二)原理

真核生物的染色体 DNA 为双链线性分子,原核生物的"染色体"、质粒及真核细胞器 DNA 为双链环状分子,有些噬菌体 DNA 为单链环状分子。95% 的真核生物 DNA 主要存在于细胞核内,其他 5% 为细胞器 DNA,如线粒体、叶绿体等。基因组 DNA 因来源、性质及用途不同,其分离纯化的方法也不相同,哺乳动物细胞基因组 DNA 的分离纯化方法主要有酚抽提法、甲酰胺解聚法、玻棒缠绕法等。

本实验以人全血基因组 DNA 提取为例,介绍蛋白酶 K 和苯酚从哺乳动物细胞中分离高分子量 DNA 的方法。该方法以含 EDTA、SDS 及无 DNA 酶的 RNA 酶裂解缓冲液裂解细胞,经蛋白酶 K 处理后,用 pH 8.0 的 Tris 饱和酚进行抽提,离心分层后,蛋白质因变性位于有机相与水相的界面,而 DNA 进入水相,反复抽提 DNA 至一定纯度后,乙醇沉淀,获得基因组 DNA。

裂解缓冲液中的 EDTA 为二价金属离子螯合剂,可以抑制 DNA 酶的活性,同时降低细胞膜的稳定性。SDS 为生物阴离子去污剂,主要引起细胞膜的降解并能乳化脂质和蛋白质,并使它们沉淀,同时还有降解 DNA 酶的作用。无 DNA 酶的 RNA 酶可以有效水解 RNA 而避免 DNA 的消化,而蛋白酶 K 则有水解蛋白质的作用,可以消化 DNA 酶和细胞中的蛋白质。酚可以使蛋白质变性沉淀,也抑制 DNA 酶的活性。pH 8.0 的 Tris 溶液能保证抽提后 DNA 进入水相,而避免滞留于蛋白质层。

多次抽提可提高 DNA 的纯度,一般在抽提 2～3 次后,移出含 DNA 的水相,做透析或沉淀处理。透析处理能减少对 DNA 的剪切效应,因此可以得到 200 kb 的高分子量 DNA。沉淀处理常用醋酸铵,用 2～3 倍体积的无水乙醇沉淀,并用 70% 的乙醇洗涤,最后得到的 DNA 大小在 100～150 kb。

无水乙醇沉淀 DNA 是实验中最常用的沉淀 DNA 的方法,DNA 溶液是 DNA 以水合状态稳定存在,当加入乙醇时,乙醇会夺去 DNA 周围的水分子,使 DNA 失水而易于聚合。一般实验中,加 2 倍体积的无水乙醇与 DNA 相混合,其乙醇的最终含量占 67% 左右;也可改用 95% 乙醇来替代无水乙醇,但加 95% 的乙醇使总体积增大,而 DNA 在溶液中有一定程度的溶解,因而 DNA 损失也增大,尤其使用多次乙醇沉淀时,就会影响收得率。折中的做法是初次沉淀 DNA 时可用 95% 乙醇,最后沉淀使用无水乙醇。也可用 0.6 倍体积的异丙醇选择性沉淀 DNA。一般在室温下放置 15～30 min 即可。

二、器材与试剂

(一) 器材

恒温水浴箱、台式离心机、微量取样器;单层或悬浮培养的哺乳动物细胞、新鲜组织或者血液。

(二) 试剂

(1) 醋酸铵(10 mol/L)。

(2) 无水乙醇及 75% 乙醇。

(3) 裂解缓冲液(10 mmol/L Tris-Cl,pH 8.0;0.1 mol/L EDTA,pH 8.0;0.5%(m/V)SDS;20 μg/mg 无 DNase 的胰 RNase);(注意:裂解缓冲液的前三种成分可预先混合并于室温保存。RNase 在用前适量加入。在裂解缓冲液中加入 RNase 可免去在制备的后期从半纯化 DNA 中去除 RNA 的必要。胰 RNase 在有 0.5%SDS 的情况下活性不高,但如果高浓度地加入,足以降解大多数细胞 RNA)。

(4) 苯酚,用 0.5 mol/L Tris-Cl(pH 8.0)平衡。

(5) 氯仿:异戊醇(24:1,V/V)。

(6) TE(pH 8.0)。

(7) Tris-缓冲盐溶液(TBS)。

(8) 蛋白酶 K(20 mg/mL)。

三、实验流程

(一) 样品准备

1. 组织 由于组织通常含有大量纤维物质,很难从中获得高产量的基因组 DNA,在裂解之前先用剪刀清除组织中筋膜等结缔组织,吸干血液。若不能马上进行 DNA 提取,可将生物组织储存于液氮或 -70 ℃冰箱中。

(1) 将 1 g 新鲜切取的组织样品,用 8 层纱布包好,再外包多层牛皮纸,浸入液氮中使组织结冻。取出后用木锤或其他代用品,敲碎组织块。

(2) 将敲碎的组织块放入搪瓷研钵中,加入少许液氮,用研钵碾磨,反复添加液氮至将组织碾成粉末状。

(3) 液氮挥发,将组织粉末一点一点地加入盛有 10 倍体积(m/V)裂解液的烧杯中,使其分散于裂解液表面,而后振摇烧杯使粉末浸没。

(4) 使其分散于溶液中,将悬液转移至 50 mL 离心管,并于 37 ℃温育 1 h。

NOTE

2. 血液　将 1 mL EDTA 抗凝贮冻血液于室温解冻后移入 5 mL 离心管中,加入 1 mL TBS 溶液,混匀,3500g 离心 15 min,倾去含裂解的红细胞上清液。重复一次。用 0.7 mL 裂解液混悬白细胞沉淀,37 ℃温育 1 h。

(二) 用蛋白酶 K 和苯酚处理细胞裂解液

(1) 将裂解液转移至一个或多个离心管中,裂解液不能超过 1/3 体积。

(2) 加入蛋白酶 K(20 mg/mL)至终浓度 100 μg/mL。

(3) 将细胞裂解液置 50 ℃水浴 3 h,不时旋转黏滞的溶液。

(4) 待溶液冷却至室温,加入等体积的用 0.1 mol/L Tris-Cl(pH 8.0)平衡过的苯酚。将离心管缓慢颠倒 10 min 以温和地混合两相,直至两相能形成乳浊液。

(5) 室温,11000 r/min 离心 10 min,可以看到溶液分为三层:上清液为 DNA 溶液,下层为苯酚,白色中间层为蛋白质。使用大口径吸管小心慢慢吸出上清液,不要吸到白色蛋白质层,转移到另一离心管。重复酚抽提一次,加等体积的氯仿:异戊醇(24:1),上下转动混匀,11000 r/min 离心 10 min,用大口吸管小心吸取上层黏稠水相,移至另一离心管中。

(三) 分离 DNA

(1) 加入 1/10 体积的醋酸铵(10 mol/L)及 2 倍体积的预冷的无水乙醇,室温下慢慢摇动离心管,即有乳白色云絮状 DNA 出现。

(2) 室温,11000 r/min 离心 10 min,弃上清液。

(3) 加 75% 乙醇 0.2 mL,11000 r/min 离心 5 min 洗涤 DNA,弃去上清液,去除残留的盐。重复一次。室温挥发残留的乙醇,但不要让 DNA 完全干燥。

(4) 加入 TE 20 μL 溶解 DNA,做好标记后于 4 ℃保存备用。

四、结果分析

1. 紫外分光光度法定量　详细操作及计算方法见本章第二节实验四。

2. 电泳　以溴化乙锭为示踪染料的琼脂糖凝胶电泳可用于判断核酸的完整性。基因组 DNA 的分子量很大,在电场中泳动很慢,如果有降解的小分子 DNA 片段,电泳图谱呈拖尾状。

五、注意事项

(1) 裂解液要预热,以抑制 DNase,加速蛋白质变性,促进 DNA 溶解。

(2) 各个操作步骤要轻柔,尽量减少 DNA 的降解。

(3) 取各种上清液时,不应贪多,以防非核酸类成分干扰。

(4) 异丙醇、乙醇、醋酸钠、醋酸钾等要预冷,以减少 DNA 的降解,促进 DNA 与蛋白质等的分相及 DNA 沉淀。

六、临床应用

核酸分离纯化总的原则:①应保证核酸一级结构的完整性(完整的一级结构是保证核酸结构与功能研究的最基本要求);②排除蛋白质、脂类、糖类等其他分子的污染,纯化的核酸样品不应存在对酶有抑制作用的有机溶剂或过高浓度的金属离子,蛋白质、脂类、多糖分子的污染应降低到最低程度;③无其他核酸分子的污染,如提 DNA 分子时,应去除 RNA 分子。

为保证分离核酸的完整性及纯度,应尽量简化操作步骤,缩短操作时间,以减少各种不利因素对核酸的破坏。在实验过程中,应注意以下条件及要求。①减少化学因素对核酸的降解:避免过碱、过酸对核酸链中磷酸二酯键的破坏。②减少物理因素对核酸的降解:强烈振荡、搅拌、反复冻融等造成的机械剪切力以及高温煮沸等条件都能明显破坏大分子量的线性 DNA 分子,对于分子量小的环状质粒 DNA 及 RNA 分子,威胁相对小一些。③防止核酸的生物降解:细胞内、外各种核酸酶作用于磷酸二酯键,直接破坏核酸的一级结构;DNA 酶需要 Mg^{2+}、Ca^{2+} 的激活,因此实验中常利用

NOTE

金属二价离子螯合剂 EDTA、柠檬酸盐,可基本抑制 DNA 酶的活性,而 RNA 酶不但分布广泛,极易污染,而且耐高温、耐酸碱,不易失活,所以生物降解是 RNA 提取过程的主要危害因素。进行核酸分离时最好使用新鲜生物组织或细胞样品,若不能马上进行提取,应将材料储存于液氮中或－70℃冰箱中。

该方法可用于产生 10 μg 到数百微克的 DNA。然而每一步产生的剪切力使最终制备的 DNA 分子长度很少超过 100～150 kb。这种长度的 DNA 适用于 Southern 分析,可作为 PCR 的模板,以及用于构建基因组 DNA 的噬菌体文库。

采用更高容量的载体成功地构建文库以及通过脉冲凝胶电泳分析基因组 DNA 要求 DNA 长度大于 200 kb,这远远超出大多数产生明显流体剪切力的方法所能制备的 DNA 长度。甲酰胺法提供了一种分离和纯化 DNA 的方法,该法制备的 DNA 分子适用于这些特殊的目的。

七、思考题

(一) 选择题

1. 核酸的最大紫外吸收波长为( )。
A. 260 nm　　　B. 280 nm　　　C. 320 nm　　　D. 505 nm　　　E. 510 nm
2. 蛋白酶 K 和苯酚提取基因组 DNA 用到的裂解缓冲液中能降解细胞膜的是( )。
A. EDTA　　　B. SDS　　　C. RNA 酶　　　D. Tris-Cl　　　E. 氯仿
3. 蛋白酶 K 和苯酚提取基因组 DNA 中 DNA 的沉淀处理常用( ),用 2～3 倍体积的( )沉淀,并用 70% 的乙醇洗涤,最后得到的 DNA 大小在 100～150 kb。
A. 醋酸铵　　　B. SDS　　　C. NaOH　　　D. 无水乙醇　　　E. 酚

(二) 问答题

1. 在提取核酸过程中,要注意哪些问题?
2. 提取各步骤所用试剂的作用是什么?
3. 核酸提取主要步骤和 DNA 提取的方法有哪些?
4. 细胞破碎的方法有哪些?

(周继红)

实验三　RNA 的提取与纯化

一、目的与原理

(一) 目的

掌握用硫氰酸胍-酚-氯仿一步法从哺乳动物细胞中分离提取总 RNA 的原理;熟悉该方法从哺乳动物细胞中分离提取总 RNA 的方法和技术;了解其他 RNA 提取与纯化的方法及其应用。

(二) 原理

RNA 是联系 DNA 和蛋白质的重要纽带,分离纯化 RNA 是进行基因表达分析的基础。RNA 主要存在于细胞质中,细胞核和细胞器中也有少量分布,其种类繁多,主要有信使 RNA(mRNA)、核糖体 RNA(rRNA)及转运 RNA(tRNA)等,由于各种 RNA 的结构与功能已基本阐明,从基因克隆、表达、DNA 序列测定及疾病诊断的目的出发,目前对 RNA 的分离与纯化主要指总 RNA 与 mRNA 的分离与纯化。

总 RNA 分离与纯化的方法主要有两类:有机试剂分级提取法,如氯化锂-尿素法、Trizol 试剂及硫氰酸胍-酚-氯仿一步法等;差速离心沉淀法,利用差速离心沉淀将分子量大的 RNA 和其他类

NOTE

19

型的核酸分离开来。因制备细胞来源不同,所使用的方法和试剂也不同,总RNA提取法中最常使用的有机试剂分级抽提法是硫氰酸胍-酚-氯仿一步法。本实验以人血细胞总RNA的提取纯化为例,介绍硫氰酸胍-酚-氯仿一步法提取总RNA。

mRNA的分离纯化包括总RNA的制备与mRNA的纯化,除血红蛋白和某些组蛋白外,绝大多数真核生物的mRNA在其3′末端都带有一个长短不一的多聚腺苷酸结构,即poly(A)尾巴。这种结构为真核mRNA的提取提供了极为方便的选择性标志,寡聚(dT)纤维素或寡聚(U)琼脂糖亲和层析分离纯化mRNA的理论基础就在于此。以总RNA为起始材料,利用核酸分子碱基配对的原理,通过oligo(dT)-纤维素或poly(U)-琼脂糖凝胶的亲和层析,可以很容易分离得到不同种类与大小的mRNA分子。本实验介绍哺乳动物细胞mRNA的oligo(dT)-纤维素柱层析法,该法是真核细胞mRNA制备的标准方法。

硫氰酸胍-苯酚-氯仿一步法(acid-guanidine-phenol-chloroform,AGPC)将已知最强的RNase酶抑制剂硫氰酸胍、β-巯基乙醇和去污剂N-十二烷基肌氨酸钠联合使用裂解细胞,释放并促使核蛋白复合体解离,抑制RNA的降解,使RNA和蛋白质分离并进入溶液中。酚-氯仿抽提裂解细胞,酸性苯酚促使RNA进入水相,离心后可形成水相层和有机层,这样RNA与仍留在有机相中的蛋白质和DNA分离开。水相层(无色)主要为RNA,有机层(黄色)主要为DNA和蛋白质。氯仿的加入有利于水相和有机相的分离并可以抽提酸性苯酚。水相中的RNA最后通过异丙醇沉淀与75%的乙醇洗涤来制备总RNA。

oligo(dT)-纤维素柱层析法从总RNA中分离纯化mRNA,以oligo(dT)-纤维素填充层析柱,加入待分离的总RNA样品,其中poly(A)$^+$RNA在高盐条件下,通过碱基互补与oligo(dT)-纤维素形成稳定的RNA-DNA杂交体,洗去未结合的其他RNA,然后逐渐降低盐的浓度时或在低盐溶液和蒸馏水的情况下,mRNA被洗脱,经过两次寡聚(dT)纤维柱后,即可回收较高纯度的poly(A)$^+$RNA。

二、器材与试剂

(一)器材

冷冻高速离心机、恒温水浴箱、烤箱、化学通风橱、一次性层析柱、凝胶成像分析系统、漩涡混合器、紫外分光光度计、低温冰箱、电泳装置、高压蒸汽灭菌装置、刻度吸管、离心管、微量移液器、抗凝的外周血。

(二)试剂

1. 基本试剂 2 mol/L乙酸钠(pH 4.0)、水饱和酚(pH 6.0)、氯仿:异戊醇(49:1)、异丙醇(分析纯)、无水乙醇(分析纯)、0.1%的DEPC水。

2. 变性裂解液 含4 mol/L硫氰酸胍、25 mmol/L枸橼酸钠、0.5% N-十二烷基肌氨酸钠和0.1 mol/L β-巯基乙醇。配制方法如下:称取250 g硫氰酸胍溶于293 mL的DEPC水中,加入17.6 mL 0.75 mol/L的枸橼酸钠(pH 7.0)和26.4 mL的10%(m/V)的十二烷基肌氨酸钠。混合液中加入磁力搅拌子,置于磁力搅拌器上,65 ℃加热搅拌,直至所有成分溶解。该液可室温保存数月,但要避光。临用前,每50 mL该液加入0.36 mL 14.4 mol/L的β-巯基乙醇混匀。

3. 2×层析柱上样缓冲液 含40 mmol/L的Tris-Cl(pH 7.6)、1 mmol/L的NaCl、2 mmol/L的EDTA(pH 8.0)及0.2%(m/V)的十二烷基肌氨酸钠。配制方法如下:在经DEPC水处理并经高压蒸汽灭菌的玻璃瓶中,加入DEPC水配制的Tris-Cl(pH 7.6)、NaCl与EDTA(pH 8.0)储存液。混匀,37 ℃放置12 h以上,然后高压蒸汽灭菌15 min。待混合液冷至65 ℃时,加入已于65 ℃预热30 min的10%十二烷基肌氨酸钠储存液至所需浓度即可。其中Tris-Cl液可用0.05 mol/L的枸橼酸钠代替。室温保存。

4. 1×层析柱上样缓冲液 用等体积的DEPC水稀释2×层析柱上样缓冲液即可。

5. 20%(m/V)的SDS储存液 在900 mL水中溶解200 g电泳级SDS,加热至68 ℃助溶,加

入几滴浓盐酸调节溶液的 pH 至 7.2,加水定容至 1 L,分装备用。

6. 洗脱缓冲液 含 10 mmol/L 的 Tris-Cl(pH 7.6)、1 mmol/L 的 EDTA(pH 8.0)及 0.05% 的 SDS。Tris-Cl(pH 7.6)与 EDTA(pH 8.0)储存液应在临用前高压蒸汽灭菌 15 min,然后用 DEPC 水稀释到所需浓度,并加入 SDS 储存液(10%或 20%)至所需浓度。配好的洗脱缓冲液在高压消毒时会产生大量气泡,故不能高压处理。

三、实验流程

(一) 总 RNA 的制备

(1) 细胞的收集与变性裂解 室温下 200~1900 g 离心 5~10 min 收集细胞,沉淀细胞用 1~2 mL 冰预冷的 PBS 重悬、洗涤一次,离心彻底吸尽 PBS,每 10^6 个细胞加入 2 mL 变性裂解液,匀浆 15~30 s,即得细胞裂解液。

组织标本的处理:将分离组织碎片(100 mg)立即置于含有液氮的研钵中,研棒研磨成粉末状,液氮蒸发后将组织碎末转入 3 mL 变性裂解液的管中,匀浆 15~30 s,即得组织细胞裂解液。单层培养细胞标本的处理,洗去培养基,用 5~10 mL 冰冷的 PBS 洗涤一次,吸出 PBS 加入变性裂解液覆盖细胞,90 mm 培养皿加 2 mL(60 mm 培养皿加 1 mL)。

(2) 酚-氯仿抽提 将混合物移至一管中,按每毫升变性裂解液立即依次加入 0.1 mL 2 mol/L 的乙酸钠(pH 4.0),1 mL 酚,0.2 mL 氯仿-异戊醇。盖上管盖,充分颠倒混匀。剧烈振荡 10 s,冰浴 15 min 使核蛋白体复合体彻底裂解。4 ℃,10000 g 离心 20 min 使之分层。

(3) 将含有 RNA 的上层水相移入一新管中,为降低被处于水相和有机相分界处的 DNA 污染的可能性,不要吸取水相的最下层。加入等体积的异丙醇,充分混匀,−20 ℃沉淀 1 h 以上。4 ℃,10000g 离心 30 min,收集沉淀的 RNA。注意:RNA 沉淀很容易丢失,将上层液体保存于一新管中,RNA 沉淀确证后再丢弃。

(4) 按最初组织细胞变性是变性裂解液用量的 30%,加入变性裂解液溶解沉淀的 RNA,以进一步灭活残留的 RNA 酶。

(5) 上述溶液转至新微量离心管中,涡旋混匀,加入等体积的异丙醇,在−20 ℃沉淀 1 h 以上。4 ℃最高速离心 10 min,收集沉淀的 RNA。

(6) 用 75% 的乙醇洗涤沉淀 2 次,重复离心,一次性吸头吸出残存的乙醇,开盖几分钟,让乙醇挥发干净。加入 50~100 μL DEPC 水溶解 RNA,65 ℃保温 10 min 有利于 RNA 溶解。测定 RNA 浓度后,−70 ℃分装保存,避免反复冻融 RNA 溶液。

(二) mRNA 的纯化

(1) 用 0.1 mol/L NaOH 悬浮 0.5~1.0 g oligo(dT)纤维素。

(2) 将悬浮液装入灭菌的一次性层析柱中或装入填经 DEPC 水处理并经高压灭菌的玻璃棉的巴斯德吸管中,柱床体积为 0.5~1.0 mL,用 3 倍柱床体积的 DEPC 水冲洗柱床。

(3) 用 1x 柱层析上样缓冲液冲洗柱床,直到流出液的 pH<8.0。

(4) 将提取的 RNA 液于 65 ℃温育 5 min 后迅速冷却至室温,加入等体积 2x 柱层析上样缓冲液,上样,立即用灭菌试管收集洗出液,当所有 RNA 溶液进入柱床后,加入 1 倍柱床体积的 1x 柱层析上样缓冲液,继续收集流出液。液体全部流出后,将全部收集液 65 ℃加入 5 min 后再次上样并收集流出液。用 5~10 倍体积的 1x 柱层析上样缓冲液洗柱,分布收集流出液,每管 1 mL。

(5) 测定每一管的 OD_{260},当洗出液中 OD_{260} 为 0 时,加入 2~3 倍柱床体积的灭菌洗脱缓冲液,以 1/3~1/2 柱床体积分管收集洗脱液。

(6) 测定 OD_{260},合并含有 RNA 的洗脱组分。

(7) 加入 1/10 体积的 3 mol/L NaAc(pH 5.2),2.5 倍体积的冰冷乙醇,−20 ℃,30 min。

(8) 12000 g,4 ℃,15 min,小心弃去上清液,70%乙醇洗涤,12000 g,4 ℃,5 min。

(9) 小心弃去上清液,沉淀空气干燥 10 min,或真空干燥 10 min。

（10）用少量 DEPC 水溶解 RNA 液,即可用于 cDNA 合成(或保存于 −70 ℃)。

四、结果分析

1. RNA 浓度的计算　利用核酸对 260 nm 波长的吸光度直接计算样品浓度:

$$[RNA]\ \mu g/mL = OD_{260} \times 稀释倍数 \times 40$$

分离 RNA 的理想效果是 $OD_{260}/OD_{280} = 1.8 \sim 2.0$,$OD_{260}$ 代表 RNA OD 值,OD_{280} 代表蛋白质 OD 值。

通常 OD_{260}/OD_{280} 数值低,表明分离的 RNA 有蛋白质污染。OD_{260}/OD_{230} 数值低则可能是残留有胍盐(来自细胞裂解缓冲液)或 β-巯基乙醇污染。这两种物质的残留污染问题比多数人想象的要严重得多,将直接影响 RNA 样品下游实验操作。但 OD_{260}/OD_{280}、OD_{260}/OD_{230} 常常需要共同考虑来判定核酸的质量。

2. 电泳检测　RNA 琼脂糖凝胶电泳法是判断 RNA 质量最好的检测方法。有生物活性的完整的 RNA 分子变性后的电泳条带独特,且 RNA 容易变性,只需上样前将 RNA 样品简单加热即可。28 S 核糖体 RNA(rRNA)和 18 S rRNA 的荧光比值是判断 RNA 样品可用性的最好指标。对哺乳动物 RNA 而言,该荧光比值至少是 2∶1,如果达到甚至超过 2.5∶1 更好。转运 RNA (tRNA)、低分子量的 5S rRNA 和 5.8S rRNA 处于凝胶的前端,与溴酚蓝所指示的位置接近。

3. Poly(A)⁺RNA 的质量鉴定　浓度分析,1 个 OD_{260} 大约相当于 38 μg 的 Poly(A)⁺RNA;完整性良好的 mRNA 应呈现为介于 500 bp 至 8 kb 之间的一片拖影,且大部分的 mRNA 位于 1.5∼ 2 kb 之间。

五、注意事项

RNA 抽提纯化是分子生物学研究的基本工作内容。由于 RNA 酶的广泛存在和难以灭活的特性,使 RNA 的抽提纯化特别困难。Trizol 试剂和各类 RNA 抽提纯化试剂盒的广泛应用使得 RNA 抽提和纯化比较简便。但仍有很多方面需加以注意。

（1）用于 RNA 提取的样品,必须是新鲜的细胞,如采样后,不能立即用于提取,则样品应用液氮速冻并贮于 −70 ℃ 的冰箱中保存。

（2）实验室应专门设置 RNA 操作区,RNA 操作区应保持清洁,并定期除菌。离心机、试剂等均应专用。

（3）所有实验操作应在超净台中按照细胞培养的要求进行,可有效避免操作中引起的 RNA 酶污染。

（4）操作过程中应始终戴一次性手套,并经常更换,以防止 RNA 酶带到试管或污染用具。

（5）在操作中避免说话聊天,并戴口罩以防止引起 RNA 酶污染。

（6）使用一次性的塑料制品,尽量避免共用器具如滤纸、tip 头、离心管等,以防交叉污染。

（7）建议使用厂家供应的出厂前已经灭菌的 tip 头和离心管等。

（8）配制溶液用的异丙醇、Tris、乙醇等均应采用未开封的新瓶。

（9）所有旧塑料制品都必须用 0.5 mol/L 的 NaOH 处理 10 min,双蒸水彻底冲洗,DEPC 水浸泡过夜后灭菌。无法用 DEPC 水处理的用具可用氯仿擦拭若干次,这样通常可以消除 RNA 酶的活性。

（10）RNase AwayTM 试剂可以替代 DEPC 水,操作简单,价格低,且无毒性。只需将 RNase AwayTM 直接倒在玻璃皿和塑料器皿的表面,浸泡后用水冲洗去除,即可以快速去除器皿表面的 RNase,并且不会残留而干扰后继实验。

（11）需要远距离运输或长期储藏 RNA 样品,建议先将标本(细胞、组织)保存在 RNA 保存液中,使细胞内的 RNA 与 RNA 酶分离,在室温可以保存 7 天,4 ℃ 可以保存 4 周,−20 ℃、−80 ℃ 可以长期存档保存标本,RNA 质量不受影响,仍可以获得高质量的 RNA。

NOTE

（12）紫外分光光度计测定 OD_{260} 及 OD_{280} 来定量分析 RNA 的纯度及浓度。

（13）用 Trizol 抽提 RNA 时要戴手套和护眼罩。避免接触皮肤和衣服。在化学通风橱完成操作。避免呼吸道吸入。

（14）RNA 沉淀若过于干燥,会极大地降低可溶性。

（15）oligo(dT)纤维素柱用后可用 0.3 mol/L NaOH 洗净,然后用层析柱加样缓冲液平衡,并加入 0.02％叠氮钠(NaN₃)冰箱保存,重复使用。每次用前需用 NaOH 水层析柱上样缓冲液依次淋洗柱床。

（16）将 RNA 溶液置 65 ℃ 中温育,然后冷却至室温再上样。这样操作的目的一个是破坏 RNA 的二级结构,尤其是 mRNA Poly(A)⁺ 尾处的二级结构,使 Poly(A)尾充分暴露,从而提高 Poly(A) RNA 的回收率;另一个是能解离 mRNA 与 rRNA 的结合,否则会导致 rRNA 的污染。所以此步骤不能省略。

（17）一般而言,10⁷ 细胞能提取 1～5 μg Poly(A)⁺ RNA,约相当于上柱总 RNA 量的 1%～2%。

六、临床应用

在 RNA 的分离纯化过程中,排除 RNase 的污染且抑制其活性是纯化成功与否的关键,既要避免细胞外 RNase 的污染并抑制其活性,也要尽可能地灭活细胞内 RNase,包括来自于试剂、器皿、裂解液以及细胞中内源性的 RNase 活性;应在 RNA 制备的全过程中保持高度的警惕,并采取严格的措施以避免其污染和抑制其活性。在 RNA 提取过程中,可选择性地使用 RNase 的蛋白质变性剂(如酚、氯仿等有机溶剂以及强烈的胍类变性剂)、蛋白水解酶(如蛋白酶 K)和能与蛋白质结合的阴离子去污剂(如 SDS、脱氧胆碱钠等),并联合使用 RNase 的特异性抑制剂(如 RNasin 与 DEPC),其中焦碳酸二乙酯(DEPC)是一种强烈的 RNA 酶抑制剂。它通过和 RNA 酶的活性基团组氨酸的咪唑环结合使蛋白质变性,从而抑制 RNase 的活性。实验中用到的塑料及玻璃制品均需要用 0.1％的 DEPC 去离子水浸泡处理。另外,在变性溶液中加入 β-巯基乙醇、二硫苏糖醇(DTT)等还原剂可以破坏 RNase 中的二硫键,有利于 RNase 的变性、水解与灭活。

硫氰酸胍-苯酚-氯仿一步法适用于从培养细胞和大多数动物组织中分离纯化总 RNA,其完整性与纯度均较高,可用于体外翻译、点杂交、Northern 杂交、合成 cDNA、构建 cDNA 文库及分离纯化 mRNA。

oligo(dT)-纤维素柱层析法从哺乳动物细胞中进行 mRNA 提取的首选方法,制备的 mRNA 可用于点杂交、Northern 杂交、RNA 的 S1 核酸酶或 RNA 酶的作图、RNA 酶保护试验、RNA 的引物延伸分析及 cDNA 的合成与文库构建等。

七、思考题

（一）选择题

1. 硫氰酸胍-苯酚-氯仿一步法提取 RNA 中使用的裂解液中不包括（   ）。

A. 硫氰酸胍　　　　　　　　B. β-巯基乙醇　　　　　　　　C. 枸橼酸钠

D. 水饱和酚　　　　　　　　E. 十二烷基肌氨酸钠

2. 硫氰酸胍-苯酚-氯仿一步法提取 RNA 中沉淀 RNA 使用的是（   ）。

A. 无水乙醇　　　　　　　　B. 70％乙醇　　　　　　　　C. 异丙醇

D. 醋酸铵　　　　　　　　　E. β-巯基乙醇

3. RNA 提取时操作者戴手套、口罩和发套,其目的是为了防止（   ）的污染。

A. RNA 酶　　　B. DNA 酶　　　C. 核酸　　　　D. 蛋白质　　　E. 蛋白酶

（二）问答题

1. 如何用一步法从细胞和组织中同时制备 DNA、RNA 和蛋白质?

NOTE

2. RNA 分离与纯化的一般原则与环境是什么？

3. Northern 杂交在 RNA 分离纯化中作用是什么？简述其基本原理。

4. 简述 RNA 分离纯化中的存在问题及解决方案。

附录：丙肝病毒 RNA 的提取与纯化

丙型肝炎是由丙型肝炎病毒(hepatitis C virus，HCV)感染，主要经血或血制品传播的非甲非乙型肝炎。目前尚无有效的预防与治疗方法，没有可用的疫苗，早期诊断是防治其传播的有效手段。HCV 为单正链 RNA 病毒，基因组长度约为 9.6 kb，含有单个开放阅读框架(ORF)。丙型肝炎病毒抗原、抗体和 RNA 的联合检测已成为目前 HCV 感染诊断的主要指标。

丙肝病毒 RNA 提取纯化的基本步骤如下。

(1) 采集丙肝患者全血保存在 EDTA 抗凝管中。

(2) 在 4 ℃保存的第 5 天，开始按照以下步骤提取 RNA。

(3) 取 EP 管，加入丙肝患者血浆 100 μL，加入 1 mL Trizol，室温(10～25 ℃)放置 5 min。

(4) 加 0.2 mL 氯仿，盖好盖子，剧烈振荡 15 s，室温放置 3 min。

(5) 室温 12000 r/min 离心 15 min。

(6) 取上层水相放入一新 EP 管中，加入 0.5 mL 异丙醇，混匀，室温放置 10 min。

(7) 室温 12000 r/min 离心 10 min，弃去上清液。

(8) 加 1 mL 75％乙醇(用 DEPC 水配制)。

(9) 12000 r/min 离心 5 min，弃上清液。

(10) 室温放置晾干。

(11) 加 50 μL DEPC 水溶解沉淀。

(12) 用 1.5％琼脂糖凝胶电泳法进行电泳。

(周继红)

第二节　核酸的鉴定与分析

核酸样品质量的好坏直接关系到后续实验的成败，故核酸样品的鉴定与分析显得尤为重要。核酸样品的鉴定包括其浓度、纯度和完整性三个质量指标的鉴定。常用来进行核酸浓度及纯度鉴定分析的方法有紫外分光光度法和荧光法；核酸完整性的鉴定常规使用荧光法。随着分子生物学技术的快速发展，生物芯片技术以及毛细管电泳技术的日益兴起，核酸分离、纯化、鉴定分析、回收的方法也日益丰富。本节主要介绍常规鉴定分析核酸样品的紫外分光光度法和荧光法。

实验四　紫外分光光度法鉴定核酸的浓度和纯度

一、目的与原理

(一) 目的

掌握紫外分光光度法鉴定分析核酸浓度和纯度的原理及数据处理方法；熟悉紫外分光光度计的操作流程及核酸样品质量鉴定的标准；了解紫外分光光度法鉴定核酸质量的优缺点。

(二) 原理

核酸分子碱基中含有共轭双键(—C＝C—C＝C—)结构，在 260 nm 波长处有特异的紫外吸收峰,每 1 μg DNA 钠盐的吸光度(A)为 0.02,即在 1 cm 光径中,$A_{260}=1$ 时,双链 DNA 的含量相当于 50 μg/mL,单链 RNA 或单链 DNA 的含量相当于 40 μg/mL,寡核苷酸的含量相当于 33 μg/mL,据此可估算样品中核酸的浓度,且其吸收强度与核酸的浓度成正比。蛋白质分子的最大吸收峰在 280 nm 波长处。衡量所得核酸样品的纯度可用 A_{260}/A_{280}。通常纯 DNA 溶液的 A_{260}/A_{280} 为 1.8±0.1,比值较高时认为有 RNA 污染,比值较低时认为有蛋白质或酚等物质污染。纯 RNA 溶液的 A_{260}/A_{280} 为 1.8~2.0,如果 A_{260}/A_{280} 较低时,认为有明显蛋白质等有机物污染,当 A_{260}/A_{280} 较高时,说明 RNA 可能已被水解成单核苷酸。

二、器材与试剂

(一) 器材
紫外分光光度计、石英比色皿、微量移液器。

(二) 试剂
待测核酸样品、TE 缓冲液、灭菌双蒸水或 DEPC 处理双蒸水。

三、实验流程

1. 预热 预热紫外分光光度计 20 min。

2. 校正仪器 测定 DNA 样品时用 TE 缓冲液或灭菌双蒸水(RNA 样品用 DEPC 处理双蒸水)进行零点校正。

3. 校正杯差 用灭菌双蒸水洗涤石英比色皿,吸水纸吸干后再加入灭菌双蒸水,放入样品室的比色皿架上,关上盖板,设定狭缝后校正 0% 和 100%。

4. 样品测定 用灭菌双蒸水对待测核酸样品溶液进行适当稀释(RNA 样品加 DEPC 处理双蒸水)并充分混匀,进行石英比色皿润洗后将剩余样品液转入石英比色皿中。

5. 读值 在波长 260 nm、280 nm 处分别读取并记录吸光度(A)。

四、结果分析

(一) 浓度计算公式
(1) 双链 DNA 浓度(μg/mL)=A_{260}×50×稀释倍数。

(2) 单链 DNA、RNA 浓度(μg/mL)=A_{260}×40×稀释倍数。

(3) 寡核苷酸浓度(μg/mL)=A_{260}×33×稀释倍数。

(二) 纯度计算公式
纯度=A_{260}/A_{280}。

(1) DNA 纯度要求 A_{260}/A_{280}=1.8±0.1,当 A_{260}/A_{280}>1.9 时,表明有 RNA 污染;小于 1.6 时,表明有蛋白质、酚等物质的污染。

(2) RNA 纯度要求 1.7<A_{260}/A_{280}<2.0,当>2.0 时,表明有可能是硫氰酸污染或 RNA 已被水解成单核苷酸;当小于 1.7 时,表明被蛋白质或酚等物质污染。

(3) 若比值发生明显变化,无法用紫外分光光度法进行测定时,则选用其他方法进行鉴定。

五、注意事项

(1) 紫外分光光度计使用前需预热 20 min。

(2) 石英比色皿应配套使用,轻拿轻放,手指接触其毛玻璃面,两个透光面应完全平行,垂直于比色槽中。

(3) 测定时需将石英比色皿进行润洗后再测定核酸样品。

(4) 紫外分光光度法检测核酸样品浓度时的灵敏度是 0.25 μg/mL,若核酸样品浓度低于此值,建议用灵敏度更高的荧光法。

(5) 紫外分光光度法适用于 GC 含量均匀的基因组 DNA、tRNA、mRNA、cDNA 等核酸浓度及纯度的鉴定。

(6) 鉴定核酸浓度及纯度更可靠的方法是用 200～750 nm 波长连续扫描,直接观察核酸的整条扫描曲线,在该曲线中主要观察 230 nm、260 nm、280 nm、320 nm 这四个点,糖类、多肽、苯酚等物质吸光度最大时为 230 nm 处;核酸吸光度最大时为 260 nm 处;蛋白质吸光度最大时 280 nm 处;320 nm 处吸光度主要用来检测核酸样品的混浊度和其他干扰因子,纯核酸样品时 $A_{320}=0$。

六、思考题

(一) 选择题

1. 利用紫外分光光度法鉴定核酸浓度时主要利用其分子内部存在什么特征而进行?(　　)

A.氢键　　　　B.二硫键　　　　C.磷酸二酯键　D.共轭双键　　　E.金属键

2. 每 1 μg 双链 DNA 钠盐在 260 nm 波长处的吸光度(A)为 0.02,即在 1 cm 光径中,当 $A_{260}=1$ 时,双链 DNA 的含量相当于(　　)。

A.50 μg/mL　　B.40 μg/mL　　C.33 μg/mL　　D.20 μg/mL　　E.80 μg/mL

3. 紫外分光光度法检测核酸样品浓度时的灵敏度是(　　)。

A.0.25 μg/mL　　　　　　　B.0.25 ng/mL　　　　　　　C.0.25 mg/mL

D.0.25 pg/mL　　　　　　　E.0.25 g/mL

(二) 问答题

1. 简述紫外分光光度法鉴定核酸样品浓度及纯度的优缺点。

2. 如何判断 RNA 的纯度?

3. 如一份实验 DNA 样品经紫外分光光度法测定得到 $A_{260}/A_{280}=1.8$,请问本样品的纯度高吗? 原因何在? 如果纯度不高,又该如何校正?

附录:微量分光光度计鉴定核酸的浓度和纯度

现在市面上有多种型号的微量分光光度计,一般设有基座模式和比色皿模式两种。比色皿模式与传统紫外分光光度法检测类似。基座模式中,样品保留系统应用了表面张力来把样品保留在两根检测光纤(接受光纤和光源光纤)中间,从而可以短时间内检测较高浓度的样品而无需稀释。将待测核酸样品滴加到检测基座的接受光纤上,光源光纤放下来与液体样品接触,液体样品在两根光纤末端形成液柱;然后由一个脉冲氙灯作为光源并且使用一个线性 CCD 阵列来检测通过液体的光信号,最后光信号连接到电脑上的相关软件,由软件来控制检测过程,由此可得出待测核酸样品的浓度和纯度。

一、基座模式检测核酸浓度和纯度

(1) 启动电脑,打开软件,选择基座模式。

(2) 检测空白对照　将空白对照加到基座上,放下样品臂,点击 Blank 进行空白对照检测并保存参比图谱;重新加空白对照到基座上,当成样品检测,点击 Measure 进行测定;结果应近似一条水平线,吸光度变化控制在 0.04 以下。 如果达不到此要求,擦掉基座上的液体,重复前面的操作,直至检测光谱图的变化不超过 0.04 为止。

(3) 抬起样品臂,用精确微量移液器准确吸取 1～2 μL 核酸样品到检测基座(接受光纤)上。

(4) 放下样品臂,使用电脑上的软件开始吸光度检测。两个光纤之间会自动拉出一个样品柱,然后进行检测。

(5) 检测结束后,在电脑上保存结果并关闭电脑。

（6）抬起样品臂，并用干净无尘纸把上下基座上的样品擦试干净。

二、比色皿模式检测核酸浓度和纯度

（1）启动电脑，打开软件，选择比色皿模式。

（2）将待测核酸样品加到比色皿中，保证样品量足够，盖过光束，让光线完整穿过样品。一般 2 mm 的光速从比色皿底部以上 8.5 mm 的位置穿过（具体情况请参照比色皿生产厂家的建议来确定所需的样品体积）。

（3）抬起样品臂，把装有待测核酸样品的比色皿插入到仪器中，注意仪器上面的光路指向。

（4）放下样品臂。

（5）使用电脑上的软件对待测核酸样品进行检测。

（6）检测完毕后，在电脑上保存结果后关闭电脑。

（7）移出比色皿，倒出样品并清洗干净比色皿。

（蔡群芳）

实验五　核酸浓度荧光微量检测

一、目的与原理

（一）目的

掌握荧光法检测核酸样品质量的原理；熟悉电泳仪、凝胶成像仪等设备的操作流程；了解几种荧光法检测微量核酸样品的优缺点。

（二）原理

核酸分子自身并不能激发出荧光，但在荧光染料如溴化乙锭（ethidium bromide，EB）、SYBR Green Ⅰ、SYBR Gold、Gel Green、Gel Red、Gold View Ⅰ/Ⅱ等与之结合后在紫外光照射下会激发出荧光（如 EB 可插入核酸分子的两个碱基平面之间，形成荧光络合物），荧光强度与核酸浓度成正比，同时设置一系列已知浓度的标准品做标准曲线或标准对照，待测核酸样品的荧光强度与之比较即可估算出其浓度，或用凝胶定量分析软件如 Gel-Pro Analyzer、BandScan、Sigma Gel 等进行荧光定量分析，从而较为精确地检测出待测核酸样品的浓度。

二、器材与试剂

（一）器材

水平式琼脂糖凝胶电泳槽、电泳仪、Qubit® 荧光计、紫外透射仪或凝胶成像仪。

（二）试剂

待测核酸样品、已知浓度的核酸标准品、电泳级琼脂糖、荧光染料（EB）、TE 缓冲液、核酸电泳缓冲液（常用 5×TBE buffer 或 50×TAE buffer）、上样缓冲液（6×或 10×）、DNA 分子量标准品（DNA Marker）。

三、实验流程

（一）塑料薄膜法

（1）取一张塑料薄膜平铺在紫外透射仪的玻板上。

（2）将标准核酸溶液按梯度稀释，取各种浓度的标准核酸溶液以及待测核酸样品 1～5 μL，加入等体积的 TE 缓冲液（含 EB 2 μg/mL），依次点在薄膜上并混匀。

NOTE

27

（3）罩上防护罩，开启紫外灯，照相。

（4）比较待测核酸样品和各浓度梯度标准核酸样品的荧光强度，估计待测核酸样品的浓度。

（二）琼脂糖凝胶平板扩散法

（1）按待测核酸样品分子大小确定琼脂糖凝胶的浓度，制备厚度为 $0.2\sim0.4$ cm 琼脂糖凝胶平板（其中含 EB $0.5~\mu g/mL$）。

（2）将标准核酸溶液按梯度稀释，取各种浓度的标准核酸溶液以及待测核酸样品 $5~\mu L$ 依次点在琼脂糖凝胶平板上。

（3）让核酸样品在凝胶平板上扩散 $1\sim2$ h（室温）。

（4）将琼脂糖凝胶平板置于紫外透射仪或凝胶成像仪上，罩上防护罩，开启紫外灯，照相。

（5）比较待测核酸样品和各浓度梯度标准核酸样品的荧光强度，估计待测核酸样品的浓度。

（三）琼脂糖凝胶电泳法

（1）按待测核酸样品分子大小确定琼脂糖凝胶的浓度，制备厚度为 $0.2\sim0.4$ cm 琼脂糖凝胶平板（其中含 EB $0.5~\mu g/mL$）。

（2）将待测核酸样品与上样缓冲液按比例混合均匀（如使用 $6\times$ 上样缓冲液，则其比例为 $5:1$）。

（3）在点样孔中依次加入上述中的混合液和 DNA 分子量标准品。

（4）接通电源电泳 $10\sim30$ min。

（5）电泳结束后，取出琼脂糖凝胶平板置于紫外透射仪或凝胶成像仪上，罩上防护罩，开启紫外灯，照相。

（6）比较待测核酸样品与 DNA 分子量标准品标准的荧光强度，估计待测核酸样品的浓度。

（四）Qubit 荧光计定量检测核酸浓度（以 Qubit® 2.0 荧光计为例）

（1）接通电源，启动仪器。在主界面上选择"核酸（DNA/RNA）定量分析"按钮。

（2）校准　将已知浓度的核酸标准品与工作液按比例混匀，在核酸分析管中孵育 2 min，选择"标准品"键，将孵育好的分析管置入"标准品"槽，按下"读取"键读取结果。

（3）测定样品　将待测核酸样品与工作液按比例混匀，在核酸分析管中孵育 2 min，选择"样品"键，将孵育好的样品分析管插入"样品"槽，按下"读取"键读取结果。

（4）计算待测核酸样品的原始浓度　按下"计算储存液浓度"，根据提示输入原始样品体积和浓度单位，软件自动算出待测核酸样品的浓度，保存结果。

四、结果分析

在紫外透射仪或凝胶成像仪上观察结果时，比较待测核酸样品和标准品的荧光强度，从而估算出待测核酸样品的浓度；或使用凝胶定量分析软件测量标准品和待测核酸样品的荧光强度，继而计算出待测核酸样品的浓度。

五、注意事项

（1）EB 为一种高灵敏度的嵌入性荧光染料，是强致癌剂。使用时应戴上手套，皮肤、衣物等不得直接接触含有 EB 的试剂及器材。沾有 EB 的用具使用完毕后需放入指定地点，专门处理后才能清洗或丢弃。现在有多种替代 EB 的荧光染料如 GeneFinder、GoldView 等，但在使用过程中应与 EB 一样对待。

（2）待测核酸样品的分子量及构象应与标准品尽量一致，点样时体积相同。

（3）紫外线对眼睛有伤害，观察结果时应注意防护。

六、思考题

（一）选择题

1. 在高浓度离子强度的饱和溶液中，大约每 2.5 个核酸碱基插入几个 EB 分子？（　　　）

NOTE

A. 1   B. 2   C. 3   D. 4   E. 5

2. 琼脂糖凝胶中 EB 的终浓度一般为（　　）。

A. 0.25 μg/mL   B. 0.5 μg/mL   C. 0.25 ng/mL

D. 0.5 ng/mL   E. 0.5 mg/mL

3. 电泳技术中若使用 6×Loading buffer，那么检测 10 μL 的核酸样品至少应加多少 6×Loading buffer 与之混匀上样？（　　）

A. 1 μL   B. 2 μL   C. 3 μL   D. 6 μL   E. 10 μL

（二）问答题

1. 简述荧光法与紫外分光光度法检测核酸样品质量的优缺点。

2. 实验室常用的几种核酸荧光染料有哪些？并比较它们的优缺点。

3. 常用的核酸电泳缓冲液有哪些？并指出它们的区别。

（蔡群芳）

实验六　核酸片段的琼脂糖凝胶电泳

一、目的与原理

（一）目的

掌握琼脂糖凝胶电泳技术鉴定核酸片段的基本原理；熟悉琼脂糖凝胶的配制过程；了解琼脂糖凝胶电泳技术的临床应用。

（二）原理

琼脂糖凝胶电泳（agarose gel electrophoresis）是以琼脂糖作为支持介质的一种电泳技术。电泳是指带电荷的溶质或颗粒在电场中迁移的现象。琼脂糖是一种天然链状多糖聚合物，平均分子量为 12000，由 D-半乳糖和 3,6-脱水-L-半乳糖通过 β-1,4-糖苷键以及 α-1,3-糖苷键连接而成的重复双糖单位。琼脂糖双螺旋以内部氢键等次级键相互盘绕作用而形成大网孔型凝胶，利于核酸分子在电场中迁移。凝胶的孔径越大，核酸分子在迁移的过程中受到的阻力越小，泳动速度越快，反之越慢。

核酸是两性电解质，其等电点（pI）较低，如 RNA 的 pI 为 2.0～2.5，DNA 的 pI 为 4～4.5。在常规 pH（如一般 DNA 电泳缓冲液 pH 为 8.0～8.3）高于其 pI 的碱性缓冲液环境中，碱基几乎不解离，磷酸全部解离，核酸分子带负电荷，在电场中向正极移动。采取适当浓度（表 2-1）的琼脂糖凝胶介质作为电泳支持物，当核酸分子大小及构象不同时，它在电场中迁移的速率不同，利用这个性质可达到分离核酸片段并检测其质量的目的。核酸分子中嵌入荧光染料后，在紫外灯下便可观察到核酸片段所在的位置，继而分析核酸片段的浓度、纯度及完整性。

表 2-1　琼脂糖凝胶浓度与线性 DNA 分子的最佳分辨范围

琼脂糖凝胶浓度/(g/100 mL)	线性 DNA 的最佳分辨范围/bp
0.5	1000～30000
0.7	800～12000
1.0	500～10000
1.2	400～7000
1.5	200～3000
2.0	50～2000

NOTE

二、器材与试剂

(一)器材

稳压电泳仪、水平凝胶电泳槽、电子天平、凝胶成像系统(或紫外透射仪)、微波炉(或电炉)、微量移液器。

(二)试剂

琼脂糖(电泳级)、DNA 电泳缓冲液(常用 5×TBE buffer 或 50×TAE buffer)、荧光染料(EB 10 mg/mL)、DNA 电泳上样缓冲液(6×或 10×)、0.1%DEPC 水、甲醛变性凝胶上样缓冲液、10×甲醛变性凝胶电泳缓冲液(MOPS)、37%甲醛溶液、去离子甲酰胺、待测核酸样品、DNA 分子量标准品。

三、实验流程

(一)常规水平式 DNA 琼脂糖凝胶电泳

(1)将水平式琼脂糖凝胶电泳制胶板按要求安装好后置于操作台的水平位置。

(2)根据待测 DNA 样品的分子量按照表 2-1 配制选择所需琼脂糖凝胶的浓度,配制琼脂糖凝胶(下面以配制 100 mL 1.2%琼脂糖凝胶为例)。

①用分析天平称取琼脂糖粉 1.2 g,将其倒入洁净三角瓶中,加入 100 mL 0.5×TBE 电泳缓冲液后混匀。

②将三角瓶置于微波炉或电炉加热至琼脂糖完全熔化。

③待凝胶溶液冷却至 60 ℃左右时,从三角瓶沿壁加入 EB 5 μL,轻轻旋转三角瓶以其充分与凝胶溶液混匀后,将适量胶液倒入第 1 步中已准备好的制胶模具中,凝胶厚度为 3~5 mm,垂直插入并架好点样梳(加样梳)。

④待琼脂糖凝胶完全冷却凝固后,垂直轻拔点样梳,将凝胶置放于电泳槽内,并向电泳槽内加入适量 0.5×TBE 电泳缓冲液,液面略高于胶面(3~5 mm)。

(3)将适量待测 DNA 样品按比例加入上样缓冲液并混匀后,用微量移液器转入至点样孔中,同时在凝胶的一侧点样孔中加入 DNA 分子量标准品。

(4)接通电源,靠近点样孔端为负极。调节合适的电压(电场强度不高于 5 V/cm),当溴酚蓝指示剂迁移至距离胶板下沿 1~2 cm 处时,关闭电源结束电泳。

(5)观察结果 在紫外透射仪下直接观察 DNA 条带所在的肉眼可辨的橘红色荧光;或置于凝胶成像系统中观察拍照后用凝胶定量分析软件检测待测 DNA,进行 DNA 样品的浓度、纯度及完整性分析。

(二)RNA 甲醛琼脂糖凝胶电泳

1. RNA 样品制备 取一支洁净离心管并加入 RNA 样品液 5.5 μL(含总 RNA 约 15 μg)、10×MOPS 电泳缓冲液 2.5 μL、37%甲醛溶液 4.5 μL、去离子甲酰胺 12.5 μL 后振荡混匀,短暂离心后 60 ℃温浴 15 min 进行变性,然后迅速置于冰水中,加甲醛变性凝胶上样缓冲液 5 μL 并混匀,待上样前再次短暂离心。

2. 1%甲醛琼脂糖凝胶制备

(1)将电泳槽、制胶板、盛放缓冲液的容器等用 0.1%DEPC 水浸泡后并经灭菌处理,再用无菌水清洗 3 次后将水平式琼脂糖凝胶电泳制胶板按要求安装好后置于操作台的水平位置。

(2)用分析天平称取琼脂糖粉 0.3 g 置于洁净三角瓶中,加入 21.6 mL DEPC 水和 3 mL MOPS 电泳缓冲液(10×)摇匀,加热至琼脂糖完全熔化,冷却至 60 ℃左右时,再加入 37%甲醛溶液 5.4 mL 和 EB(10 mg/mL)1.5 μL,充分混匀。

(3)将胶液倒入制胶板并垂直插入点样梳,静置冷却 10~15 min,待凝胶凝固后小心垂直拔出点样梳。

3. 预电泳 将制好的胶板水平放入电泳槽中,加入 1×MOPS 电泳缓冲液,液面略低于胶面,接通电源,电压为 5 V/cm,预电泳 5～10 min 后结束电泳。

4. 电泳 依次向点样孔中加入第 1 步中制备好的 RNA 样品适量,再加入适量 1×MOPS 电泳缓冲液,液面略高于凝胶面 3～5 mm,接通电源,待溴酚蓝指示剂迁移至凝胶 1/2～2/3 处时结束电泳。

5. 观察结果 在紫外透射仪下直接观察总 RNA 的条带所在的肉眼可辨的橘红色荧光;或置于凝胶成像系统中观察拍照后用凝胶定量分析软件检测待测总 RNA,进行 RNA 样品的浓度、纯度及完整性分析。

四、结果分析

(1) 好质量的电泳条带边缘平整、清晰明亮、无扭曲和拖尾现象。

(2) 通过观察待测 DNA 样品电泳条带的形状、位置、粗细及亮度,与 DNA 分子量标准品电泳条带比较,可粗略估计出待测 DNA 样品的分子量、浓度范围和完整性。

(3) 完整的无降解或极少降解的总 RNA 样品的电泳图谱应可观察到清晰的三条带,且28S(或23S)rRNA 的荧光强度应为 18S(或 16S)rRNA 的 2 倍。如果 28S(或 23S)rRNA 的荧光强度与18S(或 16S)rRNA 的一致甚至更弱,或出现拖尾,则表明 RNA 已有部分降解,电泳过程中可能受到外源性 RNase 的污染;如果 28S 和 18S rRNA 大部分已发生降解,则需重做实验。

(4) DNA 电泳条带边缘模糊不清、弯曲不齐时,可能存在以下影响因素:①凝胶有气泡,电泳时核酸分子或绕开气泡迁移从而影响其带型;②样品上样量过多或样品不均匀;③加样时碰坏点样孔壁而使样品溢出点样孔。

(5) DNA 电泳条带弥散拖尾,可能原因:①电泳缓冲液配制时间太长或使用次数太频繁而导致其失效;②电泳时电压过高或不稳定,分离速度太快或不均;③加样过多导致样品从点样孔溢出。

(6) 电泳条带不明显或无条带,可能与下列情况有关:①样品浓度太低;②加样量太少;③未接通电源。

五、注意事项

1. 电泳缓冲液 实验室常用的电泳缓冲液一般先配制成浓度较高的储存液,如 50×TAE buffer、5×TBE buffer、10×TPE buffer,使用时再将其分别稀释成低浓度的工作液(1×TAE buffer、0.5×TBE buffer、1×TPE buffer)即可。一般分离较长 DNA 片段(1 kb 以上)使用 TAE buffer 效果更好;分离较小 DNA 片段使用 TBE buffer 效果更好。

2. 电泳缓冲系统 电泳缓冲液的离子强度直接影响核酸的迁移率。无离子存在或离子强度较低时,电导率小,核酸分子不迁移或迁移慢;在高离子强度的缓冲液中,电导率过高并产大量热,可能导致核酸变性。因此应正确配制和使用电泳缓冲液。

3. 琼脂糖凝胶配制 ①不同厂家、不同批号的琼脂糖,其质量不同,可能会影响核酸的迁移及荧光背景的强度,应合理选择琼脂糖及最佳的琼脂糖凝胶浓度;②所用缓冲液应与电泳时所用的缓冲液一致;③加热溶解时应选用三角瓶,以 1/3 以下容积为宜,瓶口盖上封口膜并留出缝隙,防止水分蒸发和瓶盖被蒸汽冲开,影响琼脂糖凝胶浓度;④琼脂糖一定要充分熔化但不宜加热过久,胶液冷却至 60 ℃ 左右时及时倒入制胶板中,避免过冷凝固;⑤注胶时应避免气泡产生,若有可用吸头吸去;⑥所制凝胶厚度适宜,太薄易使样品加样量不足或溢出点样孔。

4. 上样 ①具体加样量依据点样孔的大小、DNA 的数量及大小而定,避免过多或过少;②选择适当的样品上样缓冲液,DNA 样品和 DNA 分子量标准品应使用同一种缓冲液,避免示踪染料遮挡目的条带;③加样时切勿碰坏点样孔壁凝胶,否则样品易溢出点样孔。

5. 电泳 ①电泳缓冲液应没过胶面 3～5 mm,避免电泳缓冲液不足引起的分辨率下降、条带

NOTE

变形、凝胶溶解等问题,过多则会导致 DNA 迁移率下降、条带变形;②电压不宜过高,避免温度的不一致性;③电泳时间不宜过长过短,当示踪染料溴酚蓝迁移至距离胶板下缘 1～2 cm 处即可。

6. DEPC(Diethy pyrocarbonate,焦碳酸二乙酯) RNA 酶的强抑制剂,具有致癌性,气味芳香浓烈,挥发性强,需在通风橱中小心操作,同时佩戴口罩、手套、防护服等,避免直接接触皮肤。若不慎溅到皮肤或眼睛,应立即用大量清水冲洗,若感到身体不适,需立即就医。

六、临床应用

核酸片段的琼脂糖凝胶电泳主要用于 DNA 切胶回收、PCR 产物的分离鉴定、基因多态性分析、Southern 及 Northern 杂交分析、佐证 DNA 是否重组、质粒等是否切开以及其他分子生物学研究等,在临床上的应用如下。

(1)病原体核酸的检测 主要用于淋球菌、乙型肝炎病毒(HBV)、结核分枝杆菌等感染所致疾病的定性定量、基因分型、耐药性基因分析等。

(2)致病基因点突变的检测 主要用于镰状细胞贫血、α-地贫、A 型血友病等疾病的分子检测。

(3)疾病易感基因的筛查。

七、思考题

(一)选择题

1. 若使用琼脂糖凝胶电泳技术检测一个分子大小为 180 bp 的双链 DNA 片段,建议使用的凝胶浓度为( )。

A. 0.8%　　　　B. 1.0%　　　　C. 1.2%　　　　D. 1.5%　　　　E. 2.0%

2. DEPC 主要用来抑制( )。

A. DNA 变性　　　　　　B. DNA 酶活性　　　　　　C. RNA 酶活性

D. DNA 复性　　　　　　E. RNA 复性

3. 采用琼脂糖凝胶电泳技术分离双链 DNA 片段时,一般采用电泳缓冲环境的 pH 是多少?( )

A. 2.0　　　　B. 4.0　　　　C. 6.0　　　　D. 8.0　　　　E. 10.0

(二)问答题

1. 简述核酸分子在琼脂糖凝胶电泳过程中影响迁移率的因素。

2. 常见 DNA 琼脂糖凝胶电泳条带不正常的带型有哪些?并分析其原因。

3. 如何通过电泳图谱来判断总 RNA 的质量?

(蔡群芳)

实验七　核酸片段的聚丙烯酰胺凝胶电泳

一、目的与原理

(一)目的

掌握以聚丙烯酰胺凝胶作为支持物进行电泳分离核酸片段的基本原理;熟悉该技术的操作流程及过程中常见问题的解决方案;了解该技术的临床应用。

(二)原理

聚丙烯酰胺凝胶是在特定条件下由单体丙烯酰胺(acrylamide,Acr)与交联剂 N,N′-甲叉双丙烯酰胺(N,N′-methylene biscrylamide,Bis)按照一定比例混合,在催化剂过硫酸铵(ammonium

NOTE

persulfate，AP)和加速剂 N，N，N′，N′-四甲基乙二胺（N，N，N′，N′-tetramethyl ethylene diamine，TEMED)的共同激发作用下，相互聚合、交联形成的一种三维多孔网状结构的聚合物。AP 在凝胶形成过程中提供硫酸自由基，而 TEMED 加快 AP 提供自由基的速度，硫酸自由基的氧原子激活Acr 单体，使之活化启动聚合反应形成多聚长链，继而形成网状结构。

聚丙烯酰胺凝胶电泳（polyacrylamide gel electrophoresis，PAGE)以聚丙烯酰胺凝胶作为支持介质，常作为蛋白质、核酸等生物大分子的分离、纯化及鉴定。PAGE 具有电荷效应、分子筛效应，被分离样品在其中泳动时的迁移速度取决于被分离样品的分子大小及所带电荷量。由于凝胶孔径较小，主要用于核酸小片段的分离与纯化，其有效分离范围是 6～500 bp(表 2-2)。聚丙烯酰胺凝胶的性能（有效孔径、机械性能、弹性、透明度、黏度）与凝胶总浓度以及 Acr 与 Bis 的比值有关。常用的聚丙烯酰胺凝胶有变性和非变性两种：变性 PAGE 主要用于单链 DNA 片段的分离与纯化；非变性 PAGE 主要用于高纯度的双链 DNA 片段。本实验仅介绍非变性 PAGE。

表 2-2　聚丙烯酰胺凝胶浓度与线性 DNA 分子的有效分辨范围

聚丙烯酰胺凝胶浓度/(%)	线性 DNA 的有效分辨范围/bp
3.5	1000～2000
5.0	80～500
8.0	60～400
12.0	40～200
15.0	25～150
20.0	6～100

二、器材与试剂

（一）器材

稳压电泳仪、垂直电泳槽、电子天平、微波炉、脱色摇床、凝胶成像系统、微量移液器等。

（二）试剂

5×TBE buffer、Acr 和 Bis 储存液（30%，29∶1）、溴酚蓝上样缓冲液、10% AP、TEMED、DNA分子量标准品、待测核酸样品、银染试剂（固定液 10%乙酸、氧化液 1%硝酸、染色液 0.1%硝酸银、显色液 2%碳酸钠、终止液 4%醋酸）。

三、实验流程

1. 电泳装置的准备　将制胶玻璃板充分洗净并晾干，按要求将两块制胶玻璃板装入胶框并与垂直电泳槽装配好，同时调平，为注胶做准备。

2. 非变性聚丙烯酰胺凝胶制备（8% PAGE，100 mL)　取一干净小烧杯依次量取 Acr 和 Bis 储存液（30%）26.6 mL，5×TBE Buffer 20 mL，去离子水 52.7 mL 搅拌混匀后，再加入 10% AP 700μL 和 TEMED 35 μL 并迅速混匀。

3. 注胶　将胶液缓缓倒入玻璃板间的胶床中，插入适当大小的点样梳，同时密切注意防止凝胶中及梳齿下产生气泡。

4. 加样　待胶液在室温下完全聚合（一般需要 30～60 min)后，小心取出点样梳，并立即用缓冲液冲洗点样孔，然后将孔中残留水分吸取干净，将适量待测样品与上样缓冲液混匀后加到点样孔内，同时加入 DNA 分子量标准品。

5. 电泳　向电泳槽中加入 1×TBE buffer 直至没过点样孔，正负极槽内缓冲液的高度一致，启动电源，200～300 V 稳压电泳至溴酚蓝指示剂迁移至距离凝胶底部约 1.0 cm 时，切断电源。

6. 剥胶　回收电泳缓冲液，卸下玻璃板，撬开玻璃板并轻轻移去上面一块；让凝胶吸附在另一

NOTE

块板上,然后将其小心地剥离至染色缸内,准备染色。

7. **染色** 常用溴化乙锭(EB)染色法和硝酸银染色法(银染法)。EB染色法同琼脂糖凝胶电泳,本实验主要介绍常规银染法,每种试剂的量以没过胶面为宜。

(1) 固定:加入10%乙酸进行固定10 min后弃去固定液,用双蒸水漂洗1 min。

(2) 氧化:加入1%硝酸浸泡凝胶3～15 min后弃去硝酸液,用双蒸水漂洗1 min。

(3) 银染:加入0.1%硝酸银染色液,在摇床上摇动15～30 min,弃去染色液,用去离子水漂洗两次,每次20 s。

(4) 显色:加入2%碳酸钠显色液,在摇床上边摇动边显色,至条带清晰后弃去显色液,加入4%醋酸溶液终止显色。

(5) 扫描、保存:将胶浸泡水中照相,或置于40 ℃烘箱3天后剥离保存。

四、结果分析

(1) 电泳条带的质量判断标准与实验六中琼脂糖凝胶电泳条带的一致。

(2) 电泳条带不整齐时可能原因如下:①制胶玻璃板冲洗不彻底、不干净,或未完全晾干,凝胶与玻璃板黏合不一致而影响DNA的正常迁移;②聚丙烯酰胺凝胶浓度的确定取决于被分离鉴定的核酸片段的大小,如凝胶浓度配制不合理,凝胶混合不均匀,导致凝胶有效孔径不一致而影响带型;③凝胶中存在气泡,电泳时核酸分子绕道而迁移,继而影响带型;④加样量过多或样品不均。

(3) 电泳条带拖尾时可能原因如下:①电泳缓冲液不新鲜,放置时间太长或使用次数太多而导致其失效;②电泳时电压过高或不稳定,电泳速率太快或不均,导致拖尾。

五、注意事项

1. **小心操作** Acr对神经系统和皮肤有强烈的毒性作用,可经皮肤和呼吸道进入体内,其作用具有累积性;TEMED腐蚀性强,对上呼吸道黏膜组织及皮肤有很大的损伤作用。故称取时必须戴上口罩和手套,并注意通风。聚丙烯酰胺一般认为无毒,但还是应小心操作。

2. **玻璃板的准备** 用去污粉将玻璃板、胶垫、点样梳等反复清洗,并用Ⅲ级蒸馏水漂洗2～3次,直至玻璃板表面出现均匀水膜,再用超纯水漂洗1次,晾干;否则注胶时易形成气泡影响电泳条带的形状,或凝胶染色背景偏深,最终影响观察结果。使用前再用无水乙醇擦拭制胶玻璃板并晾干,制胶前可在玻璃板上涂布硅化剂,可减少注胶时产生气泡以及方便电泳结束后凝胶的剥离。

3. **制胶玻璃板的安装** 检查玻璃板两侧和底部是否严密,以防止胶液漏出。

4. **凝胶液配制** 应现配现用,边加边混匀且彻底。聚丙烯酰胺凝胶完全聚合时间一般为30～60 min,如凝固得太快则硬而易裂,可能是10%AP和TEMED用量太多;如凝固得太慢,则应考虑为10%AP和TEMED用量太少或其已失效。

5. **注胶** 一定要迅速,最好一次性完成,避免产生气泡;插入点样梳时应平稳且一次性,避免形成不规则的点样孔。

6. **点样梳拔出** 待点样孔附近形成清晰界面时,一次性轻轻拔出点样梳,避免破坏点样孔;并立即用电泳缓冲液冲洗点样孔,以清除点样孔中未完全凝固的胶液和气泡。

7. **加样量** 应适量,过多易使电泳条带过宽、不整齐;太少易使带型模糊不集中,从而影响结果的正确判断。

六、临床应用

聚丙烯酰胺电泳技术可将相差仅1 bp的核酸片段分离开来,因此具有更高的分辨率,可判断PCR扩增片段大小并进行有效回收;通过转印进行Southern或Northern印迹,载样量大,回收样品的纯度高。因此核酸片段琼脂糖凝胶电泳在临床相关疾病检测的应用均可用在核酸的聚丙烯酰胺凝胶电泳技术上体现,后者分辨率更好,特别在SNP应用方面。

NOTE

七、思考题

(一) 选择题

1. 聚丙烯酰胺凝胶中,作为交联剂的是( )。

A. Acr   B. TEMED   C. Bis   D. AP   E. EDTA

2. 常规银染法对 PAGE 胶进行染色时,起终止作用的是( )。

A. 10% 乙酸   B. 1% 硝酸   C. 0.2% 硝酸银

D. 2% 碳酸钠   E. 4% 乙酸

3. 非变性 PAGE 主要用于分离( )。

A. 双链 DNA 片段   B. 单链 DNA 片段   C. 总 RNA

D. mRNA   E. 寡核苷酸

(二) 问答题

1. 聚丙烯酰胺凝胶包含哪些组分? 各组分的作用是什么?

2. 影响电泳后银染的因素有哪些?

3. 相较于琼脂糖凝胶电泳,聚丙烯酰胺凝胶电泳的优势有哪些?

(蔡群芳)

第三节　聚合酶链式反应技术

1985 年,美国 PE-Cetus 公司人类遗传研究室的穆利斯(Kary Banks Mullis)等发明了聚合酶链反应(polymerase chain reaction,PCR)技术。PCR 技术的发明突破了不能迅速得到丰富靶 DNA 的瓶颈,该技术模拟体内 DNA 复制的原理,在试管中,有 DNA 复制五要素(模板 DNA、寡核苷酸引物、DNA 聚合酶、4 种 dNTPs 和含有 Mg^{2+} 的缓冲体系)存在的前提下,经过高温变性、低温退火和中温延伸的反复循环,在 2~3 h 内将所研究的目的基因或靶 DNA 片段扩增至数十万乃至百万倍,具有高效、敏感、特异等优点。1993 年,Mullis 教授被授予诺贝尔化学奖。除传统的常规 PCR 技术外,目前还有多种不同的技术类型,如逆转录 PCR、实时荧光定量 PCR 技术等。在精准医疗的时代,PCR 及其衍生技术已广泛地应用于分子生物学的研究和分子诊断的临床实践中。

实验八　常规 PCR 检测方法

一、目的与原理

(一) 目的

掌握 PCR 的基本原理和基本操作;熟悉 PCR 技术的注意事项;了解 PCR 技术的主要应用。

(二) 原理

PCR 技术原理类似于 DNA 的天然复制过程,体外复制位于两段已知序列之间的 DNA 片段(靶序列),其特异性主要取决于与靶序列互补的一对寡核苷酸引物,通过 DNA 聚合酶催化 DNA 的合成反应。

PCR 的一个循环包括三个步骤,即变性、退火和延伸。①变性(denaturation),即模板 DNA 的变性,是指将反应混合液加热至 94 ℃左右,使模板 DNA 双链发生变性形成单链的过程,以便形成的单链模板 DNA 与引物结合,为下一步做准备。②退火(annealing),即单链模板 DNA 与引物的

NOTE

结合(复性)。将反应混合液温度降至引物的熔解温度(T_m)以下,使引物能与模板单链 DNA 中的互补序列配对结合,形成引物-模板的局部双链。③延伸,即引物的延伸。将反应体系温度上升至 72 ℃左右,DNA 模板-引物结合物在 Taq DNA 聚合酶的作用下,以四种脱氧核糖核苷酸(dNTPs)为底物,以靶序列为模板,按照碱基互补配对原则,合成一条新的与模板 DNA 链互补的复制链。通过变性-退火-延伸的一个循环可使靶 DNA 数量增加一倍,由于每次循环的产物又作为下一循环扩增的模板,所以反应产物量以指数级增长。理论上,1 分子的模板经过 n 个循环可得到 2^n 个拷贝的产物。

本实验以人类基因组中小肠型脂肪酸结合蛋白(intestinal fatty acid binding protein,FABP2)基因的 PCR 扩增为例,扩增片段长度为 304 bp。扩增所用的上游引物序列 F 5′-ACAGGTGTTAATATAGTGAAAAGG -3′;下游引物序列 R 5′-ATTGGCTTCTTCATG TGATGAAGG-3′。

二、器材与试剂

(一)器材

PCR 扩增仪、台式高速离心机、凝胶成像分析系统、微量移液器、经高压灭菌后的 Eppendorf 管、0.2 mL PCR 反应管、电泳槽、电泳仪、紫外分光光度计、漩涡混合器等。

(二)试剂

(1)模板 DNA　本实验需要提取人类基因组 DNA。

(2)引物　上游引物和下游引物的浓度均为 5 μmol/L。

(3)10×PCR buffer　含 $MgCl_2$,浓度为 25 mmol/L。

(4)Taq DNA 聚合酶 5 U/μL。

(5)dNTP 混合物 10 mmol/L(每种 dNTP 均为 2.5 mmol/L)。

(6)灭菌双蒸水。

(7)琼脂糖凝胶电泳试剂同第二章实验六。

三、实验流程

(一)引物设计与稀释

(1)引物是 PCR 反应成功与否的关键因素之一。设计引物时应遵循引物设计原则,使用 Primer 等软件进行设计。

(2)公司合成的引物通常为干粉,使用前应先离心,再打开管盖用去离子水溶解。通常配成储存液浓度为 100 μmol/L,−20 ℃保存;使用浓度为 5 μmol/L,在反应体系中的终浓度为 0.4 μmol/L 左右。

(二)模板 DNA 的提取

标本可来源于组织或血液等,按十二章实验二的方法提取人类基因组 DNA。反应体系中模板 DNA 量一般为 50～100 ng。

(三)PCR 反应体系制备

为确保结果的可靠性,最好每次反应均应设有阳性对照、阴性对照和空白对照,以阳性模板 DNA 作为阳性对照,以不含有被扩增核酸的样品作为阴性对照,以不加模板的试剂管作为空白对照。一般情况下至少要加空白对照。将准备好的模板、缓冲液、引物等依次加入 0.2 mL 灭菌 PCR 管中,以 50 μL PCR 反应体系为例,操作如表 2-3 所示。加完所有成分后,用手指轻弹 PCR 管底部,使溶液混匀。瞬时离心以使溶液集中于管底。

表 2-3 PCR 反应体系的制备

加入物	测定管/μL	空白对照管/μL
10×PCR buffer	5	5
dNTPs	4	4
上游引物 F	5	5
下游引物 R	5	5
Taq DNA 聚合酶	0.4	0.4
模板(0.1 μg/μL)	5	—
ddH₂O 补足至	50	50

（四）PCR 扩增反应

混匀后,将 PCR 管放到 PCR 仪中,设定 PCR 反应程序:94 ℃预变性 5 min;94 ℃变性 30 s,55 ℃退火 30 s,72 ℃延伸 1 min(30 个循环);72 ℃平衡 8 min;4 ℃保存。然后,执行扩增。

（五）PCR 产物的检测

取 PCR 扩增产物 5 μL,进行 1.5％琼脂糖凝胶电泳,用 DNA 分子量标准品来判断 DNA 扩增片段的大小。经凝胶成像系统观察,并记录结果。琼脂糖凝胶电泳操作详见第二章实验六。

四、结果分析

根据琼脂糖凝胶电泳结果判断阳性和阴性结果。如图 2-1 所示,M 为 2000 bp DNA 分子量标准品,被检测的 DNA 样品管可见一条约 304 bp 的扩增条带;空白对照管无扩增产物条带。

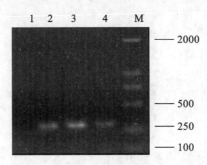

图 2-1 琼脂糖凝胶电泳检测 PCR 产物

M 为 2000 bp DNA 分子量标准品;泳道 1 为空白对照;2、3、4 均为基因组 DNA 样品

五、注意事项

（1）常规 PCR 的模板可以是染色体 DNA,也可以是克隆的质粒 DNA。由于 PCR 技术具有高的灵敏度,只需几个 DNA 分子作为模板即可大量扩增,易产生假阳性结果,所以应注意防止反应体系受痕量 DNA 的污染。PCR 反应应在没有 DNA 污染的专用 PCR 室进行。临床上 PCR 实验室应进行分区,即试剂准备区、标本处理区、扩增区及产物分析区。实验前应用紫外线消毒以防止 DNA 污染。

（2）应戴手套操作,操作时所用的 PCR 管、离心管、吸头等都只能一次性使用。每加一种反应物,应更换新的吸头。

（3）为保证核酸提取和扩增的有效性,避免假阳性和假阴性结果的出现,实验过程中应至少带一份与样品同基质的阳性质控,其结果是检测核酸提取及其扩增有效性的综合反应;同时,至少带一份与样品同基质的阴性质控,其结果可以判断在整个 PCR 反应过程中是否有核酸污染。

NOTE

（4）引物设计要合理。一般引物长度为 18～30 个核苷酸；引物间的 G＋C 含量应为 40%～60%，而且避免引物内部产生二级结构；避免在 PCR 反应过程中产生引物二聚体；避免引物 3' 端出现 3 个连续的 G 或 C。

（5）PCR 扩增结果若出现非特异性的扩增条带，应进一步优化反应条件，包括改变退火温度和时间，调整 Mg^{2+} 浓度、dNTPs 浓度、Taq DNA 聚合酶量、模板 DNA 量等。dNTPs 浓度过高会降低反应的特异性，浓度过低则影响 PCR 的扩增效率；Taq DNA 聚合酶过多会增加反应的碱基错配率；Taq DNA 聚合酶活性有赖于 Mg^{2+} 存在，Mg^{2+} 浓度过高会降低反应的特异性，过低则影响扩增效率；模板 DNA 量太多，会降低模板与引物形成的杂交双链的特异性，导致假阳性结果。

六、临床应用

（1）感染性疾病的检测　检测细菌、病毒、原虫及寄生虫、霉菌、立克次体、衣原体和支原体等病原生物的感染。

（2）遗传病及遗传倾向疾病的诊断，如地中海贫血、镰刀状细胞贫血、凝血因子缺乏、糖尿病、高脂血症等疾病；通过检测恶性肿瘤的标记物来诊断癌症等疾病。

（3）DNA 指纹、个体识别、亲子关系鉴别和法医物证除血液标本外，DNA 标本可由一根头发、一个细胞、一个精子等获得。

（4）骨髓或脏器移植配型和优生优育检测等。

七、思考题

（一）选择题

1. 下列关于 PCR 技术的描述，哪一项是正确的？（　　　）

A. PCR 反应循环次数越多产物越多

B. Taq DNA 聚合酶最适反应温度是 37 ℃

C. PCR 反应的退火温度取决于引物的长度和碱基组成

D. PCR 反应以四种核糖核苷酸（NTPs）为底物

E. PCR 反应和体内 DNA 复制的原料相同

2. 在 PCR 反应中，下列哪项可以引起非特异性的 PCR 扩增？（　　　）

A. dNTPs 浓度过高　　　　　　B. Taq DNA 聚合酶过多　　　　　　C. 缓冲液中 Mg^{2+} 浓度过高

D. 模板含量过高　　　　　　E. ABCD 均可

3. 下列关于 PCR 引物的叙述哪一项是正确的？（　　　）

A. 引物可以是短的 DNA 分子或 RNA 分子　　　B. 引物间的 G＋C 含量应为 40%～60%

C. 引物的 3' 末端和 5' 末端均可以修饰　　　　　D. 引物的 3' 末端和 5' 末端均不可以修饰

E. 引物的长度一般大于 30 bp

（二）问答题

1. 如何计算退火温度？

2. 用 PCR 扩增目的基因，要想得到特异性产物需注意哪些问题？

3. PCR 反应体系中主要成分有哪些？在 PCR 反应过程中各起什么作用？

4. 如何确保设计引物的特异性？

（常晓彤）

实验九 RT-PCR 检测方法

一、目的与原理

（一）目的

掌握逆转录-聚合酶链式反应（reverse transcription-polymerase chain reaction，RT-PCR）的基本原理和基本操作；熟悉 RT-PCR 技术的注意事项；了解 RT-PCR 技术的主要应用。

（二）原理

RT-PCR 是以 RNA（细胞内总 RNA 或 mRNA）为初始模板，经逆转录反应产生 cDNA，再以 cDNA 为模板进行 PCR 扩增，从而获取目的基因或检测基因在转录水平的表达。RT-PCR 使 RNA 检测的灵敏度提高几个数量级，使一些极为微量 RNA 样品分析成为可能。

本实验以检测人类 3-磷酸甘油醛脱氢酶（glyceraldehyde-3-phosphate dehydrogenase，GAPDH）mRNA 为例。扩增片段长度为 450 bp。扩增所用的上游引物序列 F 5′-ACCACAGTCCATGCCATCAC-3′；下游引物序列 R 5′-TCACCACCCTGTTGCTGTA-3′。

二、材料与试剂

（一）器材

PCR 扩增仪、台式高速离心机、凝胶成像分析系统、移液器、经高压灭菌后的 Eppendorf 管、0.2 mL PCR 反应管、电泳槽、电泳仪、紫外分光光度计、漩涡混合器等。

（二）标本与试剂

1. 实验标本 标本可来源于人类组织或血液或培养的细胞。

2. 提取总 RNA 的试剂 同第二章第一节实验三 RNA 的提取与纯化。

3. 逆转录合成 cDNA 试剂

（1）DEPC（焦碳酸二乙酯）。

（2）DEPC 处理的去离子水。

（3）随机引物 50 μmol/L：购于试剂公司。

（4）dNTP 混合物（dATP、dCTP、dGTP、dTTP 各 2.5 mmol/L）：购于试剂公司。

（5）RNA 酶抑制剂（RNase inhibitor）40 U/μL：购于试剂公司。

（6）M-MLV 逆转录酶 20 U/μL：购于试剂公司。

（7）M-MLV 5×逆转录 buffer：250 mmol/L Tris-HCl（pH 8.3），375 mmol/L KCl，15 mmol/L MgCl$_2$，50 mmol/L DTT。购于试剂公司。

4. PCR 扩增 cDNA 试剂 本实验以检测 3-磷酸甘油醛脱氢酶（GAPDH）mRNA 为例。

（1）引物：由引物合成公司合成，并根据合成的引物浓度，用灭菌双蒸水将引物稀释至 5 μmol/L 的浓度。

（2）*Taq* DNA 聚合酶 5 U/μL：购于试剂公司。

（3）10×PCR buffer（含 MgCl$_2$，浓度为 25 mmol/L）：购于试剂公司。

（4）dNTP 混合物（dATP、dCTP、dGTP、dTTP 各 2.5 mmol/L）：购于试剂公司。

（5）灭菌双蒸水。

5. 其他试剂 DNA Marker DL 2000。

6. 琼脂糖凝胶电泳试剂 同第二章第二节实验六核酸片段的琼脂糖凝胶电泳。

NOTE

三、实验流程

(一) 总 RNA 的提取

1. 采用 TRIzol 试剂从组织或细胞标本中提取总 RNA 操作详见第二章第一节实验三"RNA 的提取与纯化"。

2. 总 RNA 纯度及含量鉴定(紫外分光光度法) 取 5 μL RNA 溶液稀释到 295 μL 水中,在紫外分光光度计上分别于 260 nm 和 280 nm 处进行纯度及含量测定。

纯的 RNA 样品 OD_{260}/OD_{280} 应为 1.8~2.0。其中 RNA 含量(μg/mL)= OD_{260}×核酸稀释倍数(60)×40/1000。以 1×TBE 为缓冲液,取 3 μL RNA 于 1% 琼脂糖凝胶(含 EB)进行电泳,在凝胶成像系统观察 RNA 完整性及质量。

(二) 逆转录合成 cDNA 的第一条链

将模板 RNA、随机引物、5×逆转录 buffer、dNTP 混合液、RNase inhibitor、M-MLV 逆转录酶、DEPC 处理的去离子水在室温(15~25 ℃)解冻,解冻后迅速置于冰上。使用前将每种溶液漩涡振荡混匀,瞬时离心以收集残留在管壁的液体。逆转录反应过程如表 2-4 所示。

表 2-4　逆转录反应体系的制备

加入物	测定管	阴性对照管 1
总 RNA	1.0 μg	—
随机引物(50 μmol/L)	1.0 μL	1.0 μL
DEPC 处理的去离子水至	12.5 μL	12.5 μL
70 ℃解链 10 min,自然冷却至室温(稍离心)再加入		
5×逆转录 buffer	4.0 μL	4.0 μL
dNTP 混合物(各 2.5 mmol/L)	2.0 μL	2.0 μL
RNase inhibitor(40 U/μL)	1.0 μL	1.0 μL
M-MLV 逆转录酶(20 U/μL)	0.5 μL	0.5 μL
加 DEPC 处理的去离子水至	20.0 μL	20.0 μL

42 ℃反应 1 h,70 ℃灭活 15 min,以灭活逆转录酶,取 2.5 μL cDNA 做 PCR。

(三) PCR 扩增反应

逆转录后的 PCR 扩增反应体系如表 2-5 所示。

表 2-5　逆转录后的 PCR 扩增反应体系的制备

加入物(μL)	测定管	阴性对照管	
		1	2
cDNA	2.5	2.5	—
10×PCR buffer(含 MgCl₂)	2.5	2.5	2.5
dNTP(各 2.5 mmol/L)	2.0	2.0	2.0
上游引物 F(5 μmol/L)	2.5	2.5	2.5
下游引物 R(5 μmol/L)	2.5	2.5	2.5
Taq DNA 聚合酶(5 U/μL)	0.2	0.2	0.2
ddH₂O 补足至	25.0	25.0	25.0

扩增条件:94 ℃预变性 3 min;94 ℃变性 30 s,55 ℃退火 30 s,72 ℃延伸 30 s(30 个循环);72 ℃平衡 8 min。

NOTE

（四）RT-PCR 扩增产物的检测

琼脂糖凝胶电泳检测 PCR 扩增产物：取 PCR 扩增产物 5 μL，同时点样 5 μL DNA Marker DL 2000 做对照，进行 1.5% 的琼脂糖凝胶电泳，经凝胶成像系统观察，并记录结果。

四、结果分析

1. RNA 的琼脂糖凝胶电泳　1% 琼脂糖凝胶电泳观察 RNA 条带，检测 RNA 完整性。如果 18 s 和 28 s 条带完整、清晰，并且 28 s 带的宽度和亮度约是 18 s 的二倍，则说明 RNA 完整无降解，即满足进一步 PCR 实验需求。详见第二章第一节实验三 RNA 的提取与纯化。

2. PCR 扩增结果　根据 1.5% 琼脂糖凝胶电泳结果判断阳性和阴性结果。如图 2-2 所示，阴性对照管 1 和阴性对照管 2，无扩增产物条带；被检测的样品表达管，可见一条约 450 bp 的扩增条带，与预期结果一致。

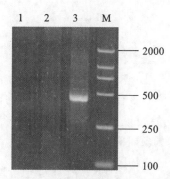

图 2-2　琼脂糖凝胶电泳检测 RT-PCR 产物

M 为 2000 bp DNA 分子量标准品；1 和 2 泳道分别为阴性对照管 1 和阴性对照管 2；
泳道 3 为被检测的样品

五、注意事项

（1）高质量的 RNA 样品，是进行 RT-PCR 的关键。提取样品中的 RNA 必须营造一个没有 RNA 酶的环境，避免内源性和外源性 RNA 酶的污染。具体注意事项详见第二章第一节实验三 RNA 的提取与纯化。

（2）基因表达具有时间和空间特异性，并不是每种组织或细胞都表达所有的基因。本实验所检测的 GAPDH 基因为一种管家基因，为组成性表达，因此，在研究某种目的基因表达时，常被作为内参对照，与目的基因同时检测。

（3）在逆转录反应中，以 RNA 为模板，合成 cDNA 的第一条链，形成 RNA-DNA 杂化双链。杂化双链中的 RNA 链不影响后续的 PCR 反应，无需用碱或 RNase 处理去除。

（4）RT-PCR 分为一步法和两步法，两种方法各有优缺点，可根据具体的实验要求进行选择。一步法 RT-PCR 是逆转录过程与 PCR 扩增过程在同一反应中完成，步骤少、耗时短，且降低了由步骤多而致 RNA 酶污染的机会。但缺点是一次反应只能检测 1 个基因。两步法 RT-PCR，是将逆转录过程与 PCR 扩增过程分两步进行，先用通用引物将 RNA 逆转录成 cDNA，再用不同基因的特异性引物进行 PCR 扩增，一次逆转录后产生的 cDNA 可用于检测多种不同的基因，方法更加方便灵活，而且逆转录和 PCR 反应条件可以分别进行优化。本实验中介绍的是用两步法 RT-PCR 检测 GAPDH 基因。

（5）用于逆转录的引物主要有 Oligo(dT)、随机六聚体引物和基因特异性引物三种。三者各有优、缺点，前两者为通用引物，其中 Oligo(dT) 只能将含 Poly(A) 尾的真核生物 mRNA 逆转录，逆转录生成的 DNA 都起始自 mRNA 的 3′端，长度受逆转录酶催化效率的限制，反应效率较低；随机引物以全部 RNA 为模板，特异性较低，得到的 cDNA 也比较复杂，但因可与 RNA 链中多个区域配对，可以得到更长片段的 cDNA。特异性引物最为精确且最灵敏，但得到的 cDNA 只用来检测某单

NOTE

个基因。在具体的实验中,应根据起始模板的来源、目的基因的拷贝数、是否检测其他基因等情况来选择其中的某一种,或是将两种通用引物按一定比例进行组合使用。

(6) PCR 扩增的注意事项:同第二章第三节实验八常规 PCR 检测方法。

六、临床应用

RT-PCR 使 RNA 检测的灵敏度提高几个数量级,使一些极为微量 RNA 样品分析成为可能。RT-PCR 技术主要用于:基因分离,获取目的基因;分析基因的转录产物;合成 cDNA 探针;构建 cDNA 文库。

七、思考题

(一) 选择题

1. 下列关于 RT-PCR 的描述哪一项是正确的?(　　)

A.逆转录合成的产物是 RNA

B.RT-PCR 反应的终产物是基因组 DNA

C.RT-PCR 反应的初始模板可以是 DNA 也可以是 RNA

D.RT-PCR 反应均以四种脱氧核糖核苷酸(dNTPs)为底物

E.对于同一个体,RT-PCR 的初始模板可以从任何组织中获得,结果相同

2. RT-PCR 技术不可用于下列哪项研究?(　　)

A.RNA 病毒感染的检测　　　　B.基因转录水平的表达　　　　C.获得目的基因 cDNA

D.细菌感染的检测　　　　E.构建 cDNA 文库

3. 下列关于逆转录引物的叙述哪一项是正确的?(　　)

A.任何逆转录均可用 Oligo(dT)引物

B.随机六聚体引物只适合逆转录真核生物 mRNA

C.特异性引物最为精确且最灵敏,但得到的 cDNA 只用来检测某单个基因

D.Oligo(dT)引物和随机六聚体引物均是通用引物,可适合任何 RNA 分子的逆转录

E.两种通用引物不能组合使用

(二) 问答题

1. 简述 RT-PCR 技术的实验原理。

2. 要想取得 RT-PCR 实验的成功,应注意哪些问题?

3. RT-PCR 技术主要应用于哪些方面?

(常晓彤)

实验十　实时荧光定量 PCR 检测方法

一、目的与原理

(一) 目的

掌握实时荧光定量 PCR(real time fluorescence quantitative PCR,qPCR)技术的基本原理和操作;熟悉 qPCR 技术的注意事项和主要应用;了解常用的 qPCR 检测方法。

(二) 原理

实时荧光定量 PCR 技术是在 PCR 反应体系中加入荧光基团,通过荧光信号实时监测整个 PCR 过程,从而对起始模板进行定量分析的方法。与常规 PCR 相比,qPCR 具有更高的灵敏度和

特异性。常用的 qPCR 检测方法有荧光染料法、荧光探针法等。本实验介绍荧光染料法实时定量 RT-PCR 检测基因表达的方法。

SYBRGreen Ⅰ 荧光染料可嵌入双链 DNA 的小沟部位,在游离状态下只发射微弱的荧光,但与双链 DNA 结合后荧光则大大增强。荧光染料 SYBRGreen Ⅰ 的最大吸收波长约为 497 nm,发射波长最大约为 520 nm。在 PCR 反应体系中,加入 SYBRGreen Ⅰ 荧光染料,经过引物的延伸阶段,染料就可以结合到新合成的双链 DNA 中,经激发即可发出绿色荧光。荧光信号的增加与 PCR 产物的增加是同步的,通过荧光定量 PCR 仪,对每个扩增过程中产生的荧光信号进行采集,实时监测记录 PCR 反应全过程,最后通过软件分析即可对不同样品中待测基因的初始模板进行定量检测。在实时荧光定量 PCR 中有两个重要参数:荧光阈值(X_{ct})和 C_t 值,X_{ct} 即在荧光扩增曲线上人为设定的一个值,一般把荧光域值设置为 3～15 个循环的荧光信号的标准偏差的 10 倍。C_t 值,即每个反应管内的荧光信号到达设定的域值时所经历的循环数。C_t 值与起始模板的关系为每个模板的 C_t 值与该模板的起始拷贝数的对数存在线性关系,起始拷贝数越多,C_t 值越小。

本实验以检测大鼠小肠组织中小肠型脂肪酸结合蛋白(intestinal fatty acid binding protein, FABP2)基因的转录水平表达为例,学习荧光染料法实时荧光定量逆转录 PCR(real time fluorescence quantitative reverse PCR,qRT-PCR)技术。

二、器材与试剂

(一) 器材

荧光定量 PCR 仪、台式高速离心机、凝胶成像分析系统、经高压灭菌后的 Eppendorf 管、0.2 mL PCR 反应八联管、电泳槽、电泳仪、紫外分光光度计、漩涡混合器、1～1000 μL 可调式移液器等。

(二) 试剂

(1) 实验标本:肥胖大鼠和正常体重大鼠小肠组织标本。

(2) 提取总 RNA 的试剂:同第二章第一节实验三 RNA 的提取与纯化。

(3) Quant 逆转录试剂盒。

(4) SYBR Green Ⅰ 荧光定量试剂盒。

三、实验流程

(一) 引物的设计与合成

根据 NCBI/Genebank 中大鼠 FABP2 基因序列(NM_013068)、大鼠 GAPDH 基因序列(NM_017008),采用 Primer 5.0 软件设计引物,oligo7 软件评价引物设计结果,在 NCBI 网站分析引物特异性。PCR 引物由生物公司合成。

(1) 荧光定量实验用大鼠 GAPDH 内参对照引物,扩增长度为 87 bp。

上游引物 F:5'-TGCACCACCAACTGCTTAGC-3'

下游引物 R:5'-GGCATGGACTGTGGTCATGAG-3

(2) 荧光定量实验用大鼠 FABP2 基因特异性引物,扩增长度为 108 bp。

上游引物 F:5'-ACAGCTGACATCATGGCATTT-3'

下游引物 R:5'-TCCAAGCTTCCTCTTCACCA-3'

(二) 小肠组织 RNA 的提取

采用 TRIzol 试剂从小肠组织标本中提取总 RNA。提取方法、质量的鉴定和浓度的测定操作方法详见第二章第一节实验三 RNA 的提取与纯化。

(三) RNA 的逆转录

将模板 RNA、引物、10×RT 缓冲液、dNTP 混合液、RNase inhibitor、RNase-Free ddH_2O 在室温(15～25 ℃)解冻,解冻后迅速置于冰上。使用前将每种溶液漩涡振荡混匀,瞬时离心以收集残

NOTE

留在管壁的液体。逆转录反应过程如表 2-6 所示。

表 2-6　逆转录反应体系的制备

加入物	加样体积
5×RT buffer	4.0 μL
dNTP 混合物(各 2.5 mmol/L)	2.0 μL
RNase inhibitor(40 U/μL)	1.0 μL
Oligo-dT(10 μmol/L)	2.0 μL
Quant 逆转录酶(20 U/μL)	1.0 μL
模板 RNA	50 ng~2 μg
加 RNase-Free ddH₂O 至	20.0 μL

　　混匀各组分,漩涡振荡时间不超过 5 s,瞬时离心以收集管壁残留的液体;37 ℃孵育 60 min,合成 cDNA;70 ℃灭活 15 min,以灭活逆转录酶。

　　后续试验为实时荧光定量 PCR,逆转录产物的加入量不超过 PCR 体系终体积的 1/10。因此,逆转录结束后,一部分 cDNA 产物稀释 10 倍保存于－20 ℃用荧光定量实验,其余保存于－80 ℃。

　　(四) 实时荧光定量 PCR

　　1. 荧光定量 PCR 反应体系及扩增条件　荧光定量 PCR 采用 SYBR Green Ⅰ荧光定量 PCR 试剂盒推荐的 25 μL 反应体系,同一标本设 3 个重复管,引物使用已合成的大鼠 FABP2 基因引物,大鼠 GAPDH 基因引物。

　　(1) 将 2×SuperReal Premix Plus、50×ROX Reference Dye、模板 cDNA、引物、RNase-Free ddH₂O 在室温下平衡溶解,并将所有试剂彻底混匀。

　　(2) 将已溶解试剂置于冰上进行 Real Time PCR 反应液的配制,实时荧光定量 PCR 反应体系如表 2-7 所示。

表 2-7　qPCR 反应体系的制备

加入物	加样体积
2×反应混合物	12.5 μL
FABP2-F 或 GAPDH-F(10 μmol/L)	0.75 μL
FABP2-R 或 GAPDH-R(10 μmol/L)	0.75 μL
5×ROX Reference Dye	2.5 μL
稀释后的 cDNA 模板	5.0 μL
加 RNase-Free ddH₂O 至	25.0 μL

　　(3) 加样完毕,盖好八联管盖,轻柔混匀,短暂离心,确保所有组分均在管底。

　　(4) 将反应板置于荧光定量 PCR 仪,开始反应。

　　采用两步法 PCR 反应程序进行试验。反应程序:95 ℃预变性 15 min;95 ℃变性 10 s,60 ℃退火 20 s,72 ℃延伸 20 s,采集荧光信号,共 40 个循环。同时设无模板的 PCR 反应体系作为阴性对照。

　　2. 熔解曲线分析　荧光定量实验结束后进行熔解曲线分析,以排除是否有引物二聚体和非特异性产物对实验产生的影响。

　　熔解曲线反应条件为:95 ℃ 15 s,60 ℃ 30 s,95 ℃ 15 s,从 60 ℃递增至 95 ℃,在上升过程中连续测定每个循环的荧光强度以获得熔解曲线。

　　荧光阈值的设置使用机器默认值,即前 3~15 个循环的荧光信号的标准差的 10 倍,或手动设定为大于荧光背景值和阴性对照的荧光最高值或进入指数期的最初阶段。

NOTE

3. 计算 实时荧光定量 PCR 数据采用 $2^{-\Delta\Delta C_t}$ 方法进行处理,以判定小肠组织 FABP2 mRNA 转录情况,首先计算各样品 FABP2 基因与内参 GAPDH 基因的 C_t 差值,即 $\Delta C_t = C_t$ 目的基因 $-C_t$ 内参基因,然后计算出各组样品 ΔC_t 的平均值,再用肥胖组样品的 ΔC_t 值减去对照组样品 ΔC_t,即得 $\Delta\Delta C_t$,最后采用 $2^{-\Delta\Delta C_t}$ 公式计算各样品中 FABP2 的相对表达量。

四、结果分析

1. 重复性、扩增效率和特异性的判断 逆转录合成的 cDNA 产物经 10 倍稀释后,行实时荧光定量 PCR 扩增。若重复性实验结果显示,每个样品 3 个复孔的 C_t 之间的误差不到 1 个循环,变异系数 CV 为 0.12%～2.9%,则说明实验重复性良好,实验体系稳定可靠。若 FABP2 基因和内参 GAPDH 基因的 PCR 扩增产物熔解曲线显示曲线呈单一峰形,说明无引物二聚体和非特异性扩增产物出现(图 2-3(a)),则说明特异性好,如果出现双峰,则考虑反应中产生了引物二聚体或非特异性扩增。FABP2 cDNA 扩增曲线为一组典型的倒 S 形曲线,即指数期,线性增长期,平台期均典型明显,证明扩增效率较高(图 2-3(b)和图 2-3(c))。

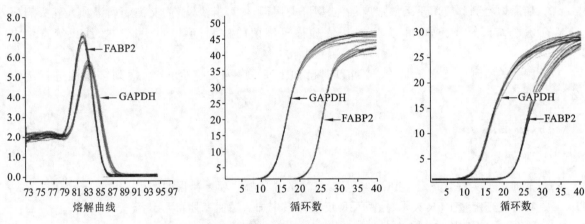

图 2-3 荧光染料法定量 PCR 的熔解曲线和扩增曲线

2. 实验样品中 FABP2 基因表达相对值计算 表 2-8 结果显示,与对照组比较,肥胖组大鼠小肠组织中 FABP2 mRNA 表达水平均明显降低,差异有统计学意义($P < 0.05$)。

表 2-8 FABP2 基因在转录水平表达的相对定量结果

组别	ΔC_t	$\Delta\Delta C_t$	$2^{-\Delta\Delta C_t}$
对照组	-2.94 ± 0.13	0	1
肥胖组	$-2.05 \pm 0.19^*$	0.89	0.54

注: $^*P < 0.05$。

五、注意事项

(1) 荧光定量 PCR 的扩增产物长度不要太长,最好在 75～200 bp 之间,这样能简化热循环反应条件,减少反应时间。另外,在进行定量 PCR 之前,一般先采用常规 PCR 进行预实验,以建立 PCR 扩增参数,优化反应体系,以达到特异性扩增目的基因的目的。

(2) 用于荧光定量 PCR 的样品和试剂均应在冰浴上进行熔化,在充分混匀后进行瞬时高速离心,以免放置时间过长造成浓度不均匀。为达到较好的实验结果,一般使用商品化的 qPCR master mixture(反应混合物)。

(3) 为降低实验误差,使实验结果获得很好的准确性和重复性,需要制备 qPCR 反应混合液(包括 H_2O、混合物和引物),而且每个样品需设置重复管,最好重复 3 次或以上。

(4) 在进行定量 PCR 扩增时,每次实验都要做无模板对照,以验证整个过程中无污染发生。

(5) 操作时,应使用不含荧光物质的一次性手套(经常更换),一次性移液器吸头。最好使用高

NOTE

质量的 PCR 管,低质量的 PCR 管管间差异可能会很大。

（6）基因分析的定量方法有绝对定量法和相对定量法。绝对定量法是通过样品的 C_t、利用已知的标准曲线来推算测试样品中目的基因的量。求得待测样品靶基因的拷贝数。如果想要明确得到样品的初始浓度或病毒载量,使用绝对定量法最佳。相对定量法以确定某个靶基因在待测样品中的表达相对于相同靶基因在参考样品中的变化,相对定量法需要用内参基因对样品初始浓度差异进行均一化校正,其方法常用双标准曲线法和 $2^{-\Delta\Delta C_t}$ 方法,其中 $2^{-\Delta\Delta C_t}$ 方法计算比较简单,无需使用标准曲线,但要求靶基因和内参对照的 PCR 扩增效率接近 100% 且偏差在 5% 以内,否则计算结果将产生较大偏差。

六、临床应用

荧光定量 PCR 目前被广泛应用于基因表达差异分析、病原体检测等方面。

1. 基因表达差异分析　荧光定量 PCR 广泛应用于生物体组织或细胞、特定发育时期的目的基因 mRNA 表达差异的研究。

2. 病原体检测　应用于巨细胞病毒、乙型肝炎病毒、丙型肝炎病毒、艾滋病病毒和人乳头瘤病毒等的检测;结核分枝杆菌、淋球菌、沙眼衣原体等细菌的检测;疟原虫、弓形虫、线虫等寄生虫检测。

3. 肿瘤的检测　荧光定量 PCR 可以对已知 DNA 序列的突变位置、序列多态性进行定位分析。

七、思考题

（一）选择题

1. 下列关于实时荧光定量 PCR（qPCR）技术的描述哪一项是错误的?（　　　）

A. 实时荧光定量 PCR 技术是在 PCR 反应体系中加入荧光基团

B. 常用的 qPCR 检测方法有荧光染料法、荧光探针法等

C. 荧光阈值（X_{ct}）和 C_t 是实时荧光定量 PCR 中两个重要的参数

D. 起始拷贝数越多,C_t 越大

E. qPCR 可对起始模板进行定量分析

2. qPCR 技术不可用于下列哪项研究?（　　　）

A. DNA 病毒感染的检测　　　　B. 基因转录水平的表达　　　　C. 获得目的基因 cDNA

D. 细菌感染的检测　　　　E. RNA 病毒感染的检测

3. 下列关于 qPCR 技术的叙述哪一项是正确的?（　　　）

A. qPCR 的扩增产物长度设计要求与常规 PCR 相同

B. 荧光探针法 qPCR 需要进行熔解曲线分析

C. 荧光染料法 qPCR 不需要进行熔解曲线分析

D. 荧光探针法 qPCR 和荧光染料法 qPCR 均需要进行熔解曲线分析

E. 相对定量法和绝对定量法 qPCR 均需用内参基因进行均一化校正

（二）问答题

1. 荧光定量 PCR 实验应注意哪些问题?

2. 绝对定量与相对定量有什么区别?

3. 荧光定量 PCR 有哪些临床应用?

（常晓彤）

第四节 印 迹 技 术

核酸分子杂交是两条具有一定序列同源性的单链核酸分子(DNA 或 RNA)复性后,重新生成异质双链核酸分子的过程。核酸分子杂交技术是利用核酸分子杂交这一基本性质,结合印迹和探针技术,可对特定 RNA 或 DNA 序列进行定性或定量检测的方法,具有高度的特异性、灵敏度等特点。因此,核酸分子杂交技术是目前生物化学与分子生物学研究中应用最广泛的实验技术之一。核酸分子杂交根据其反应环境不同分为固相杂交和液相杂交,固相杂交应用相对较多。常用的固相杂交技术包括 Southern blot 技术、Northern blot 技术、斑点或狭缝杂交、菌落杂交和组织或细胞原位杂交。本节将介绍 Southern blot 技术(DNA 分子杂交技术)和 Northern blot 技术(RNA 分子杂交技术)。

Western 印迹可检测蛋白质混合溶液中特定蛋白质,也可确定同一蛋白质在不同细胞或同种细胞不同条件下的相对含量的一种实验方法。Western 印迹具有高度的特异性和灵敏度,操作简单等特点,广泛应用于检测样品中特异性蛋白质的存在、细胞中特异蛋白质的半定量分析以及蛋白质分子的相互作用研究等。

实验十一 Southern blot 技术

一、目的与原理

(一)目的

掌握 Southern blot 技术原理;熟悉 Southern blot 技术操作流程及注意事项。

(二)原理

Southern blot 技术是在硝酸纤维素膜或尼龙膜上检测特定序列 DNA 的杂交方法。本实验以 Southern blot 检测脆性 X 综合征为例。它包括两个实验阶段。①印迹:待测 DNA 用限制性内切酶 *EcoR* Ⅰ、*Eag* Ⅰ 消化后,消化产物经琼脂糖凝胶分离,采用碱性变性方法于凝胶上变性后,利用毛细管转移方法将单链 DNA 片段转移并固定在硝酸纤维素膜或尼龙膜上。②杂交:固定后的单链 DNA 片段与特定的 DNA 探针 StB12.3 进行杂交,通过放射自显影检测杂交信号。

二、器材与试剂(含自配试剂与试剂盒)

(一)器材

琼脂糖凝胶电泳装置、玻璃烤盘、真空烤箱、硝酸纤维素膜或尼龙膜、恒温水浴锅。

(二)试剂

(1)待测 DNA。

(2)限制性核酸内切酶 *EcoR* Ⅰ,*Eag* Ⅰ。

(3)特异性探针 StB12.3。

(4)琼脂糖凝胶电泳相关试剂(详见实验六)。

(5)λ DNA *Hind* Ⅲ分子量标准品。

(6)变性液 1.5 mol/L NaCl,0.5 mol/L NaOH。称取 87.8 g NaCl,20 g NaOH 溶于 900 mL 蒸馏水中,最终定容至 1000 mL。

(7)中和液(应用于不带电荷的尼龙膜的转移) 1 mol/L Tris-Cl(pH 7.4),1.5 mol/L NaCl。

①1 mol/L Tris-Cl:称取 121.91 g Tris-base 溶于 800 mL 蒸馏水中,用浓 HCl 调节 pH 至7.4,

NOTE

最终定容至 1000 mL,分装高压灭菌。

②称取 87.8 g NaCl 溶于 500 mL 1 mol/L Tris-Cl 中,最终加 1 mol/L Tris-Cl 定容至 1000 mL。

(8)转移液(20×SSC) 3 mol/L NaCl,0.3 mol/L 枸橼酸钠。称取 175.3 g NaCl,88.2 g 枸橼酸钠溶于 800 mL 蒸馏水中,用 10 mol/L NaOH 调节 pH 至 7.0,最终定容至 1000 mL,分装高压灭菌。

(9)50×Denhardt 试剂   1%(m/V)聚糖体 400,1%(m/V)聚乙烯吡咯烷酮,1%(m/V)牛血清白蛋白。称取 10 g 聚糖体 400,10 g 聚乙烯吡咯烷酮,10 g 牛血清白蛋白溶于 800 mL 蒸馏水中,最终定容至 1000 mL。

(10)10%(m/V)SDS   称取 100 g SDS 溶于 900 mL 蒸馏水中,加热助溶后,加入浓盐酸调节 pH 至 7.2,最终定容至 1000 mL,分装高压灭菌。

(11)10 mg/mL poly(A) RNA   将 10 mg poly(A) RNA 溶于 1 mL 无酶水中,分装保存。

(12)10 mg/mL 鲑鱼精 DNA   将 10 mg 鲑鱼精 DNA(sigma Ⅲ型钠盐)溶于 1 mL 蒸馏水中,为充分溶解可用磁力搅拌器室温搅拌 2～4 h,调节 NaCl 浓度为 0.1 mol/L,用酚、酚-氯仿分别抽提一次,转移液相,使用 6 号注射器反复吹打溶液切断 DNA,加入双倍体积的冰乙醇沉淀 DNA,离心收集后加入少量蒸馏水溶解,260 nm 紫外光下测量溶液浓度,并将其稀释至终浓度(约 10 mg/mL)。将 DNA 溶液置沸水浴 10 min,分装－20 ℃保存。使用前,沸水浴 5 min,迅速放入冰中。

(13)水相缓冲液预杂交用溶液(现用现配)   6×SSC,5×Denhardt 试剂,0.5%(m/V)SDS,1 μg/mL poly(A)RNA,100 μg/mL 鲑鱼精 DNA。

量取 30 mL 20×SSC,10 mL 50×Denhardt 试剂,5 mL 10% SDS,1 mL 10 mg/mL poly(A) RNA,1 mL 10 mg/mL 鲑鱼精 DNA,加入蒸馏水定容至 100 mL。充分混匀后,用孔径 0.45 μm 的一次性硝酸纤维素膜过滤。

(14)甲酰胺缓冲液预杂交用溶液(现用现配)   6×SSC,5×Denhardt 试剂,0.5%(m/V)SDS,1 μg/mL poly(A) RNA,100 μg/mL 鲑鱼精 DNA,50%(V/V)甲酰胺。

量取 30 mL 20×SSC,10 mL 50×Denhardt 试剂,5 mL 10% SDS,1 mL 10 mg/mL poly(A) RNA,1 mL 10 mg/mL 鲑鱼精 DNA,50 mL 甲酰胺,加入蒸馏水定容至 100 mL。充分混匀后,用孔径 0.45 μm 的一次性硝酸纤维素膜过滤。

(15)杂交液(现用现配)   6×SSC,0.5% SDS,100 μg/mL 变性的鲑鱼精 DNA,50%甲酰胺(可不用),10%硫酸葡聚糖。

(16)显影液   称取对甲氨基酚磷酸盐 4 g,无水亚硫酸钠 65 g,对苯二酚 10 g,无水碳酸钠 45 g,溴化钾 5 g,溶于 800 mL 50 ℃的蒸馏水中,混匀后,最终定容至 1000 mL,棕色瓶中 4 ℃保存。

(17)定影液   称取 240 g 硫代硫酸钠,15 g 无水硫酸钠,15 mL 98%乙酸,15 g 硫酸钾铝溶于 800 mL 50 ℃的蒸馏水中,混匀后,最终定容至 1000 mL,棕色瓶中 4 ℃保存。

三、实验操作流程

(1)外周血细胞基因组 DNA 提取(操作流程见实验二)。

(2)样品 DNA 采用限制性内切酶 $EcoR$ Ⅰ,Eag Ⅰ双酶切。在 1.5 mL 微量离心管中加入以下试剂并混匀:

基因组 DNA	1 μg
$EcoR$ Ⅰ	1 μL
Eag Ⅰ	1 μL
10×Eag Ⅰ酶切反应缓冲液	2 μL
0.1BSA	2 μL

用 ddH₂O 将总反应体积补充至 20 μL。将加入混合液的微量离心管置于 37 ℃水浴 1 h,再加

热到 65 ℃ 5 min,以终止反应。

(3) 以 λ DNA *Hind* Ⅲ 为分子量标准品,8 g/L 琼脂糖凝胶电泳分离酶切产物。电泳结束后,溴化乙锭染色,紫外光下观察结果,并用保鲜膜平铺于凝胶表面,画出分子量标准品和样品 DNA 各条带的位置。切除无用凝胶,并在凝胶左上角切去一小三角形,方便定位。

(4) 凝胶完全浸泡于 10 倍体积的变性溶液中,室温振荡 45 min,使 DNA 变性。

(5) 去离子水漂洗凝胶 1 次,再将其浸泡于 10 倍体积的中和液中,室温振荡 30 min,随后换一次中和液再浸泡 15 min。

(6) 在 DNA 变性的过程中,在一个比凝胶略大的玻璃板或树脂板上平铺一层 Whatman 3 mm 滤纸形成一支持物,将其置于一装有转移液的磁盘中,且滤纸的两端需要浸泡于转移液中。用 20×SSC 浸湿滤纸,并用玻璃棒将其推平,排出玻璃板与滤纸之间的气泡。戴上一次性手套,准备一张与凝胶同大或略大的硝酸纤维素膜,将其漂浮于去离子水中,使其完全被浸湿,再将膜浸泡于 20×SSC 中至少 5 min。

(7) 中和好的凝胶倒转,将其底面向上平铺于滤纸中央,一定要排出气泡。用蜡膜封住凝胶四周,以提高转移效率。小心将浸湿的硝酸纤维素膜平铺在凝胶上,排出气泡,剪去膜的左上角作为标记。准备两张与硝酸纤维素膜大小相同的 Whatman 3 mm 滤纸,浸泡于 20×SSC 中。浸湿的滤纸平铺于硝酸纤维素膜上,排出气泡。将与硝酸纤维素膜大小相同的吸水纸压在 Whatman 3 mm 滤纸上,厚 5~8 cm。在吸水纸上压一玻璃板,并置一约 500 g 重物(图 2-4)。

吸水纸的虹吸作用可使转移液从磁盘被吸到吸水纸中,DNA 同时也会从凝胶转移到硝酸纤维素膜上。静置 8~24 h,在此期间及时更换吸水纸。

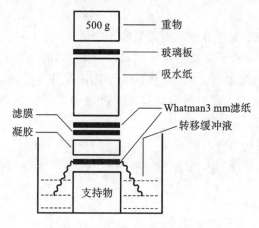

图 2-4 Southern 印迹示意图

(8) 弃掉吸水纸和滤纸,倒转凝胶和硝酸纤维素膜,凝胶向上置于干燥滤纸上,标明加样孔位置。硝酸纤维素膜浸泡于 6×SSC 中 5 min,剥离凝胶。取出膜,吸走多余液体,将其置于滤纸上室温干燥 30 min,后夹在两层干燥滤纸中,真空下 80 ℃ 烘烤 2 h。如果使用普通烤箱,应在 70~75 ℃ 烘烤 2 h,使 DNA 固定在硝酸纤维素膜上。

(9) 将含有靶 DNA 的硝酸纤维素膜浸泡于 6×SSC 中 2 min,充分浸湿的膜放入热密封袋中,按 0.2 mL/cm² 的量加入预杂交液,排出袋中空气,用热封口机封口。将杂交袋浸入适宜温度的水浴锅中(水性溶液预杂交液 68 ℃,甲酰胺缓冲液预杂交用溶液 42 ℃)预杂交 1~2 h,可延长至 12~16 h,保温过程中不时地将杂交袋摇动几次。

(10) 放射性标记的 StB12.3 探针,100 ℃ 加热 5 min 变性,然后迅速地将其放入冰水中冷却备用。如果是单链 DNA 或 RNA 探针就不需要了。

(11) 取出杂交袋,剪开其一角,倒出预杂交液,将变性好的 StB12.3 探针(探针终浓度 2 ng/mL)与按 80 μL/cm² 膜的量加入新鲜配制的杂交液混匀倒入杂交袋中,排出空气,重新密封。为避免污染,应将杂交袋放入新的未污染的袋子中。将其浸泡于与预杂交相同温度的水浴锅中杂交至少 18

NOTE

h,需不间断轻轻摇动。

（12）取出杂交袋，弃掉外层袋子，剪开内层杂交袋一角，将全部的杂交液倒入专门处理放射性污物的废液缸中，然后剪开袋子三边，取出膜，迅速将其浸泡于含有 2×SSC 和 0.5% SDS 溶液中（1 mL/cm² 膜），室温下轻轻振荡 5 min（切记，振荡过程中不要让膜干燥），将膜置于含有 0.2×SSC 和 0.1% SDS 溶液中，室温下轻轻振荡 15 min，将膜转移到 0.1×SSC 和 0.1% SDS 溶液中 65 ℃ 轻轻振荡 30 min～4 h，最后用 0.1×SSC 洗膜。

（13）吸除残余液体，将膜用保鲜膜包好，在暗室中将膜放置在增感屏上，光面向上，压一张 X 射线胶片，再压上增感屏后屏，光面向 X 射线胶片。盖上压片盒，−70 ℃ 放射自显影 16～24 h。取出 X 射线胶片，浸入 18～20 ℃ 的显影液中 5 min，流水冲洗 1 min。胶片再浸入 18～20 ℃ 的定影液中 5 min，流水冲洗 1 min。胶片挂起干燥，如果曝光不足，可以再压片重新曝光。

四、注意事项

（1）配制预杂交液时，poly(A)RNA 可加可不加。当探针为 ³²P 标记的 cDNA 或 RNA 时，为避免探针与真核生物 DNA 中的富含 dT 序列结合，应在预杂交液中加入 poly(A)RNA。

（2）配制甲酰胺缓冲液预杂交用溶液时，使用纯度较高的甲酰胺，可以降低杂交背景。

（3）DNA 变性时，如果目的 DNA 分子量在 15 kb 以上时，变性前应将凝胶浸泡于 0.2 mmol/L HCl 溶液中，至溴酚蓝变黄，二甲苯青变成黄色/绿色后，迅速将 HCl 溶液弃掉，并用去离子水反复冲洗数次。

（4）准备硝酸纤维素膜时，必须戴上手套，不能用手接触膜，否则沾有油污的膜不能完全被浸湿，影响 DNA 的结合。

（5）未被 20×SSC 浸湿的滤纸和硝酸纤维素膜不能够使用。

（6）硝酸纤维素膜一旦平铺于凝胶上以后，千万不能再移动，因为此时 DNA 已经开始转移。

（7）DNA 固定在硝酸纤维素膜上后，如果不马上使用，应用铝箔包好，室温干燥处保存备用。

（8）预杂交过程中，应预杂交液加热到适宜温度后再加入杂交袋，并间断摇动杂交袋，以保证硝酸纤维素膜表面没有气泡。

（9）双链 DNA 探针变性，可加入 0.1 倍体积的 3 mmol/L NaOH 室温作用 5 min，将其置于 0 ℃ 冰水中冷却，再加入 0.05 倍体积 1 mmol/L Tris-Cl(pH 7.2) 和 0.1 倍体积的 3 mmol/L HCl，探针保存在冰水中。

（10）注意同位素的安全使用。

五、结果分析

Southern blot 检测脆性 X 综合征[fragile X syndrome，Fra(X)]患者的脆性 X 智力低下基因 1（fragile X mental retardation-1，FMR-1）的多态性。正常人 DNA 消化产物与探针 StB12.3 杂交后，男性产生 2.8 kb 条带，女性有活性 X 染色体者产生 2.8 kb 条带，而无活性 X 染色体者产生 5.2 kb 条带；男性携带者产生 2.9～3.3 kb 条带，女性携带有活性 X 染色体者产生 2.9～3.3 kb 条带，而无活性 X 染色体者产生 5.3～5.7 kb 条带；Fra(X)患者富含甲基化的 CpG，因此 Eag I 不能将其消化，故 Fra(X)男性患者没有 2.8 kb 条带，而产生 3.3 kb 以上条带，女性有活性 X 染色体者产生 3.3 kb 以上条带，而无活性 X 染色体者产生 5.7 kb 条带。

在膜上显示条带即为阳性结果，保证阳性结果和背景反差对比好的关键是杂交条件和洗膜。洗膜不充分会导致背景颜色过深，洗膜过度则会导致假阴性。因此，洗膜时，需不断振荡，不断探测膜上的放射强度，当膜上没有 DNA 的部分检测不到信号时即可停止。

六、临床应用

Southern blot 技术可对样品中特定序列的 DNA 进行定性和定量分析，判断是否存在点突变、扩增重排等基因突变、遗传病的诊断、DNA 图谱分析、PCR 产物分析及基因克隆的筛查等。如利用 Southern 印迹检测智力低下患者的脆性 X 基因。

七、思考题

(一) 选择题

1. Southern blot 是(   )。

A. 将 DNA 转移到膜上所进行的杂交　　　　B. 将 RNA 转移到膜上所进行的杂交

C. 将蛋白质转移到膜上所进行的杂交　　　　D. 将多糖转移到膜上所进行的杂交

E. 将脂类转移到膜上所进行的杂交

2. 关于 Southern blot 的描述,哪一项是不正确的?(   )

A. 属于 DNA-DNA 杂交　　　　　　　　　B. 将 DNA 样品转移到膜上与探针杂交

C. 杂交时探针一般过量　　　　　　　　　D. 杂交后进行放射自显影

E. 标记后的探针经电泳分离后在凝胶中与 DNA 杂交

3. 可定性分析 DNA 种类的常用方法是(   )。

A. Southern blot　　　　　　　B. Northern blot　　　　　　　C. Western blot

D. 紫外吸收　　　　　　　E. 免疫组化

(二) 问答题

1. 简述 Southern blot 技术的原理。

2. 简述 Southern blot 技术的基本反应步骤。

3. Southern blot 反应洗膜时,应注意哪些问题?

(周　静)

实验十二　Northern blot 技术

一、目的与原理

(一) 目的

掌握 Northern blot 技术原理;熟悉 Northern blot 技术操作流程及注意事项;了解 Northern blot 技术的临床应用。

(二) 原理

Northern blot 技术是在硝酸纤维素膜或尼龙膜上检测特定序列 RNA 的杂交方法。本实验以 Northern blot 检测 β-actin 为例,其实验过程主要为待测 RNA 样品经甲醛变性处理后,经琼脂糖凝胶电泳,分离出大小不同的条带,利用毛细管转移方法将变性的 RNA 片段转移到尼龙膜上,与特异性的地高辛标记 β-actin 基因探针进行杂交、杂交产物通过酶联免疫与抗地高辛抗体-碱性磷酸酶抗体复合物结合,经 BCIP/NBT 显色,对待测 RNA 样品进行定性、定量分析。

二、器材与试剂(含自配试剂与试剂盒)

(一) 器材

琼脂糖凝胶电泳装置、尼龙膜、恒温水浴锅、UV 交联仪、杂交炉、漩涡混合器、恒温摇床、脱色摇床、可见-紫外分光光度计。

(二) 试剂

(1) 0.1%DEPC(V/V)水　1 mL DEPC 加入 1000 mL 双蒸水中,混合均匀,放置 6～8 h 后

121 ℃高压灭菌 30 min,并去除残留 DEPC。

（2）特异性的地高辛标记 β-actin 基因探针。

（3）RNA 提取相关试剂。

（4）37%～40%甲醛。

（5）甲酰胺。

（6）10×甲酰凝胶电泳加样缓冲液　50%（V/V）甘油,0.25%（m/V）溴酚蓝溶液,0.25%（m/V）二甲苯青,1 mmol/L EDTA(pH 8.0)。

（7）10×MOPS 电泳缓冲液　0.2 mmol/L MOPS(3-(N-吗啉)-丙磺酸缓冲液)(pH 7.0),10 mmol/L EDTA(pH 8.0),10 mmol/L 乙酸钠。

称取 48.1 g MOPS 溶解于 700 mL 灭菌的 0.1%DEPC 水中,用 2 mmol/L NaOH 调节 pH 至 7.0,加入 20 mL 0.1% DEPC 水稀释的 1 mol/L 乙酸钠和 20 mL 0.1% DEPC 水稀释的 0.5 mol/L EDTA,最终用 0.1% DEPC 水定容至 1000 mL,充分混匀后,用孔径 0.45 μm 的一次性硝酸纤维素膜过滤。

（8）1.5%含有 2.2 mol/L 甲醛的琼脂糖凝胶　称取 1.5 g 琼脂糖于 72 mL 0.1% DEPC 水中,微波炉加热溶解,待溶液冷却至 55 ℃左右时加入 10 mL 10×MOPS 电泳缓冲液和 18 mL 去离子甲醛溶液中,在化学通风橱内灌制凝胶。

（9）分子量标准品。

（10）0.5 mol/L 乙酸胺溶液　称取 38.5 g 乙酸胺溶解于 800 mL 0.1% DEPC 水中,最终用 0.1% DEPC 水定容至 1000 mL,充分混匀后,用孔径 0.45 μm 的一次性硝酸纤维素膜过滤。

（11）含有 0.5 μL/mL EB 的 0.1 mol/L 乙酸胺溶液。

（12）0.05 mol/L NaOH　称取 2 g NaOH 加入 0.1% DEPC 水定容至 1000 mL。

（13）0.5 mol/L Tris-Cl(pH 7.4)　称取 60.9 g Tris 碱溶解于 800 mL 0.1% DEPC 水中,HCl 调节 pH 至 7.4,用 0.1% DEPC 水定容至 1000 mL。

（14）1.5 mol/L NaCl　称取 87.8 g NaCl,溶于 0.1% DEPC 水中定容至 1000 mL。

（15）转移液(20×SSC)　3 mol/L NaCl,0.3 mol/L 枸橼酸钠。称取 175.3 g NaCl,88.2 g 枸橼酸钠溶于 800 mL 0.1% DEPC 水中,用 10 mol/L NaOH 调节 pH 至 7.0,最终定容至 1000 mL,分装高压灭菌。

（16）预杂交液　称取 SDS 3.5 g,$Na_2HPO_4 \cdot 12H_2O$ 2.45 g,$NaH_2PO_4 \cdot 2H_2O$ 0.494 g,BSA 0.5 g,加 0.1%DEPC 水 30 mL,0.5 mol/L EDTA(pH 8.0)100 μL,去离子甲酰胺 7.5 mL,用 0.1% DEPC 水定容至 50 mL。

（17）封闭液　5%（m/V）SDS,17 mmol/L NaH_2PO_4,8 mmol/L Na_2HPO_4 500 mL 10%（m/V）SDS,10 mL 170 mmol/L NaH_2PO_4,10 mL 80 mmol/L Na_2HPO_4 混匀,用 0.1% DEPC 水定容至 1000 mL。

①170 mmol/L NaH_2PO_4:称取 24.1 g NaH_2PO_4,用 0.1% DEPC 水定容至 1000 mL。

②80 mmol/L Na_2HPO_4:称取 9.6 g Na_2HPO_4,用 0.1% DEPC 水定容至 1000 mL。

（18）碱性磷酸酶标记抗地高辛链亲和素复合物 750 IU/mL。

（19）Tris 缓冲盐溶液(TBS)　称取 8 g NaCl,0.2 g KCl,3 g Tris 碱,0.015 g 酚,加入 800 mL 0.1% DEPC 水中,混匀,用 HCl 调节 pH 至 7.4,用 0.1% DEPC 水定容至 1000 mL,分装高压灭菌后室温保存。

（20）显色液(用前配制)　33 μL NBT 储备液,5 mL 碱性磷酸酶缓冲液,17 μL BCIP 储备液混匀,室温放置 1 h 备用。

①NBT(硝基四氮唑蓝)储备液:称取 0.1 g NBT 加到 2 mL 70% DMF(甲基甲酰胺)中,4 ℃保存。

②碱性磷酸酶缓冲液:称取 12.2 g Tris 碱溶于 800 mL 0.1% DEPC 水中,加入 66.7 mL 0.1

mol/L NaCl，2 mL 1 mol/L MgCl₂ 溶液，混匀，用 HCl 调节 pH 至 7.5，用 0.1％ DEPC 水定容至 1000 mL，分装后高压灭菌。

③1 mol/L MgCl₂ 溶液：称取 203.4 g MgCl₂·6H₂O，加入蒸馏水定容至 1000 mL，分装后高压灭菌。

三、实验操作流程

(1) RNA 样品的制备（操作流程见实验三）。

(2) 制备 1.5％含有 2.2 mol/L 甲醛的琼脂糖凝胶。

(3) RNA 样品的变性处理，取 RNA 样品 5.5 μL，加入 2.5 μL 10×MOPS 电泳缓冲液、4.5 μL 37％～40％甲醛、12.5 μL 甲酰胺，振荡混匀，短暂离心后，55 ℃温育 15 min，冰浴 5 min，短暂离心，加入 10×上样缓冲液 5 μL，振荡混匀，短暂离心后备用。

(4) 电泳，在电泳槽中加入适量 1×MOPS 电泳缓冲液，预电泳 30 min。在加样孔中分别加入分子量标准品和变性的 RNA 样品，并以 5 V/cm 的电压进行电泳，待溴酚蓝迁移至凝胶底部停止电泳。

(5) 取出凝胶，切下分子量标准品条带，在无 RNA 酶的平皿中用 0.5 mol/L 乙酸胺洗涤 2 次，每次 20 min，再用含有 0.5 μL/mL EB 的 0.1 mol/L 乙酸胺溶液染色，紫外光下观察结果，并用保鲜膜平铺于凝胶表面，画出分子量标准品各条带的位置。

(6) 未被染色的凝胶依次于 10 倍凝胶体积的 0.05 mol/L NaOH/1.5 mol/L NaCl 浸泡 30 min，10 倍凝胶体积的 0.5 mol/L Tris-Cl/1.5 mol/L NaCl 浸泡 20 min，10 倍凝胶体积的 20×SSC 浸泡 45 min，以去除凝胶中的甲醛。

(7) 将变性 RNA 从凝胶上转移至尼龙膜上，其方法与 Northern blot 相同，具体操作见实验十一。

(8) 转膜结束后，在膜上标明加样孔位置，用 2×SSC 清洗尼龙膜 2 次，吸走多余液体，将其置于滤纸上室温晾干，后夹在两层干燥滤纸中，真空下 80 ℃烘烤 2 h。如果使用普通烤箱，应在 70～75 ℃烘烤 2 h，使 RNA 固定在尼龙膜上。

(9) 将含有靶 RNA 的尼龙膜于 6×SSC 中浸湿，充分浸湿的膜放入热密封袋中，按 0.2 mL/cm² 的量加入预杂交液，排出袋中空气，用热封口机封口。将杂交袋置于 42 ℃水浴 15 min。

(10) 地高辛标记的 DNA 探针在沸水中热变性 10 min，迅速置于冰中冷却，用预杂交液将其稀释至 5～25 ng/mL。

(11) 取出杂交袋，剪开其一角，倒出预杂交液，将稀释好的探针倒入杂交袋中，排出空气，重新密封，68 ℃水浴 16～18 h，在此期间还要不间断地摇动。

(12) 取出杂交袋，剪开其一角，倒出杂交液，取出尼龙膜，依次于等体积的 2×SSC 和 0.1％ SDS 溶液中室温振荡洗膜 2 次，每次 5 min；等体积的 0.2×SSC 和 0.1％SDS 溶液中 42 ℃振荡洗膜 2 次，每次 15 min；2×SSC 溶液室温洗膜，并用滤纸吸干残余液体。

(13) 将尼龙膜放入封闭液中，37 ℃振荡 2 h。

(14) 用封闭液将碱性磷酸酶标记抗地高辛链亲和素复合物进行 1：5000 稀释，将尼龙膜放入稀释抗体中，37 ℃轻微振荡 30 min。

(15) 将尼龙膜取出，用 TBS 室温下洗膜 3 次，每次 15 min。

(16) 取出尼龙膜，将其放入显色液中，黑暗条件下显色 10～30 min，观察结果。

(17) 显色结束后，用 50 mL 蒸馏水洗膜 5 min，终止反应后，照相记录结果。

四、注意事项

(1) 所有试剂均需用灭菌后的 0.1％的 DEPC 水配制。

(2) 甲酰胺的去离子试剂分成小份在 -20 ℃充氮条件下储存。

NOTE

（3）10×MOPS 电泳缓冲液配制完成后需避光储存，如果暴露在阳光下或高压灭菌后，缓冲液会随着储存时间的变长而变黄，但不影响使用，但如果颜色过重就不能使用了。

（4）RNA 变性电泳时，电泳槽清洗干净后，加满 3‰ 的双氧水浸泡 30 min 以上，再用去离子水清洗 3 次。

（5）RNA 极易被 RNA 酶降解，因此，实验过程中所用耗材和仪器必须进行无 RNA 酶处理，具体方法见实验三。

（6）核酸染料会降低 RNA 转膜效率，因此，Northern blot 实验中最好不要使用核酸染料。

五、结果分析

β-actin 基因属于管家基因，管家基因的表达水平受环境因素影响较小，而是在生物体各个生长阶段的大多数或几乎全部组织中持续表达，或变化很小。β-actin 基因的分子量为 2.1 kb，通过检测杂交条带的迁移位置与分子量标准品进行比对，判断杂交反应的专一性。

比较信号的强弱，判断该基因表达的强弱。但如果杂交后背景颜色深，可能需要优化杂交探针浓度。探针浓度的确定可通过模拟杂交反应进行，即取一小块空白膜，将其浸入不同浓度探针的溶液中，通过观察背景颜色，选择杂交探针浓度。

六、临床应用

Northern blot 技术多用于基因表达水平的检测，且为基因表达水平检测的金标准；RNA 病毒的检测，如丙型肝炎病毒的检测。

七、思考题

（一）选择题

1. 分析组织细胞中的某种 mRNA 水平时，采用哪种方法最合适？（　　　）

A. Southern blot　　　　　　B. Northern blot　　　　　　C. Western blot

D. 免疫组化分析　　　　　　E. Dot blot

2. 以下不可用于 RNA 的定性与定量分析的方法是（　　　）。

A. Northern blot　　　　　　B. RT-PCR　　　　　　C. 实时 RT-PCR

D. 芯片技术　　　　　　　　E. Southern blot

3. 以核酸分子杂交为基础的基因诊断方法有（　　　）。

A. 重组 DNA 技术　　　　　　B. Northern blot　　　　　　C. 基因序列测定

D. Western blot　　　　　　　E. PCR 法

（二）问答题

1. 简述 Northern blot 技术的原理。

2. 简述 Northern blot 技术的基本反应步骤。

3. 检测背景颜色过深时，如何解决？

（周　静）

实验十三　Western blot 技术

一、目的与原理

（一）目的

掌握 Western blot 技术检测目的蛋白质表达的原理和方法；熟悉 SDS-PAGE 和 Western blot

操作步骤;了解 Western blot 技术在临床上的应用。

（二）原理

将经 SDS-聚丙烯酰胺凝胶电泳分离的蛋白质组分从凝胶转移至固相支持体上,以针对特定蛋白质的抗体(一抗)作为探针,与附着于固相支持体的靶蛋白质所呈现的抗原表位进行特异性反应,然后再用带有某种标记的针对第一抗体的抗体(二抗)进行特异性结合反应,经过化学发光或底物显色的方法对目的蛋白质进行定性、定量的检测。

本实验以 Western blot 检测钙黏附素 E 为例。

二、器材与试剂(含自配试剂与试剂盒)

（一）器材

高速离心机、恒压电泳仪、垂直板电泳槽、水平摇床、电转移装置、硝酸纤维素膜、冰箱、水浴锅、Whatman 3 mm 滤纸、镊子、培养皿、剪刀。

（二）试剂

(1) $1 \times PBS$　称取 8.79 g NaCl,0.27 g KH_2PO_4,1.14 g 无水 NaH_2PO_4,加入 800 mL 蒸馏水溶解,用 HCl 调 pH 至 7.1~7.2,定容至 1000 mL。用前高压灭菌。

(2) 1.5 mol/L Tris-Cl 分离胶缓冲液　称取 18.15 g Tris,40 mL 蒸馏水溶解后,用 1 mol/L HCl 调节 pH 至 8.8,加入蒸馏水定容至 100 mL,4 ℃保存备用。

(3) 0.5 mol/L Tris-Cl 浓缩胶缓冲液　称取 6.05 g Tris,40 mL 蒸馏水溶解后,用 1 mol/L HCl 调节 pH 至 6.8,加入蒸馏水定容至 100 mL,4 ℃保存备用。

(4) $2 \times SDS$ 上样缓冲液　0.5 mol/L Tris-Cl 浓缩胶缓冲液 2.5 mL,甘油 2 mL,10% SDS 4 mL,β-巯基乙醇 1 mL,0.05%溴酚蓝 0.4 mL,加入蒸馏水定容至 10 mL。

(5) 预染蛋白质分子量标准品。

(6) 30%丙烯酰胺储存液　称取 29.0 g 丙烯酰胺,1.0 g N,N'-甲叉双丙烯酰胺,溶于 100 mL 蒸馏水中,过滤后置于棕色瓶中,4 ℃保存。

(7) TEMED。

(8) 10%(m/V)过硫酸铵　1 g 过硫酸铵(AP)溶于 10 mL 蒸馏水中,使用前新鲜配制。

(9) 10%(m/V)SDS　10 g SDS 溶于 60 mL 蒸馏水中,轻轻搅拌溶解后,定容至 100 mL,室温保存。

(10) 转移缓冲液　3.03 g Tris,14.4 g 甘氨酸加入 400 mL 蒸馏水溶解后,加入 200 mL 甲醇,加水至约 800 mL,调节 pH 至 8.3,加水定容至 1000 mL。

(11) TBS 缓冲液　100 mmol/L Tris-Cl(pH 7.5),150 mmol/L NaCl。

(12) TBST 缓冲液　TBS 缓冲液中加入 0.1% Tween-20。

(13) 封闭液　含有 5%脱脂奶粉的 TBS 缓冲液,使用前配制。

(14) 一抗　钙黏附素 E(E-cadherin)抗体。

(15) 辣根过氧化物酶(HRP)标记的二抗。

(16) 化学发光检测试剂盒。

(17) X-感光片。

三、实验操作流程

（一）动物细胞的裂解

(1) 用预冷的 $1 \times PBS$ 洗涤细胞 2 次,加入 1 mL 细胞裂解液后,将细胞刮于细胞培养皿一侧,冰上放置 30 min,将裂解后的细胞移入一个 Eppendorf 管中,14000 r/min 4 ℃离心 15 min。

(2) 取上清液于一个新的 Eppendorf 管,−20 ℃保存备用。

NOTE

(二) SDS-PAGE

(1) 将洗干净的玻璃板和胶条晾干,按照说明书正确安装好。

(2) 配制 10%分离胶,也可根据待分离蛋白质的分子量,选择所需配制的分离胶浓度(表2-9)。

表 2-9　分离胶浓度与蛋白质分子量范围

分离胶浓度/(%)	蛋白质分子量范围/1000
5	57～212
7.5	36～94
10	16～68
12.5	15～60
15	12～43

按照表 2-10,小三角瓶中分别加入指定体积的双蒸水、分离胶缓冲液、30%丙烯酰胺和 10% SDS 充分混匀后,加入 10% 过硫酸铵和 TEMED 混匀,立即均匀注入玻璃板夹层中至一定高度,不要产生气泡,在分离胶上层覆盖一层双蒸水保证胶面平整。30～60 min 后,观察到水层和凝胶之间形成一个清晰的界面,倒去表面蒸馏水,并用滤纸条吸干水分。

表 2-10　分离胶的制备(总体积:10 mL)

试剂/mL	6%	7.5%	10%	12%	15%
双蒸水	5.3	4.8	4.0	3.3	2.3
分离胶缓冲液	2.5	2.5	2.5	2.5	2.5
30%丙烯酰胺	2.0	2.5	3.3	4.0	5.0
10%SDS	0.1	0.1	0.1	0.1	0.1
10%AP	0.1	0.1	0.1	0.1	0.1
TEMED	0.008	0.008	0.006	0.005	0.004

按照表 2-11,小三角瓶中分别加入指定体积的双蒸水、浓缩胶缓冲液、30%丙烯酰胺和 10% SDS 充分混匀后,加入 10% 过硫酸铵和 TEMED 混匀,立即均匀注入玻璃板夹层中,插入样品梳,不要产生气泡。

表 2-11　浓缩胶的制备(总体积:5 mL)

试剂/mL	4%	6%
双蒸水	3.05	2.7
浓缩胶缓冲液	1.25	1.25
30%丙烯酰胺	0.65	1.0
10%SDS	0.05	0.05
10%AP	0.05	0.05
TEMED	0.005	0.005

(3) 待浓缩胶凝固后,取 30 μL 裂解后的细胞液及标准蛋白质溶液,分别加入 30 μL 2×SDS 上样缓冲液,混匀后沸水浴 5 min,离心后置于冰上待用。

(4) 将凝胶板放入电泳槽中,上下槽均加入 pH 8.3 电泳缓冲液,并小心拔去样品梳。

(5) 取 30 μL 处理好的样品,按照次序加入加样孔中。

NOTE

（6）接通电源，进行电泳。先用 80 V 电压，待指示剂到达分离胶后，将电压增加到 120 V，继续电泳，至溴酚蓝指示剂到达分离胶底部时，停止电泳。

（三）蛋白质的电转移

（1）小心剥离凝胶，切除浓缩胶，剪下一小角凝胶做定位标记，将凝胶放入转移缓冲液中平衡 5～10 min。

（2）剪一张与凝胶一样大小的硝酸纤维素膜和 6 张 Whatman 滤纸，并将膜置于转移缓冲液中平衡 3～5 min，滤纸浸湿。

（3）将电转移支架平放在含有转移缓冲液的托盘中，将海绵浸湿，并在支架上依次放置海绵、3 块 3 mm 厚滤纸、凝胶、硝酸纤维素膜，对侧放置 3 块 3 mm 厚滤纸、海绵，两侧对齐。每放置一层均要用移液管或玻璃棒将气泡轻轻排出，否则会影响转移效果。最后扣紧电转移盒，并将其放入电转移槽内，一定要将凝胶侧放在阴极端，硝酸纤维素膜侧放在阳极端。

（4）电转移槽中加入转移缓冲液，接通电源，冷却条件下 100 V 转移 0.5～1 h，或 4 ℃，14 V 转移过夜。转移时间取决于蛋白质的分子量，分子量小则转移所需时间较短。

（5）转移结束后，取出支架，去掉各层，取下硝酸纤维素膜，用铅笔在膜的上缘做好标记，并将其放入封闭液中，室温下置于摇床上轻摇 1 h。

（6）将钙黏附素 E（E-cadherin）抗体用封闭液以 1∶1000 的比例稀释，也可参见试剂书或预实验来确定。

（7）封闭结束后，将硝酸纤维素膜放入一塑料袋中，按 0.1 mL/cm^2 加入一抗稀释液，去除袋中气体，用封膜机封住开口，4 ℃轻轻振荡 2 h，或振荡过夜。

（8）二抗孵育结束后，吸走抗体，取出转移膜，并用 TBST 洗涤 3 次，每次 5 min。

（9）二抗用封闭液以 1∶200～1∶2000 的比例稀释，并将洗涤好的转移膜放入一塑料袋中，按 0.1 mL/cm^2 加入二抗稀释液，去除袋中气体，用封膜机封住开口，室温轻轻振荡 1 h。

（10）一抗孵育结束后，吸走抗体，取出转移膜，并用 TBST 洗涤 3 次，每次 5 min。再用 TBS 溶液洗膜 3 次，每次 5 min。

（四）HRP-ECL 化学发光法鉴定

（1）将化学发光试剂盒中的 A、B 试剂等体积混匀，转移到洁净的塑料小盒中。

（2）取出漂洗过的转移膜，用滤纸吸干液体，蛋白质面朝下置于塑料盒中，使其完全浸泡，摇动孵育 1 h。

（3）用滤纸吸干液体，迅速用保鲜膜包好，除去气泡，置于 X-光片夹中，移送到暗室。

（4）暗室中，在膜上覆盖一块与膜等大的 X-光片，关闭盒子，开始曝光，曝光时间一般为数秒至 1 min。

（5）将曝光后的感光片取出置于显影液中显影 5～10 min，待出现明显条带。

（6）取出感光片，用蒸馏水漂洗后放入定影液中 1～5 min，再用蒸馏水洗后晾干，并标出蛋白质分子量标准品的位置，保存胶片，分析结果。

四、注意事项

（1）安装制胶板时，注意严格密封，以防胶液泄漏。

（2）操作时应戴手套，以防皮肤表面的油脂与蛋白质影响实验结果，同时保护操作者免受有毒试剂的危害。

（3）制备凝胶时，先加双蒸水、分离胶缓冲液、30％丙烯酰胺和 10％SDS，充分混匀后，再加入 10％过硫酸铵和 TEMED 旋转混匀，立即均匀注入玻璃板夹层中，同时注意避免产生气泡。

（4）一抗和二抗的最佳稀释度、作用时间及温度应参见试剂说明书或根据预实验确定，如若抗体浓度过高会产生非特异性的条带。

（5）Western blot 膜上的蛋白质经变性反应后，空间结构已经发生改变。因此，选择抗体时一

NOTE

定要选择能够识别耐变性表位或线性表位的抗体。

五、结果分析

可能出现的问题如下。

1. 背景过高的原因 ①封闭不充分,应更换封闭液或延长封闭时间;②抗体浓度过高,应适当增加抗体稀释倍数;③洗膜不充分,应增加洗涤次数或洗涤时间;④膜质量较差,应选择高质量的NC膜,并且整个实验过程中保持膜的湿润。

2. 没有阳性条带或条带很弱的原因 ①目的蛋白质未充分转移到膜上或洗膜过度,应使用丽春红S染色以检查转膜效果,或减少洗膜次数,缩短洗膜时间;②抗体不匹配或一抗过期或一抗不能识别变性或还原的蛋白质,应注意选择特异性的抗体并在有效期内使用,或改用非变性凝胶系统;③抗体浓度低,应适当增加抗体浓度,或延长孵育时间;④样品中的目的蛋白质含量低或没有目的蛋白质,应增加上样量;⑤封闭过度,应更换封闭液,缩短封闭时间。

3. 非特异性条带多或位置不准确的原因 ①目的蛋白质被乙酰化、磷酸化、甲基化、烷基化、糖基化,应选择去修饰剂以恢复原有目的蛋白质大小;②目的蛋白质降解,制备样品时应使用蛋白酶抑制剂,并使用新鲜标本;③抗体浓度过高,应适当稀释抗体;④目的蛋白质存在二聚体或多聚体,样品应充分煮沸 10 min,使蛋白质彻底变性再上样。

六、临床应用

Western blot 技术在临床上主要用于 HIV 抗体的确认实验。它还用于:系统性红斑狼疮、多发性肌炎或皮肌炎、弥漫性硬皮病、干燥综合征、混合性结缔组织病、类风湿关节炎等自身免疫性疾病的临床诊断和鉴别诊断;手足口病肠病毒、结核分枝杆菌、幽门螺杆菌、梅毒等病原体引起的相关疾病的诊断。

七、思考题

(一) 多选题

1. 关于 Western blot,不正确的叙述是(　　　)。

A. 需要从细胞中提取蛋白质　　　　　　　　B. 需用电泳分离蛋白质并转移到膜上

C. 应用特异的检测抗体　　　　　　　　　　D. 可检测基因的表达状态

E. 标记的 DNA 探针与转移到膜上的蛋白质杂交

2. 下列可用于某种蛋白质定量与定性分析的方法是(　　　)。

A. 基因组 PCR　　　　　　　　B. Western blot　　　　　　　　C. RNA 酶保护实验

D. RT-PCR　　　　　　　　　　E. Northern blot

3. 下列可用于检测蛋白质与蛋白质相互作用的方法是(　　　　)。

A. 基因组 PCR　　　　　　　　B. Northern blot　　　　　　　　C. RNA 酶保护实验

D. RT-PCR　　　　　　　　　　E. Western blot

(二) 问答题

1. 简述 Western blot 技术检测目的蛋白质的原理。

2. 简述 Western blot 技术的基本反应步骤。

3. 检测没有阳性条带或条带很弱的原因有哪些? 如何解决?

(周　静)

第五节　生物芯片技术

20 世纪 90 年代初期发展起来一项以生物大分子间特异结合为基础的大规模、高通量的新技术——生物芯片技术(biochip technology)。该技术集合了微加工技术和微电子技术,将待检测的生物大分子(如核酸、蛋白质)集成于芯片(硅、玻璃等)的表面,排列成高密度的微矩阵,在芯片上进行特异检测。生物芯片技术具有高通量、高集成、微型化、连续化和自动化等优点,被广泛应用于生命科学研究领域。

生物芯片技术是一种生物检测技术,利用生物芯片可以进行大规模的检测和筛选,可以提高检测和筛选速度,如肿瘤等疾病的诊断,以前的检测方法一次只能检测一个位点或者一个项目,而基因芯片可同时对多个可能位点进行检测,使疾病的诊断速度大大提高。

根据待测生物大分子的不同,常用的生物芯片技术主要分为基因芯片和蛋白质芯片。

实验十四　基 因 芯 片

一、目的与原理

(一) 目的

掌握基因芯片的基本原理与基本操作;熟悉基因芯片的设计与注意事项;了解基因芯片的临床应用。

(二) 原理

基因芯片是指将多个寡核酸探针有序地排列并固定在芯片上,制备成寡核酸微矩阵,将分离被检测的靶分子 DNA 或 RNA 分别与芯片上的探针分子进行杂交,然后使用激光扫描仪检测杂交信号,根据杂交信号的有无和强弱,判断某一种基因是否存在或者表达的强弱。芯片上的探针都是已知并设计好的,所以根据杂交的结果就可以判断待测基因的相关信息。

二、器材与试剂

(一) 器材

PCR 扩增仪、台式高速离心机、凝胶成像分析系统、微量移液器、高压蒸汽灭菌锅、电泳槽、电泳仪、漩涡混合器、RNase-free Eppendorf 管、0.2 mL PCR 反应管、染色缸、Microgrid Ⅱ 型点样仪(英国)、安捷伦 Epigenetic & Specialty Microarrays (G5761-97000)。

(二) 试剂

(1) 双蒸水。

(2) 清洗溶液　6.25 mol/L NaOH 280 mL,加入 95% 乙醇 420 mL 混匀。

(3) 多聚-L-赖氨酸溶液　0.1%(sigma)多聚-L-赖氨酸 70 mL,PBS 溶液 70 mL,双蒸水 560 mL 混匀。

(4) 无水乙醇。

(5) TE buffer　量取下列溶液于 500 mL 烧杯中,1 mol/L Tris-HCl buffer(pH 8.0)5 mL,0.5 mol/L EDTA(pH 8.0)1 mL,向烧杯中加入约 400 mL dd H_2O 混匀,将溶液定容到 500 mL,高温高压灭菌,室温保存。

(6) DNA 裂解液　1 mol/L Tris (pH 8.0) 25 mL,0.25 mol/L EDTA 50 mL,5 mol/L NaCl 10 mL,1% SDS,蒸馏水加至 500 mL,高温高压灭菌,室温保存。

NOTE

（7）Tris 饱和酚、氯仿、异戊醇三者的体积比为 25∶24∶1。

（8）50×denhard 溶液　聚蔗糖（Ficoll 400）5 g，聚乙烯吡咯烷酮 5 g，牛血清清蛋白 5 g，加蒸馏水溶解，并定容至 500 mL。

（9）杂交液　50%甲酰胺，6×SSC，0.5%SDS，2×denhard 溶液，100 μg/mL 的变性鲑鱼精 DNA。

（10）洗脱液 I　2×SSC，0.1%SDS。

（11）洗脱液 II　0.1×SSC，0.1%SDS。

三、实验流程

（一）制作基片

微阵列制备的固相支持物称为基片，通常采用玻璃等刚性好的固体材料。制作芯片的基片表面需要活化，多采用氨基、醛基、疏基等基团在其表面进行修饰。活化后的基片可与核酸、蛋白等生物大分子之间形成共价键，从而固定生物分子和生物材料。以多聚赖氨酸包被为例，介绍基片的活化。

（1）取载玻片置于 50 mL 清洗溶液中振摇洗涤 2 h。

（2）取出后用双蒸水冲洗，用镊子夹住载玻片在染色缸中上下移动清洗 5 次，每次 2 min。

（3）上述清洗干净的载玻片置于多聚-L-赖氨酸溶液中浸泡 1 h。

（4）双蒸水冲洗 10 次，方法同第二步。

（5）500 r/min 离心 5 min，置于 45 ℃晾干。

（6）激光扫描检测包被结果，显示绿色极为包被成功，室温保存备用。

（二）制备探针

设计核酸探针是基因芯片中的核心技术。需要依据基因数据库和相关基因信息，选择需要的基因，获取基因序列信息，选取合适的区段设计探针。DNA 探针主要有寡核苷酸探针和 DNA 片段探针两种，根据实验目的选择合适的探针用于制备芯片。以预合成点样法为例，介绍探针的制备过程。

（1）PCR 法扩增目的基因，制备成浓度为 1 μg/μL 的 TE 溶液。

（2）3×SSC 稀释 DNA 样品至浓度为 0.2～1 μg/μL。

（3）根据点阵的设计，将上述稀释样品转入培养板，置于样品盒中，同时将制备好的基片排列在载片平台上。

（4）选择点样针，根据 Microgrid II 型点样仪（英国）说明书进行点样，将探针固定在玻片上。

（三）制备靶分子

基因芯片的靶分子可以是 DNA，也可以是 RNA。DNA 的检测多为定性检测，常用 PCR 扩增进行标记，可在 PCR 反应体系中加入标记物，在扩增过程中进行标记，亦可先进行 PCR 扩增，然后标记，后者效果较好。RNA 的检测多为定量检测，通常先进行 RNA 提取，然后在反转录过程中进行标记。下面分别介绍 DNA 和 RNA 的靶分子标记方法。

1. 制备 DNA 靶分子　DNA 靶分子的提取以苯酚-氯仿抽提法为例，以扩增和标记分开的方法介绍 DNA 靶分子的制备。

（1）将组织放入研钵中，加入 300 μL DNA 裂解液研磨，再加入 300 μLDNA 裂解液冲洗研磨棒。

（2）将研磨好的组织液用移液枪加到 1.5 mL 离心管，在管中加 10 μL 蛋白酶 K，用封口带将离心管封口，放入摇床 56 ℃，5 h。

（3）加入等体积的 Tris 饱和酚，摇匀 10 min。

（4）4 ℃，12000 r/min，离心 10 min。

（5）吸取上层液体加入新的离心管，加入 450 μL 的 Tris 饱和酚、氯仿和异戊醇混合液（Tris 饱和酚∶氯仿∶异戊醇＝25∶24∶1），摇匀 10 min，4 ℃，12000 r/min，离心 10 min。

（6）重复第五步 1 次。

（7）吸取上清液加入新的离心管，加入 2.5 倍无水乙醇（预先－20 ℃冷冻）置于－20 ℃沉淀 2 h。

（8）4 ℃，12000 r/min，离心 10 min，弃去上清液，白色沉淀即为 DNA，加入 TE buffer 溶解备用，－20 ℃保存。

（9）PCR 扩增反应体系（25 μL）：

检测位点引物	0.1～1 pmol
dNTPs（10 mmol/L）	1 μL
10×buffer	2.5 μL
Taq DNA 聚合酶	1 U
模板 DNA	1 ng
ddH$_2$O	补齐至 25 μL

（10）混匀后，离心至管底，置于 PCR 仪中进行反应。反应条件：94 ℃预变性 2 min；94 ℃变性 30 s，55 ℃退火 30 s，72 ℃延伸 30 s（25 个循环）；72 ℃平衡 5 min；4 ℃保存。

（11）配制标记反应试剂：

检测位点引物	0.1～1 pmol
dATP dGTP dCTP（各 10 mmol/L）	1 μL
dUTP-Cy5 或 Cy3	200 pmol
10×buffer	2.5 μL
Taq DNA 聚合酶	1 U
上述扩增产物	5 μL
模板	1 ng
ddH$_2$O	补齐至 25 μL

（12）混匀后，离心至管底，置于 PCR 仪中进行反应。反应条件：94 ℃预变性 2 min；94 ℃变性 30 s，55 ℃退火 30 s，72 ℃延伸 30 s（11 个循环）；72 ℃平衡 5 min；4 ℃保存。

（13）标记完成后，即得杂交探针。

2. 制备 RNA 靶分子 RNA 靶分子的提取以 Trizol 试剂为例，以扩增和标记分开的方法介绍 DNA 靶分子的制备。

（1）在 50～100 mg 组织样品中加入 1 mL Trizol 试剂，使用高速匀浆器破碎细胞；若为贴壁细胞样品，需先移走培养基，10^5～10^7 细胞中加入 0.3～0.4 mL Trizol 试剂直接在培养皿里溶解细胞，反复裂解几次，使其溶解充分；若为悬浮细胞样品，离心后弃掉培养基，每 0.25 mL 细胞样品（10^5～10^7）加入 0.75 mL Trizol 试剂溶解细胞（特别需要注意，在加入 Trizol 试剂之前不要冲洗细胞，避免 RNA 的降解）。

（2）温育 5 min，充分分离核蛋白质杂质。

（3）每 1 mL Trizol 试剂加入 0.2 mL 氯仿，充分混匀，温育 2～3 min。

（4）4 ℃，12000 r/min，离心 15 min，混合物分离成红色的苯酚-氯仿层和水相层。

（5）将无色的水相层转移到新的 RNase-free 的离心管中，无水乙醇（－20 ℃预冷）于－20 ℃沉淀 2 h 以上。

（6）4 ℃，12000 r/min，离心 15 min 后，弃去上清液，加入 RNase-free 的双蒸水溶解，－20 ℃储存。

（7）反转录标记：

总 RNA	50～80 μg

NOTE

| Oligo dT 引物 | 1 μg |
| RNase-free ddH$_2$O | 加至 17 μL |

65 ℃温育 10 min 后冰浴 2 min,后继续加入如下试剂:

5×buffer(含 DTT)	8 μL
dATP dGTP dCTP(各 10 mmol/L)	4 μL
dUTP-Cy5 或 dUTP-Cy3(1 mmol/L)	4 μL
RNase 抑制剂	1 μL
AMV(200 U/μL)	2 μL
RNase-free ddH$_2$O	加至 40 μL

混匀后,置于 42 ℃温育 90 min,标记完成,即得 cDNA 标记探针。

(四)杂交反应

1. 预杂交 在芯片的探针位置上加入 42 ℃预温的杂交液 150 μL,铺满点样面,于 42 ℃恒温箱中温育 2 h。

2. 变性探针 将标记好的探针离心后于 80 ℃水浴中变性探针 10 min,冰浴 5 min,即得单链 cDNA 探针。

3. 杂交 取 4 μL 变性的杂交探针与 150 μL 杂交液充分混合,将预杂交的芯片取出干燥后置于杂交混合液中,于 42 ℃恒温箱中温育杂交 4 h。

4. 洗脱 洗脱液Ⅰ洗脱 3～5 次,每次 5 min;洗脱液Ⅱ洗脱 3～5 次,每次 5 min;将洗脱好的芯片于室温晾干,用于下一步信号检测。

(五)信号检测

可以对芯片进行扫描和信号检测的芯片扫描仪有很多,以安捷伦 Epigenetic & Specialty Microarrays (G5761-97000)为例,介绍芯片信号的检测和分析过程。

1. 打开 SureScan Dx 微阵列芯片扫描仪并启动扫描控制程序 使用 SureScan Dx 扫描仪前面的电源开关打开仪器。SureScan Dx 扫描仪将加载并初始化其固件。打开计算机工作站且待其启动。双击安捷伦微阵列扫描控制图标,以启动扫描控制程序。当程序启动时,"安捷伦微阵列扫描控制"程序主窗口打开且扫描仪进行其序列初始化。扫描控制程序通过 LAN 电缆与扫描仪通信,发送命令和参数,并接收状态信息和数据。打开激光并开始预热。初始化自动装片机并进行芯片弹出循环(以确保没有装载芯片)。

2. 将芯片插入芯片夹中 在插入芯片之前,将芯片夹放置在平坦的表面上,同时透明盖朝上,且突出端在右侧。当把芯片插入芯片夹时,要确保正确地对齐了芯片。轻轻地推入并往上拉起透明塑料盖的突出端,以使其打开。勿横向(相对于底座)推动突出端,这会使塑料盖难以打开。①拿着芯片条形码末端处;②确保微阵列有效面朝上,朝着芯片盖,条形码在左侧;③将没有条形码标签的芯片末端小心地放到芯片架上;④轻轻地压下芯片,使其卡入芯片夹中;⑤关闭塑料芯片盖,在突出端推进,直到听到"咔哒"的声音。这样可将芯片移到芯片夹中的正确位置;⑥轻轻地推入并往上拉起透明塑料盖的突出端以使其再次打开,并确认已正确放置芯片,一旦插入,芯片平躺且与芯片夹上的对齐点吻合;⑦关闭塑料芯片盖,在突出端推进,直到听到"咔哒"的声音。

3. 将芯片夹装入芯片盒中 在扫描控制程序窗口中,单击开门以打开扫描仪的门。使用指孔拿起芯片夹。当正确拿起芯片夹时,芯片夹顶部的箭头指向左侧。确保芯片夹位于芯片盒插槽的底部。重复上述步骤,直到将所有芯片夹都装载到芯片盒中。在扫描控制程序中,单击关门。

4. 设置或更改方法扫描设置 对于插槽表中的每一个芯片,单击"扫描方法"并选择用于扫描芯片的扫描方法。

5. 将芯片添加到扫描队列中 在"扫描控制"主窗口中,单击将所有添加到队列,以将插槽表中状态为"队列就绪"的所有芯片添加到扫描队列中。单击状态单元格并选择添加到队列第一,以将芯片添加到扫描队列的顶部。

6. 扫描芯片 必要时,在"扫描控制"主窗口中,单击关门。等待,直到门关闭且开始扫描按钮已启用。在"扫描控制"主窗口中,单击"开始扫描"以开始扫描添加到队列中的芯片。扫描仪按照扫描队列中的顺序扫描芯片。

7. 取出芯片 在"扫描控制"主窗口中,单击开门以打开扫描仪的门。从芯片盒中取出芯片夹。按照以下方法从芯片夹中取出芯片:①在 Agilent 标志朝上的那一侧拿住芯片夹;②轻轻地推入并往上拉起透明塑料盖的突出端,以使其打开;③从芯片夹条形码末端的下面向上推芯片,以避免在样品区域上留下指纹;④从侧面抓住芯片且从芯片夹中取出。

四、结果分析

1. 图像分析 对获得的芯片扫描图像进行分析,应考虑以下因素,如芯片大小、形状与图像是否相同,每个像素点是不是位于中心,是否有噪音信号,图像背景是否均一、值很小等。通常需要在分析之前进行图像处理,主要进行样品点的识别、图像背景及芯片数据的处理。可使用芯片图像处理软件进行,如 Array Gene、GenePix Pro296 等。

2. 数据分析 在提取芯片数据之前需要进行以下操作。

(1)背景信号处理:过滤芯片杂交信号中属于非特异性的背景噪音部分。

(2)芯片数据清理:背景校正后的芯片数据中可能会出现负值、单个异常大(或小)的信号,通常的处理方法就是将其去除负值和噪声信号,Affymetrix 公司的芯片分析系统会直接将负值修正为一个固定值。

(3)提取芯片数据:通常使用对数转换使荧光信号强度,其标准差减少,利于数据分析。

(4)芯片数据的归一化:经过背景处理和数据清理后的修正值反映了基因表达的水平。然而在芯片试验中,各个芯片的绝对吸光度是不一样的,在比较各个试验结果之前必须将其归一化(normalization)。该方法适用于两种或多种荧光标记的芯片试验,尤其是多个芯片之间数据的比较。主要包括三步:一是背景校正从样品的荧光信号中扣除背景信号;二是数据格式转换通过荧光信号强度的对数形式消除数据偏差;三是归一化可将来自不同芯片的荧光信号进行统一度量。

(5)差异基因表达分析:经过预处理,探针水平数据转变为基因表达数据。为了便于应用一些统计和数学术语,基因表达数据仍采用矩阵形式。芯片数据的差异分析的常用软件包括 Limma、DESeq2 和 EdgeR 包、GFOLD 软件等。

五、注意事项

1. 基片制备的注意事项 玻片清洗要充分,否则不易包被;包被完成后要检测是否包被成功才能用于下一步实验。

2. 点样的注意事项

(1)点样的样品应无颗粒、无沉淀,溶质均一,溶解于适宜的点样缓冲液中,用于制备样品的试剂要经过过滤、除菌。

(2)根据不同型号的点样仪,选择适宜的盛放容器存放点样样品。注:每台点样仪均有推荐配套的 384 孔板,不能随意选择。

(3)样品浓度要适宜,不要太高或太低,浓度太高,容易堵塞针孔。

(4)不要点强酸、强碱、有机物等。如甲醇、氯仿等腐蚀性溶液,影响设备的精确度。

(5)为保证点样质量,点样前应对样品体积进行调整,确保同一点样样品体积基本一致。

(6)点样样品应记录使用情况,多次使用后的样品体积变化大,易影响点样效果。

(7)样品在容器中的摆放位置要与点样阵列的排放方式相对应,与点样时所用针数等参数相关。

(8)将样品转移到 96 孔板或 384 孔板后,需要在离心机上短暂离心,使样品沉淀到底部,盖上塑料膜,点样或 −20 ℃ 保存。

3. 杂交结束后 洗脱要充分,注意两次洗脱液的浓度、洗脱次数和时间,否则会造成杂交信号的背景混乱。

六、临床应用

1. 感染性疾病的检测 检测乙型肝炎、甲型肝炎、艾滋病病毒、SARS病毒等感染。

2. 遗传病及遗传倾向疾病的诊断 如地中海贫血、血友病及产前诊断的相关遗传病。

3. 肿瘤的诊断 如白血病、肺癌、胃癌、子宫颈癌、乳腺癌等恶性肿瘤,可通过检测恶性肿瘤的标记物来诊断。

4. 免疫性疾病的诊断 如系统性红斑狼疮的诊断。

5. 其他 代谢性疾病,2型糖尿病、肥胖等;致病菌检测,如痢疾杆菌、伤寒杆菌等;细菌耐药性检测,如对耐药菌的分型、肿瘤药物的筛选等。

七、思考题

（一）选择题

1. 基因芯片的实质是一种（   ）。

A. 高密度的单克隆抗体阵列   B. 高密度的多肽阵列   C. 高密度的核酸阵列

D. 高密度的寡核苷酸阵列   E. 高密度的蛋白质阵列

2. 寡核苷酸芯片主要采用哪种方法合成？（   ）

A. 原位合成法制备   B. DNA微阵列的制作方法   C. 探针固化技术

D. 显微光蚀刻技术   E. 杂交技术

3. 基因芯片显色和分析测定方法是（   ）。

A. 荧光法   B. 生物素法   C. ^{32}P法   D. 地高辛法   E. 放射法

（二）问答题

1. 基因芯片技术的原理是什么？

2. 如何获取基因芯片的探针？在基片上如何点样？

3. 如何设计基因芯片？

4. 基因芯片的结果如何分析？

（马晓磊）

实验十五 蛋白质芯片

一、目的与原理

（一）目的

掌握蛋白质芯片的基本原理与基本操作;熟悉蛋白质芯片技术操作注意事项;了解蛋白质芯片的临床应用。

（二）原理

蛋白质芯片(protein chip)又称蛋白质微阵列,是一种基于免疫学和生物信号集成的技术。蛋白质芯片是在芯片的表面按照预先设计的方法固定大量探针蛋白质,形成高密度排列的蛋白质探针(抗原或者抗体),将带有特殊标记的蛋白质分子与芯片进行孵育,蛋白质探针就可以与待测样品进行特异性结合,然后检测标记物,计算机分析计算待测样品结果。该技术可对蛋白质、抗体、抗原或者配体进行检测,弥补了基因芯片不能检测蛋白质的空缺。蛋白质芯片的固相支持物可以是玻片、膜、微孔、微球或其他生物传感片。

蛋白质芯片是一种高通量的蛋白质功能分析技术,可用于蛋白质表达谱分析,研究蛋白质与蛋白质的相互作用,甚至 DNA 与蛋白质,RNA 与蛋白质的相互作用,筛选药物作用的蛋白质靶点等。应用蛋白质芯片可以进行基因表达的筛选、抗原抗体检测、蛋白质筛选、生化反应检测、药物筛选以及疾病诊断等,在价格和数据量方面比质谱有明显优势。目前的蛋白质芯片主要分为两种:第一种类似于基因芯片,是将蛋白质探针固定于芯片表面,待测蛋白质与芯片进行反应;另一种为微型化凝胶电泳板,即样品中的待测蛋白质在电场作用下通过芯片上的微孔道进行分离,然后经喷射直接进入质谱仪中来检测待测蛋白质的分子量及种类。目前第一种技术较为常用。

蛋白质芯片技术具有快速、自动化、高通量等特点,能同时对全基因组水平的上千种不同蛋白质进行分析,是研究蛋白质组学的重要技术。蛋白质芯片的优点主要有快速大量进行蛋白质样品的定量分析,操作简单,所需样品量少,相对 ELASH 分析灵敏度高,准确性好。

二、器材与试剂

(一) 器材

玻璃层析柱(20 mL)、梯度混合器、核酸蛋白质检测仪、记录仪、部分收集器、接收试管、天平、酸度计、摇床等。

(二) 试剂

(1) PBS 缓冲液　甲液:0.05 mol/L Na_2HPO_4 溶液:称取磷酸氢二钠 7.099 g,加蒸馏水至 1000 mL。乙液:0.05 mol/L KH_2PO_4 溶液:称取磷酸二氢钾 6.803 g,加蒸馏水至 1000 mL。将甲、乙液分装在棕色瓶内,于 4 ℃ 冰箱中保存,用时甲、乙两液各按不同比例混合,即可得所需 pH 的缓冲液。

(2) 封闭液　3% 的脱脂奶粉,0.1% Tween-20,PBS。

(3) 0.1 mol/L 碳酸缓冲液(pH 8.0)。

(4) 1 mol/L Tris-Cl(pH 8.0)。

(5) 洗脱液 A　0.05 mol/L Tris-HCl 缓冲液,pH 7.5。

(6) 洗脱液 B　0.05 mol/L Tris-HCl 缓冲液,pH 7.5,含有 1.0 mol/L NaCl。

(7) DEAE-纤维素　0.5 mol/L HCl,0.5 mol/L NaOH,双蒸水。

三、实验流程

(一) 制备芯片

蛋白质芯片的制备比基因芯片的制备要复杂得多,因为在蛋白质样品的获取及固定过程中均需保证蛋白质样品的生物活性。实验室蛋白质芯片的制备流程如下。

1. 制备点样蛋白质分子　根据待测蛋白质样品制备待点样的蛋白质分子,可以是单克隆抗体,用于检测特异蛋白质分子,可以是抗原分子,用于识别待测样品中的抗体,抗原分子可从天然样品分离纯化,也可通过基因工程生产。例如单克隆抗体通常采用杂交瘤技术来制备,实验室一般会根据实验需求交由公司来完成。

2. 点样　载玻片提前用多聚 L-赖氨酸包被,适宜的蛋白质分子点样浓度为 0.1~0.3 mg/mL。包被和点样过程同基因芯片。点好的玻片需置于玻片盒中,4 ℃ 密封保存。

3. 封闭　将制备好的蛋白质玻片置于封闭液中进行 4 ℃ 封闭过夜,然后离心去除多余封闭液,并在室温下使用 PBS 冲洗 3~5 次,放置于 PBS 中备用。

(二) 蛋白质样品的分离和标记

1. 分离蛋白质样品　以肝组织蛋白的提取纯化为例,操作流程如下:

(1) 肝组织的预处理:去除肝组织上的结缔组织、脂肪组织等无关物质。

NOTE

（2）破碎肝细胞：将预处理好的肝组织置于匀浆器中，加入 3～5 mL 50 mmol/L 的磷酸盐缓冲液（pH 7.5）或 0.1 mol/L 的 Tris-HCl（pH 7.5）进行研磨，直至细胞完全破碎，或者使用超声破碎的方法进行细胞破碎。

（3）粗分级分离：向细胞破碎液中加入中性盐 $(NH_4)_2SO_4$ 或 Na_2SO_4，使蛋白质脱去水化膜而聚集沉淀，离心分离后弃去上清液，沉淀即为粗蛋白。

（4）细分级分离：离子交换层析分离粗蛋白如下。①离子交换剂的预处理：称取 1.8 g DEAE-纤维素（DE52，Whatman 公司生产，6.3 mL/g）置于小砂芯漏斗中。先在 20 mL 0.5 mol/L NaOH 中浸泡 30 min，然后用双蒸水洗至 pH 8.0。再用 20 mL、0.5 mol/L HCl 浸泡 30 min，然后水洗至 pH 4.0。最后用 20 mL 0.5 mol/L NaOH 浸泡 30 min 后水洗至 pH 8.0。②装柱：将玻璃层析柱洗净后垂直安装于支架上，装入约 10 mL 洗脱液 A，打开下嘴阀让缓冲液慢慢滴出，同时，将悬浮于适量洗脱液 A 中的处理好的 DEAE-纤维素一边搅动一边倒入层析柱中，让其自然沉降到全部加入为止。装柱时交换剂的悬浮液最好一次倒入，若分次倒入，则须在再次添加之前将界面处的交换剂搅起，以保证柱床不分节。柱面要平整，柱中无气泡。待液面离纤维素沉降面约 1 cm 后，关闭下嘴阀。③平衡：连接梯度混合器，用起始缓冲液（洗脱液 A）以 1.0 mL/min 的流速平衡柱子，直到流出液 pH 与起始缓冲液的完全相同为止。④上样：揭开层析柱上盖。打开下嘴阀，待液面降至纤维素柱面时再关闭。用滴管小心将 0.5 mL 样品均匀地加到纤维素柱面上，打开下嘴阀，待样品液面降至与柱面平齐时再关闭。用同样的方法加入 0.5 mL 起始缓冲液，让其将残留于柱内壁的样品全部洗入纤维素柱后关闭下嘴阀。最后在柱面上覆盖一层起始缓冲液（1～2 cm 深）。⑤洗脱：盖紧层析柱上盖，连接并打开梯度混合器，开始洗脱。梯度为 30 min 内由 100% 洗脱液 A 变到 100% 洗脱液 B。

（5）定量测定：用核酸蛋白质检测仪 280 nm 检测并用部分收集器收集流出的组分。根据离子交换层析的理论和记录仪上的洗脱曲线确定各蛋白质组分所在的接收试管。

2. 标记蛋白质样品　蛋白质样品与标记物 N-羟基琥珀酰亚胺（NHS）酯活化的 Cy3 和 Cy5 分别用 0.1 mol/L pH 8.0 的碳酸缓冲液稀释，然后将二者混合，使蛋白质样品终浓度为 0.2～2 mg/mL，标记物的终浓度为 100～300 μmol/L；室温下反应 45 min 后，加入 1 mol/L 的 Tris-Cl（pH 8.0）终止标记反应。

3. 纯化标记的蛋白质样品　标记后的蛋白质样品进行过柱纯化，首先向标记后的蛋白质样品中加入 PBS 缓冲液至 0.5 mL，然后加入滤除限为 10000Da 微量浓缩柱中，离心 20 min 以上，滤后的溶液约为 10 μL，加 3% 脱脂奶粉至 25 μL，再加 PBS 至 0.5 mL，重复上述离心操作 1 次，得到的滤液约为 10 μL，加 PBS 至 25 μL，并用 0.45 μL 孔径的离心式过滤柱离心收集样品，即得纯化的蛋白质标记样品。

（三）免疫反应

（1）取出已制备好的蛋白质芯片，并将多余的封闭液和 PBS 吸附干净，备用。

（2）取 25 μL 已标记的蛋白质样品与处理好的蛋白质芯片置于避光保湿盒中，4 ℃ 免疫反应 2 h。

（3）反应结束后，将蛋白质芯片置于 PBS 缓冲液中浸泡，去除多余的蛋白质溶液，后置于 0.1% Tween-20 中于室温摇床振荡 20 min，PBS 室温冲洗 3～5 次，每次 5～10 min，再用水冲洗 3～5 次，每次 5～10 min，1000 r/min 室温离心 2 min 去除多余水分。

（四）信号检测和图像采集

目前，对蛋白质芯片表面靶分子的检测主要有两种方式：一种是以质谱技术为基础的直接检测法，如表面增强激光解析离子化-飞行时间质谱技术（SELDI TOF-MS），该技术首先使靶蛋白质离子化，再利用质谱技术分析蛋白质的分子量和相对含量；另一种技术是对待测样品进行同位素或荧光物质标记，当待测样品与芯片上的蛋白质探针发生结合时就产生特定的信号，使用 CCD 或激光扫描系统就会检测到相应信号，从而对靶蛋白质进行定性或定量分析。后一种方法操作简单、经济、快速,明显优于前一种方法。因此,我们只需将处理好的蛋白质芯片置于激光扫描仪中进行扫描,然后使用计算机专门软件进行图像、数据等分析。

四、结果分析

芯片技术的结果分析过程基本相同,与基因芯片相比,蛋白质芯片的结果分析主要从以下五个方面进行。

(1)芯片预处理,样品 peak 双向聚类分析。

(2)过滤分析,即 PCA 分析,主要用于发现离群样品。PCA 分析是一种降维技术,可以将多维的芯片数据投射到低维空间中。相似的样品所在的点将彼此靠近,可以通过 PCA 分析找到那些"离群"的样品。

(3)分组差异 peak 的筛选,根据实验样品的分组情况进行差异峰的筛选,并进行聚类分析,确定差异峰(蛋白质)及不同样品之间的互作关系。一般认为在聚类图上距离越近的样品或差异峰之间的关系越密切。

(4)疾病预测模型的构建,利用决策树、神经网络、SVM 等机器学习方法来建立分组诊断的模型,目的在于利用实验数据筛选出一批靶标 peak,并以此构建模型,以进行早期诊断、疾病预测和预后分析。

(5)peak 注释。功能分析,从基因水平上研究差异 peak 的功能信息,从不能的处理实验对比发现疾病的分子机制。

五、注意事项

(1)完成点样的蛋白质玻片不宜长时间放置,否则会造成蛋白质样品不稳定,易失活。

(2)吸附蛋白质芯片边缘的封闭液和 PBS 时,不能碰触点阵,更不能让芯片干涸。

(3)进行免疫反应时需注意避光保湿,且反应时间不宜过长。

(4)免疫反应后使用 PBS 和水分别冲洗蛋白质芯片时需要注意先后顺序、冲洗次数和时间,保证蛋白质芯片上多余的蛋白质能被充分冲洗干净,不影响下一步的结果分析。

六、临床应用

1. 感染性疾病的检测　检测致病性病毒或细菌等,如疟疾(疟原虫)、HIV-1、流感、疱疹病毒、白色念珠菌、结核分枝杆菌等病原体的检测;沙门氏菌、肺炎链球菌和大肠杆菌 O157 的检测;乙肝病毒的耐药检测。

2. 恶性肿瘤的诊断　如检测乳腺癌、胰腺癌、前列腺癌、结直肠癌、乳头瘤病毒、口咽癌、宫颈癌。

3. 遗传病及遗传倾向疾病的诊断　如地中海贫血等。

4. 自身免疫性疾病的诊断　免疫系统疾病检测,如人类系统性红斑狼疮(systemic lupus erythematosus,SLE)等。

5. 新药开发的筛选　如 HMG-CoA 还原酶抑制剂洛伐他汀类、H_2 受体拮抗剂西咪替丁等药物的筛选。

七、思考题

(一) 选择题

1. 蛋白质芯片的实质是一种(　　　)。

A.高密度的单克隆抗体阵列　　　B.高密度的多肽阵列　　　　　C.高密度的核酸阵列

D.高密度的寡核苷酸阵列　　　　E.高密度的蛋白质阵列

2. 蛋白质芯片的设计原理是(　　　)。

NOTE

A. 受体与配体特异结合 　　 B. 酶与底物特异结合 　　 C. 抗原与抗体特异结合

D. 探针与特异序列结合 　　 E. 蛋白质与核酸的相互结合

3. 下列哪种物质不能用作探针？（　　）

A. DNA 片段 　 B. cDNA 　　 C. 蛋白质 　　 D. 氨基酸 　　 E. RNA 片段

（二）问答题

1. 蛋白质芯片技术的原理是什么？

2. 蛋白质芯片的设计与制备是如何操作的？

3. 蛋白质芯片技术可应用在哪些医学领域？

（马晓磊）

第六节　核酸测序技术

DNA 的碱基序列蕴藏着全部遗传信息，测定和分析 DNA 的碱基序列对了解遗传的本质，即了解每个基因的编码方式十分重要。成熟的 DNA 测序技术始于 20 世纪 70 年代中期，1977 年，两种不同的 DNA 测序方法几乎同时发表：F. Sanger 发明了双脱氧链终止测序法，又称 Sanger 测序法；A. M. Maxam 和 W. Gilber 报道了通过化学降解测定 DNA 序列的方法。20 世纪 90 年代初出现的荧光自动测序技术将 DNA 测序带入自动化测序时代。这些技术统称为第一代 DNA 测序技术。随着人类基因组计划的完成，进入了后基因组时代，传统的测序方法已经不能满足深度测序和重复测序等大规模基因组测序的需求，这促使了新一代 DNA 测序技术的诞生。1998 年，基于焦磷酸测序法的第二代 DNA 测序技术应运而生，使得 DNA 测序进入了高通量、低成本的时代。该技术最显著的特征是高通量，一次能对几十万到几百万条 DNA 分子进行序列测序，使得对一个物种的转录组测序或基因组深度测序变得方便易行。目前，基于单分子读取技术的第三代测序技术已经出现，该技术测定 DNA 序列更快，并有望进一步降低测序成本，为人类从基因水平深入理解疾病的发生、发展、诊断和治疗提供新的手段，使个体化医疗成为可能。目前，核酸测序技术主要集中在 DNA 测序，对 RNA 的测序主要是将 mRNA 逆转录成 cDNA 后再测序。

实验十六　双脱氧链终止测序法

一、目的与原理

（一）目的

掌握双脱氧链终止测序法测定 DNA 序列的基本原理；熟悉基于 Sanger 测序法的手工测定 DNA 序列的基本操作过程。

（二）原理

DNA 模板在 DNA 聚合酶、引物、四种脱氧核苷三磷酸（dNTP）存在条件下进行复制，在四管反应系统中分别按比例引入四种双脱氧核苷三磷酸（ddNTP）作为链反应终止剂，因为双脱氧核苷没有 3′-OH，不能与下一个核苷酸反应形成磷酸二酯键，DNA 合成反应即终止。所以只要 ddNTP 掺入链的末端，该链就停止延长，若链端掺入单脱氧核苷酸，链就可以继续延长。在四组独立的酶促反应体系中反应一定时间后，每一管内分别加入四种 ddNTP 中的一种，就可获得四组分别终止于模板链的每一个 A、C、G 和 T 位置上的一系列大小不同的 DNA 片段。反应终止后，分四个泳道进行高分辨率变性聚丙烯酰胺凝胶电泳，分离长短不一的核酸片段，长度相邻的片段相差一个碱

NOTE

基。经过放射自显影后,根据片段 3′端的 ddNTP,便可依次阅读合成片段的碱基排列顺序。

二、器材与试剂

(一)器材

微量离心管、微量移液器、台式高速离心机、电泳仪、电泳槽、鲨鱼齿梳、密封带、胶板、垫片、锥形瓶、恒温水浴箱、暗室、X 线用暗匣、X 线胶片。

(二)试剂

(1) 质粒 DNA(含待测序列)。

(2) 2 mol/L NaOH/2 mmol/L EDTA(pH 8.0)。

(3) dNTP 和 ddNTP 储存液(0.5 mmol/L),二硫苏糖醇(DTT,100 mmol/L)。

(4) 寡核苷酸引物 0.5 pmol/μL(约 3.3 ng/μL)溶于水中。

(5) 5×测序酶反应缓冲液 含 200 mmol/L Tris-HCl(pH 7.5),100 mmol/L $MgCl_2$,125 mmol/L NaCl,−20 ℃储存。

(6) 5×标记混合液和 ddNTP 延伸/终止混合液 见表 2-12,引物模板退火时,用冰预冷的水将 5×标记混合液稀释 5 倍。

表 2-12 dNTP(0.5 mmol/L)和 ddNTP(0.5 mmol/L)储存液组成(μL)

	dCTP	dTTP	dATP	dGTP	ddCTP	ddTTP	ddATP	ddGTP	5 mmol/L NaCl	水
标记	15	15	—	15	—	—	—	—	—	955
ddCTP	160	160	160	160	16	—	—	—	10	334
ddTTP	160	160	160	160	—	16	—	—	10	334
ddATP	160	160	160	160	—	—	16	—	10	334
ddGTP	160	160	160	160	—	—	—	16	10	334

(7) 10 mCi/mL[α-^{32}S]-dATP(500~1200 Ci/mol)。

(8) 测序酶缓冲液 含 10 mmol/L Tris-HCl(pH 7.5),5 mmol/L DTT,0.5 mg/mL 牛血清清蛋白 BSA,−20 ℃储存。

(9) T7 DNA 测序酶,浓度 13 U/μL,−20 ℃保存。焦磷酸酶,浓度 5 U/mL。两种酶以 1∶3 比例混合。引物模板退火时,用 6 倍体积的冰预冷的测序酶缓冲液稀释。

(10) 甲酰胺上样缓冲液 含 800 g/L 去离子化甲酰胺,10 mmol/L EDTA(pH 8.0),1 mg/mL 溴酚蓝。

(11) KOH/甲醇溶液 5 g KOH 溶于 100 mL 甲醇。

(12) 50 g/L 二甲基二氯硅烷溶液 5 g 二甲基二氯硅烷溶于 100 mL 氯仿。

(13) 丙烯酰胺溶液(450 g/L) DNA 测序级丙烯酰胺 434 g,N,N′-甲双丙烯酰胺 16 g,加双蒸水溶解,37 ℃加热助溶,补充双蒸水至 1 L。0.45 μm 孔径的硝酸纤维膜滤过,室温储存于棕色瓶中。

(14) 过硫酸铵储存液 1 g 过硫酸铵溶于 10 mL 水,可保存 2~3 周。用前稀释到 16 g/L。

三、实验流程

(一)单链 DNA 模板制备

1. DNA 变性 取 2~3 μg 质粒 DNA,加水至 18 μL,再加 2 μL 的 2 mol/L NaOH/2 mmol/L EDTA(pH 8.0),混匀后,37 ℃变性 15~30 min。

2. 沉淀 DNA 加 7 μL H_2O,90 μL 无水乙醇(冰预冷),3 μL 3 mol/L 醋酸钠(pH 4.8),混匀

后于干冰或-70 ℃冰箱中放置15～30 min。

3. 干燥 DNA 12000 r/min 离心15 min,300 μL 的75%冰预冷乙醇洗沉淀 DNA 1次,同上离心,弃上清液后,真空干燥。

4. 溶解 DNA 干燥后的 DNA 加双蒸水6 μL 溶解。

（二）双脱氧测序反应

（1）在0.5 mL 微量离心管中加入:

单链模板 DNA(1 μg/μL)	1 μL
寡核苷酸引物(约1 ng/μL)	3 μL
5×测序酶反应缓冲液	2 μL
双蒸水	至终体积10 μL

（2）封闭离心管,65 ℃加热2 min 后取出离心管,使之在3～5 min 内冷却至室温。退火的模板和引物可在-20 ℃保存几个月。

（3）当模板和引物降温时,熔化5×标记混合液、ddNTP 延伸/终止混合液及放射性标记的 dATP,熔化后置于冰上。

（4）取2.5 μL 各种 ddNTP 延伸/终止反应混合液加到已标记的 C、T、A、G 0.5 mL 微量离心管中,短暂离心使沉入底部,37 ℃预热。

（5）标记反应 在10 μL 退火反应液中加入如下溶液:

稀释的标记混合液	2 μL
寡核苷酸引物(约1 ng/μL)	3 μL
[α-^{32}S]-dATP	0.5 μL
稀释的测序酶(约1.6 U/μL)	2 μL

轻轻拍打管壁,混匀,于20 ℃孵育5 min。

（6）转移3.5 μL 标记反应物到上述4支微量离心管(步骤4)中,2000 r/min 离心,混匀。然后立即于37 ℃保温3～5 min。注意在每一反应中均需更换吸头,防止交叉污染。

（7）各加4 μL 甲酰胺上样缓冲液终止反应,于100 ℃热变性2 min 后,冰浴迅速冷却,即可上样电泳,或-20 ℃可保存5天。

（三）变性聚丙烯酰胺凝胶电泳

1. 玻璃板的处理

（1）玻璃板要非常清洁。一般先用去污剂和温水严格清洗,再用去离子水清洗,除去残留的去污剂,必要时用 KOH/甲醇清洗板上的旧污渍,最后用无水乙醇清洗去除水印,晾干。

（2）短玻璃板硅烷化处理:在通风橱中,在短玻璃板的内面倾倒少量二甲基二氯硅烷溶液,用吸水棉纸将玻璃板表面的硅烷化液涂布均匀。放置10～15 min 硅化层风干后,用去离子水和甲醇清洗、晾干。

2. 凝胶的制备

（1）制备胶模:长玻璃板干净一面朝上平放,将0.4 mm 厚的垫片置于玻璃板左右两侧,将短玻璃板压于其上。然后在玻璃板两边及底部贴上凝胶密封带,需特别注意底角。在长玻璃板一侧插入鲨鱼齿梳平的一面边缘,检查是否贴切密合。

（2）在250 mL 锥形瓶中配制丙烯酰胺溶液,一般采用6%的凝胶:

丙烯酰胺溶液	13.3 mL
10×TBE 缓冲液	10 mL
水	16.4 mL
甲酰胺	25 mL
尿素	42 mL

混合所有试剂,55 ℃水浴加热3 min 以助尿素溶解。

（3）取出溶液,不断搅拌,冷却约 15 min 至室温,真空脱气。

（4）加入 3.3 mL 新鲜配制的 1.6% 过硫酸铵,混匀。

（5）加入 50 μL TEMED,轻轻旋动容器混匀溶液。

（6）拖住胶模使之与水平面成 45°,沿一边缓慢灌入溶液,然后将胶模平放,立即将鲨鱼齿梳的平整侧插入凝胶溶液(注意两端插入深度相同),室温下聚合 15 min。

（7）检查凝胶,观察在鲨鱼齿梳平整面下方是否出现一道折射率不同的 Schlieren 线。聚合完毕后(2～3 h),凝胶可立即使用,在室温下可保存 24 h,或于 4 ℃ 保存 48 h。保存时,不要拔掉鲨鱼齿梳,需在凝胶顶部放置 1×TBE 浸润的纸巾以防止脱水。

3. 电泳

1）预电泳

（1）用湿纸巾擦去胶模上多余的凝胶,沿开口的玻璃板注入 1 mL 1×TBE 溶液,慢慢移去鲨鱼齿梳,剥去底部胶带。可见鲨鱼齿梳有齿的一头插入凝胶中 0.5 mm 左右形成加样孔。

（2）立即将胶板固定在测序凝胶槽中。

（3）加 1×TBE 到上下电泳槽中,下槽缓冲液高度应刚好超过短玻璃板底部,上槽缓冲液高度应刚好超过短玻璃板上缘,直接接触凝胶。

（4）用 1×TBE 冲洗凝胶顶部,以除去多余的聚丙烯酰胺和尿素,赶走下槽玻璃板底部的气泡。

（5）接上电源,按 45 V/cm 凝胶的电压进行预电泳,即在 70 W 恒功率下电泳 30 min,目的是去除凝胶的杂质离子,并使凝胶板达到所需的温度。

2）上样及电泳　切断电源,再次用 1×TBE 缓冲液清洗样品孔,去除在预电泳时扩散出来的尿素,然后立即用微量进样器加样,加样量每孔 2～3 μL。上样顺序一般为 G、A、T、C。用 45～70 W 恒功率电泳,应维持凝胶温度在 65 ℃ 左右。电泳时间可通过观察标志染料的迁移确定。为了能读到更长的序列,可采用两轮或多轮上样,即在第一组样品缓冲液中的溴酚蓝迁移出凝胶后(1.5～2 h)约 15 min 后,进行第二次加样。第一次加样得到的序列离引物较远,而第二次加样得到的序列则更为接近。

4. 放射性自显影

（1）电泳完毕后,关闭电源,取下胶模。按放射性废物处理电泳缓冲液。取出一边的垫片,用一薄钢片小心地撬开玻璃板,此时凝胶应牢固地附着在短玻璃板上。去除另一边垫片及凝胶周围多余的聚丙烯酰胺凝胶碎片。小心切去凝胶加样一侧的顶角,以便确定凝胶的方向。

（2）固定凝胶:将凝胶连同玻璃板放入塑料盘中,轻轻覆盖一层 5% 乙酸-5% 甲醇固定液,固定液中浸泡 30 min,固定期间不要搅动液体。

（3）小心取出玻璃板,凝胶一侧朝上放在吸水纸上,除去固定液。将两张长宽较凝胶略大的转印纸叠齐,缓缓从凝胶一端开始向另一端放下,贴在凝胶表面,注意防止产生气泡。托住滤纸、翻转、平放使玻璃板朝上,提起玻璃板,使之与凝胶分离,完全移走玻璃板时,凝胶与滤纸相贴。

（4）在凝胶上覆盖一张保鲜膜,避免出现折痕和气泡。然后放入干燥机中,真空 80 ℃ 干燥 30～60 min。取出凝胶,去除保鲜膜,在切去凝胶顶角在转印纸上形成空缺的位置上贴一张用放射性墨水做标记的标签。

（5）在暗室里,把干燥的凝胶放入曝光盒,用未曝光的胶片覆盖,关上暗盒,室温或 −80 ℃ 下进行放射性自显影 16～24 h。

（6）洗片、读片:取出暗夹,回到室温。经显影、定影、水洗、晾干,在 X 胶片灯上读出序列。在读取序列时,从胶片的下部往上读取,读出的序列为互补链的 5′→3′ 的序列。

四、结果分析

阅读凝胶时应注意:C 的单带常常比其他三种核苷酸的单带弱;连续出现的同聚 A 中的第一个

NOTE

A 一般比另几个 A 要强;连续出现的同聚 C 中的第一个 C 通常比第二个 C 要弱得多;在 T 之后出现的 G 带较弱。如山现条带压缩问题,可通过改测互补链序列、增加测序时凝胶温度、使用核酸类似物等方法来解决。如出现条带丢失问题,可通过降低反应温度、使用焦磷酸酶、更换 DNA 聚合酶等方法来克服。对同源多聚体序列进行测序时,可通过改换克隆载体、使用较低温度的聚合酶等方法来获得理想的测序结果。

五、注意事项

(1) 为了保证测序模板的质量,在制备模板过程中,应彻底除去 DNA 中的盐分。单链模板应避免反复冻融,质粒双链模板应尽量保证全部是超螺旋 DNA,而无缺口 DNA 的存在。

(2) 使用 ^{35}S 标记的样品可置于 -20 ℃保存一周,因其半衰期较长,约 88 天;而用 ^{32}P 标记的样品需尽快进行电泳,因其半衰期较短,仅约 15 天。

(3) 测序反应及电泳上样时要注意小心操作,防止放射性核素的污染,同时要加强整个后续实验过程中自身的防护。

(4) 曝光时间应根据所使用的同位素而定,如同位素已过半衰期则应相应延长曝光时间。

(5) 出现"鬼带"的原因可能是曝光时间过长所致。

(6) 出现"条带阴影"的原因可能是曝光时间过长、模板不纯、聚合酶在迅速失活的温度下进行反应。

六、临床应用

Sanger 测序法的优势在于可以分析未知 DNA 的序列,且单向反应的读序能力较长,目前的技术可以达到 1000 bp 以上。Sanger 测序法因操作简便,得到了广泛的应用。例如病原学确证诊断和基因分型;病原体耐药判断;STR 分型检测;SNP 基因筛查;菌株、质粒、PCR 引物等样品以及大片段 DNA 的测序;线粒体 DNA 的测序等。

七、思考题

(一) 选择题

1. Sanger 法经典测序反应是将待测 DNA 片段克隆于下列哪种载体后得到单链 DNA 模板?
(   )

A. M13 mp 载体   B. λ 噬菌体载体   C. 质粒载体

D. 病毒载体   E. YAC

2. 利用 Sanger 法进行核酸序列分析需加入下列哪种物质作为链延伸终止剂?(   )

A. 脱氧核苷三磷酸   B. 双脱氧核苷三磷酸   C. 核苷三磷酸

D. 脱氧核苷二磷酸   E. 双脱氧核苷二磷酸

3. DNA 测序方法不包括(   )。

A. 毛细管电泳法   B. 焦磷酸测序法   C. 化学测序法

D. 杂交测序法   E. Sanger 双脱氧链终止法

(二) 问答题

1. 影响双脱氧链终止测序法测序结果的因素主要有哪些?

2. 面对较大规模的测序样品时,可采取怎样的策略以确保测序工作准确高效地进行?

3. 不同的全自动激光 DNA 测序系统的工作原理有何差别?

(庄文越)

实验十七 焦磷酸测序法

一、目的与原理

（一）目的

掌握焦磷酸测序法的原理；熟悉焦磷酸测序的操作流程。

（二）原理

焦磷酸测序是由四种酶催化的同一反应体系中的酶级联化学发光反应。测序引物与单链 DNA 模板退火后，通过 DNA 聚合酶、ATP 硫酸化酶、荧光素酶和三磷酸腺苷双磷酸酶 4 种酶的级联反应，将每一个 dNTP 的掺入与一次荧光信号的释放偶联起来，以荧光信号的形式实时记录 DNA 模板的核苷酸序列。在每一轮测序反应中，只加入一种 dNTP，若该 dNTP 与模板配对，聚合酶就可以将其掺入到引物链中，并释放出等摩尔数的焦磷酸（PPi）。PPi 可最终转化为可见光信号，由微弱光检测装置及处理软件转化为一个特异的荧光信号峰，每个峰值的高度与反应中掺入的核苷酸数目成正比。然后加入下一种 dNTP，使上述反应重复进行，根据获得的峰值图即可读取准确的 DNA 序列信息。

其反应步骤如下。

（1）一个特异性的测序引物与单链 DNA 模板结合，然后加入酶混合物（包括 DNA 聚合酶、ATP 硫酸化酶、荧光素酶和三磷酸腺苷双磷酸酶）和底物混合物（包括腺苷酰硫酸和荧光素）。

（2）向反应体系中加入一种 dNTP，如果它刚好能和 DNA 模板的下一个碱基配对，则会在 DNA 聚合酶的作用下，添加到测序引物的 3′ 末端，同时释放出一个分子的 PPi。

（3）在 ATP 硫酸化酶的作用下，生成的 PPi 可以和腺苷-5′-磷酰硫酸（APS）结合形成 ATP 和硫酸根；在荧光素酶的催化下，生成的 ATP 又可以和荧光素结合形成氧化荧光素，同时产生可见光。通过 CCD 光学系统即可获得一个特异的检测峰，峰值的高低与相匹配的碱基数成正比。

（4）反应体系中剩余的 dNTP 和残留的少量 ATP 在三磷酸腺苷双磷酸酶的作用下发生降解，淬灭光信号并再生反应系统。

（5）加入另一种 dNTP，使第 2～4 步反应重复进行，根据获得的峰值图即可读取准确的 DNA 序列信息。

其酶联级联反应式如下。

① $(DNA)_n + dNTP \xrightarrow{\text{DNApolymerase}} (DNA)_{n+1} + PPi$

② $PPi + APS \xrightarrow{\text{ATPsulfurylase}} ATP + SO_4^{2-}$

③ $D\text{-luciferin} + ATP + O_2 \xrightarrow{\text{luciferase}} oxylucifer\,in + AMP + PPi + CO_2 + h\nu$

④ $ATP \xrightarrow{\text{Apyrase}} AMP + 2Pi$
   $dNTP \xrightarrow{\text{Apyrase}} dNMP + 2Pi$

二、器材与试剂

（一）器材

PCR 扩增仪、焦磷酸测序系统（PSQ96 孔板、PSQ 96 Sample Vacuum Prep Tool、PSQ 96 Sample Vacuum Prep Worktable、Pyrosequencing TM PSQ96MA 测序仪）、漩涡混合器、电热干燥箱、微量离心管、微量移液器、台式高速离心机、真空泵。

（二）试剂

（1）4 种 dNTP 混合液 2.5 mmol/L。

（2）10×PCR 缓冲液　100 mmol/L Tris-HCl,500 mmol/L KCl,15 mmol/L $MgCl_2$。

（3）Taq DNA 聚合酶　5 U/μL。

（4）10 μmol/L 正反向引物（其中一条用生物素标记）。

（5）结合缓冲液　10 mmol/L Tris-HCl,2 mmol/L NaCl,1 mmol/L EDTA,0.1% Tween 20。

（6）超级顺磁性磁珠。

（7）变性缓冲液　0.2 mol/L NaOH。

（8）洗涤缓冲液　10 mmol/L Tris-Acetate(pH 7.6)。

（9）退火缓冲液　20 mmol/L Tris-Acetate(pH 7.6),2 mmol/L 醋酸镁。

（10）测序引物。

（11）SQA Reagent Kit。

三、实验流程

（一）细菌基因组 DNA 的提取

方法见第二章实验二。

（二）PCR 扩增

（1）PCR 反应体系一般选用 50 μL 体积,其中含有 10×PCR 缓冲液 5 μL,4 种 dNTP 混合液 4 μL,Taq DNA 聚合酶 0.5 μL,正反向引物各 1 μL,DNA 模板 3 μL,加无菌双蒸水至 50 μL。

（2）反应程序为 94 ℃预变性 3 min,94 ℃ 25 s,59 ℃ 30 s,72 ℃ 20 s,循环 45 次,72 ℃延伸 3 min。

（三）焦磷酸测序

（1）在 PCR 产物中加入 3 μL 磁珠和 47 μL 结合缓冲液,室温下充分混匀 10 min。将其转移至 96 孔 PCR 板中。

（2）打开系统真空泵,将焦磷酸测序仪配套的单链分离纯化系统 Prep Vacuum Tool 上的吸头在双蒸水中清洗 30 s,转移至前述混合物中抓取其中的磁珠,待磁珠基本抓取完毕后将携带有磁珠的吸头分别在 70% 乙醇、变性缓冲液及洗涤缓冲液中各清洗 30 s,再将其移至事先准备好的 PSQ96 孔板正上方(每孔已加有 5 pmol 相应的测序引物及 44.5 μL 退火缓冲液),关掉真空泵后迅速将吸头放入 PSQ96 孔板中,轻轻摇动使磁珠充分掉落。将 PSQ96 孔板置于 80 ℃烘箱中 2 min 后,拿出冷却至室温。

（3）测序程序采用 SQA 模式,即按 ATCG 的碱基排列顺序,依次循环加入 10 次。根据软件给出的剂量在试剂舱中加入底物混合物、酶混合物和 4 种 dNTP。将 PSQ96 孔板和试剂舱放入测序仪中进行测序,测序峰及相应的碱基序列由 PSQ96 SQA 软件自动分析产生。

四、结果分析

在检测过程中,因为每次加入的 dNTP 是已知的,故所得到的信号峰不仅能准确判断待测 DNA 的碱基种类,而且还能根据信号峰的高度判断碱基的量,从而快速、准确地进行 DNA 序列分析。如果在整个 Pyrogram 中信号都很低,那问题一般是出现在 PCR 产物或生物素标记的引物上。如果 Pyrogram 显示出的很多代表相同多核苷酸数的峰的高度相差很大,或者在本来不应该出峰的地方显示出小的峰型,则通常是由于引物或模板而引起的背景。如果在每次加样之间产生小的峰型通常是由临近样品孔的强信号穿光所造成的。如出现一个峰从中间裂开,一般是因为在加样的过程中液滴意外地碰到样品板壁所致。

五、注意事项

（1）PCR 一般进行 45～50 个循环,以消耗掉体系中的引物,因为如果 PCR 体系中有游离的生物素标记的引物会影响后续的单链纯化效率。

（2）单链分离时，一个样品要使用 3 μL 的磁珠，把磁珠混匀后再使用，在漩涡混合器上进行磁珠和生物素的结合，一般振荡的速度为 2500 r/min 左右，保证磁珠处于悬浮状态。

（3）仪器使用前需要预热 60～90 min，以使其 CCD 稳定。

（4）按试剂舱的说明来加各种试剂，加相应试剂的孔的位置要准确。

（5）实验完成后要严格按照操作说明及时清洗试剂舱，试剂舱清洗得当可以使用 20 次，如果发现试剂舱针孔堵塞或者针孔损伤，应更换试剂舱。

六、临床应用

焦磷酸测序法适于对已知的短序列的测序分析，目前的技术完全能满足 2530 个核苷酸的短序列测定，其可重复性和精确性能与 Sanger 测序法相媲美，而速度却大大提高。最近开发的 PQ96MA 和 PQ96HS 系统能在 1 h 内同时对 96 个样品进行 SNPs 分析和基因分析，工作效率大大提高，测序成本大大降低。为高通量、低成本、适时、快速、直观地进行 SNPs 研究和临床检验提供了非常理想的技术操作平台；焦磷酸测序技术不仅可以检测某一位点的突变情况，而且可以区别基因序列上的差异，因此，非常适用于微生物大规模鉴定、分型和突变的研究；焦磷酸测序技术能够快速地检测甲基化的频率，对样品中的甲基化位点进行定性及定量检测；此外，焦磷酸测序技术还可以用于人 cDNA 文库分析、基因组中的单倍型分析和法医鉴定等。

七、思考题

（一）选择题

1. 焦磷酸测序反应中未与模板结合的 dNTP 被以下哪种酶降解？（　　　）

A. DNA 聚合酶　　　　　　　　B. ATP 硫酸化酶　　　　　　　　C. 荧光素酶

D. 三磷酸腺苷双磷酸酶　　　　E. DNA 连接酶

2. 焦磷酸测序反应体系不需要以下哪种酶？（　　　）

A. DNA 聚合酶　　　　　　　　B. ATP 硫酸化酶　　　　　　　　C. 荧光素酶

D. 三磷酸腺苷双磷酸酶　　　　E. DNA 连接酶

3. 以下哪项不属于焦磷酸测序的应用范围？（　　　）

A. 微生物鉴定　　　　　　　　B. SNP 分析　　　　　　　　　　C. 法医鉴定

D. 分子克隆　　　　　　　　　E. 肿瘤基因甲基化研究

（二）问答题

1. 影响焦磷酸测序法测序结果的主要因素有哪些？

2. 如何根据荧光信号峰来判断焦磷酸测序反应中碱基的数目和种类？

3. 焦磷酸测序前的 PCR 反应通常要进行多少个循环，为什么？

（庄文越）

实验十八　高通量测序法

一、目的与原理

（一）目的

熟悉高通量测序法的原理；了解高通量测序的操作流程。

（二）原理

自然情况下，DNA 聚合酶将 1 个核苷酸渗入到 DNA 分子中就会释放出 1 个 H$^+$，导致局部酸

NOTE

碱度发生变化。如果发生结合,就会释放 H+,相应的溶液 pH 下降,被离子传感器检测到,从而转换为数字信号。如果检测 DNA 链上有两个相同的碱基,检测到的电压双倍,芯片则记录两个相同的碱基。如果模板到达的那个核苷酸与微芯片上的核苷酸不匹配,则检测不到电压,也不会记录碱基。

二、器材与试剂

(一) 器材

Ion OneTouch™ 2、Ion OneTouch™ ES、Ion Torrent PGM™ 测序仪、Ion 3 14™ 芯片、Ion 318™ 芯片、3130XL 遗传分析仪、PCR 扩增仪、台式高速离心机、移液器、经高压灭菌后的 Eppendorf 管、0.2 mL PCR 反应管等。

(二) 试剂

DNA IQ™ Casework 试剂盒、Quantifiler™ Human DNA 定量试剂盒、Quantifiler™ Trio DNA 定量试剂盒、Ion AmpliSeq™ 文库构建试剂盒、HID-Ion AmpliSeq™ 身份鉴定引物组、Ion Xpress™ 1~96 标签、Ion Library Quantitation 试剂盒、Ion PGM Template OT2 200 试剂盒、Ion PGM Sequencing 200 v2 试剂盒、无酶水、无水乙醇、10 mol/L NaOH 溶液。

三、实验流程

(一) DNA 文库的构建

1. 末端修复

(1) 沿锡箔纸封口袋顶部切口位置撕开试剂包装袋。

(2) 取出一支管盖呈蓝色的 1.5 mL 离心管用于末端修复反应。每支 1.5 mL 离心管中所含的冻干粉试剂可供一次文库构建反应使用。

(3) 如有需要,可瞬时离心以确保冻干粉聚集于离心管底。

(4) 按表 2-13 建立末端修复反应体系。

表 2-13　末端修复反应体系

组分	用量/μL
dsDNA 片段(10~1000 ng)	X
ddH$_2$O	$100-X$
总体系	100

(5) 用移液器轻柔吸打 6~8 次,混匀反应体系。

(6) 20 ℃孵育 30 min。

(7) 使用 AMPure XP 磁珠纯化末端修复产物。

(8) 纯化开始前将 AMPure XP 磁珠平衡至室温。

(9) 使用前将 AMPure XP 磁珠涡旋使其充分悬浮。

(10) 若反应管与磁力架不兼容,可将末端补平反应液转移至与磁力架兼容的离心管中。

注:此离心管须能够容纳 260 μL 液体。

(11) 每 100 μL 末端修复反应液中加入 160 μL AMPure XP 磁珠,吸打混匀至少 5 次。

(12) 室温放置 5 min。

(13) 将含磁珠的反应液置磁力架上 3 min,待溶液变清澈。

(14) 用移液器分两次吸除上清液,每次 128 μL。注意在吸入上清液的过程中不要扰动磁珠,除去上清液后管底剩余少量液体不影响后续试验。

(15) 保持反应管置于磁力架上,向反应管管底轻柔加入 200 μL 80%乙醇(注意不要扰动磁

NOTE

76

珠),室温孵育 30 s。

(16) 小心去除 80％乙醇(约 200 μL),不要扰动磁珠。

(17) 用 80％乙醇重复洗涤 1 次(步骤(15)至(16))。

(18) 将反应管瞬时离心后置于磁力架上,使用 20 μL 以下量程的移液器小心去除管底残留的乙醇。

(19) 将反应管开盖置于磁力架上,室温干燥 5 min。

(20) 将反应管从磁力架上取下,加入 52.5 μL 洗脱缓冲液(10 mmol/L Tris-HCl,pH 8.0；10 mmol/L Tris,0.1 mmol/L EDTA,pH 8.0 或者去离子水)。用移液器吸打使磁珠悬浮。

(21) 将反应管置于磁力架上 3 min,待溶液澄清。小心吸取上清液至新离心管。

(22) 立刻进入 A 尾添加程序或将产物保存于 −20 ℃(末端补平产物可在 −20 ℃保存 7 天)。

2. A 尾添加

(1) 沿锡箔纸封口袋顶部切口位置撕开试剂包装袋。

(2) 取出一支管盖呈黄色的 1.5 mL 离心管用于 A 尾添加反应。每支 1.5 mL 离心管中所含的冻干粉试剂可供一次文库构建反应使用。

(3) 如有需要,可瞬时离心以确保冻干粉聚集于离心管底。

(4) 向反应管内加入 50 μL 末端修复后的 DNA 纯化产物(末端修复步骤中的(22))。

(5) 用移液器轻柔吸打 6~8 次,混匀反应体系。

(6) 30 ℃孵育 30 min。

(7) 使用 AMPure XP 磁珠纯化 A 尾添加产物。

(8) 纯化开始前将 AMPure XP 磁珠平衡至室温。

(9) 使用前将 AMPure XP 磁珠涡旋使其充分悬浮。

(10) 若反应管与磁力架不兼容,可将 A 尾添加反应液转移至与磁力架兼容的离心管中。

注:此离心管须能够容纳 200 μL 液体。

(11) 每 50 μL 末端修复反应液中加入 90 μL AMPure XP 磁珠,吸打混匀至少 5 次。

(12) 室温放置 5 min。

(13) 将含磁珠的反应液置磁力架上 3 min,待溶液变清澈。

(14) 用移液器吸除上清液,约 135 μL。

注:吸入上清液的过程中不要扰动磁珠,除去上清液后管底剩余少量液体不影响后续试验。

(15) 保持反应管置于磁力架上,向反应管管底轻柔加入 200 μL 80％乙醇(注意不要扰动磁珠),室温孵育 30 s。

(16) 小心去除 80％乙醇(约 200 μL),不要扰动磁珠。

(17) 用 80％乙醇重复洗涤一次(步骤(15)至(16))。

(18) 将反应管瞬时离心后置于磁力架上,使用 20 μL 以下量程的移液器小心去除管底残留的乙醇。

(19) 将反应管开盖置于磁力架上,室温干燥 5 min。磁珠干燥期间请计算接头连接过程中所需的 DNA 量(X)以及接头用量(接头连接步骤中的(4))。

注:文库 DNA 与接头在适当的摩尔比范围内可以增加接头连接效率,进而提高文库质量和丰度。另外,使用过小体积溶液洗脱会造成 DNA 得率显著降低,故应使 $X \geqslant 20$ μL。

(20) 将反应管从磁力架上取下,加入 $(X + 2.5)$ μL 洗脱缓冲液 10 mmol/L Tris-HCl,pH 8.0；10 mmol/L Tris,0.1 mmol/L EDTA,pH 8.0 或者去离子水。用移液器吸打使磁珠悬浮。

(21) 将反应管置于磁力架上 3 min,待溶液澄清。小心吸取上清液至新离心管。

(22) 直接进入接头连接步骤或将产物保存于 −20 ℃(添加 A 尾后的 DNA 产物可在 −20 ℃保存 7 天)。

NOTE

3. 接头连接

（1）沿锡箔纸封口袋顶部切口位置撕开试剂包装袋。

（2）取出一支管盖呈紫色的 1.5 mL 离心管用于末端修复反应。每支 1.5 mL 离心管中所含的冻干粉试剂可供一次文库构建反应使用。

（3）如有需要，可瞬时离心以确保冻干粉聚集于离心管底。

（4）按表 2-14 建立接头连接反应体系。

表 2-14　接头连接反应体系

组分	用量/μL
添加 A 尾后 DNA 纯化产物	X
DNA 接头	Y
总体系	50

注：本试剂盒中不含 DNA 接头。接头用量需根据文库 DNA 片段用量进行调整。推荐接头产品为 TIANGEN 的 TIANSeq Single-Indexed Adapter (Illumina® Platforms)(NG214-01/02/03)。该产品说明书中详细给出了不同情况下，DNA 片段与接头的最佳摩尔比供客户参考。若使用其他公司的接头产品，则需参考其说明书进行操作。

（5）用移液器轻柔吸打 6~8 次混匀反应体系。

（6）20 ℃孵育 15 min。

（7）使用 AMPure XP 磁珠纯化末端修复产物。

（8）纯化开始前将 AMPure XP 磁珠平衡至室温。

（9）使用前将 AMPure XP 磁珠涡旋使其充分悬浮。

（10）若反应管与磁力架不兼容，可将末端补平反应液转移到与磁力架兼容的离心管中。

注：此离心管须能够容纳 200 μL 液体。

（11）每 50 μL 末端修复反应液中加入 50 μL AMPure XP 磁珠，吸打混匀至少 5 次。

（12）室温放置 5 min。

（13）将含磁珠的反应液置磁力架上 3 min，待溶液变清澈。

（14）用移液器吸除上清液，约 95 μL。

注：在吸入上清液的过程中不要扰动磁珠，除去上清液后管底剩余少量液体不影响后续试验。

（15）保持反应管置于磁力架上，向反应管管底轻柔加入 200 μL 80%乙醇（注意不要扰动磁珠），室温孵育 30 s。

（16）小心去除 80%乙醇（约 200 μL），不要扰动磁珠。

（17）用 80%乙醇重复洗涤 1 次（步骤（15）至（16））。

（18）将反应管瞬时离心后置于磁力架上，使用 20 μL 以下量程的移液器小心去除管底残留的乙醇。

（19）将反应管开盖置于磁力架上，室温干燥 5 min。磁珠干燥期间请计算片段筛选过程中所需的 DNA 量（Z）。

注：由于不同的片段选择方法所需的上样量不同，用户可以根据后续片段筛选方法确定接头连接产物的洗脱体积（Z+2.5 μL）。其中，推荐 Z 的取值范围为 20≤Z≤100。如果不进行片段筛选，则推荐再次使用 AMPure XP 磁珠进行纯化以降低接头污染（50 μL 接头连接产物加入 50 μL 磁珠，Z＝50 μL）。

（20）将反应管从磁力架上取下，加入（Z+2.5）μL 洗脱缓冲液（10 mmol/L Tris-HCl，pH 8.0；10 mmol/L Tris，0.1 mmol/L EDTA，pH 8.0 或者去离子水）。用移液器吸打使磁珠悬浮。

（21）将反应管置于磁力架上 3 min，待溶液澄清。小心吸取上清液至新离心管。

（22）小心吸取上清液 Z μL 至新离心管，直接进入相关说明书具体操作或将产物保存于 -20 ℃（接头连接后的 DNA 产物可在 -20 ℃保存 7 天）。

（二）片段筛选

（1）将平衡至室温的磁珠结合液 DM 振荡混匀,取适当体积的磁珠结合液 DM 加入待分选的 DNA 片段中充分混匀(加入磁珠结合液 DM 的用量可参照表 2-15),室温静置 5 min(期间混匀一次)。

表 2-15　DNA 片段分选推荐磁珠结合液 DM 用量

打断片段平均长度/bp		~100	~200	~300	~480	~780
文库片段平均长度/bp （打断片段＋接头）		~220	~320	~420	~600	~900
磁珠用量	第一次筛选	0.7 倍	0.6 倍	0.5 倍	0.4 倍	0.3 倍
	第二次筛选	0.1 倍	0.1 倍	0.1 倍	0.1 倍	0.1 倍

（2）瞬时离心将溶液离心至管底,将离心管放置于磁力架上静置 2～5 min,待磁珠完全吸附后转移上清液至新的离心管中(切勿吸到磁珠,建议留存 2～3 μL 上清液),弃磁珠。

（3）加入转移上清液体积 0.1 倍的磁珠结合液 DM,充分混匀后室温静置 5 min(期间混匀 1 次)。

（4）将离心管放置于磁力架上吸附 2～5 min,待磁珠完全贴壁后,用移液器小心去除上清液。注意:步骤(4)、(5)和(6)均需在磁力架上操作,切勿将离心管从磁力架上移开。

（5）向步骤(4)的离心管中加入 200 μL 80％乙醇溶液(现用现配),轻轻吹打 3～5 次(不要吹打磁珠),磁力架上静置 2 min,用移液器小心去除上清液。

（6）重复步骤(5)。

（7）用移液器尽量去除液体,室温晾干 2～5 min,将离心管从磁力架上取下,加入 25 μL 洗脱缓冲液 TB,用枪吹打 3～5 次充分混匀,室温静置 3～5 min。注意:磁珠在室温晾干切勿超过 5 min,过度干燥严重影响洗脱效率,45 ℃加热洗脱可以提高洗脱效率。

（8）将离心管放置于磁力架上静置 2～5 min,待磁珠完全吸附后,将上清液转移至一个新离心管中,并于适当条件保存,或直接用于 NGS 文库构建的 PCR 富集反应。

（三）文库扩增

（1）将 2×HiFi PCR MasterMix 和 10×P5/P7 Primers Mix 置于冰上熔化,短暂混匀。

（2）按表 2-16 设置 PCR 仪反应程序,开启热盖,温度设置于 105 ℃。

表 2-16　PCR 反应程序

步骤	温度	时间	循环数
1	98 ℃	2 min	1
2	98 ℃	20 s	
3	60 ℃	30 s	6～12
4	72 ℃	30 s	
5	72 ℃	1 min	1
6	4 ℃	保持温度	1

＊注:根据 DNA 的质量和上样量确定 PCR 循环数。一般而言,对于 100、10、1 ng 文库起始 DNA,在进行 PCR 富集时分别需要扩增 6、10、12 个循环。如果在 PCR 富集之前经过片段大小筛选步骤,则建议在原有基础上再增加 2～4 个循环;如果 DNA 质量较差,则建议在原有基础上再增加 1～3 个循环。

（3）按照表 2-17 配制 PCR 体系,注意此步骤需于冰浴中操作。

NOTE

表 2-17　PCR 反应体系

组分名称	体积/μL
2×HiFi PCR MasterMix	25
10×P5/P7 Primers Mix	5
总体积	30

注:对于多个样品,请计算所需试剂的总体积并在此基础上额外添加 10%,以避免分装过程中枪头挂壁损失而导致试剂体积不足。

(4) 将纯化后的带有 adapter 的文库连接产物 20 μL 转移至 PCR 管中,加入 30 μL 步骤(3)中配制好的 PCR 反应液,轻柔吸打 6~8 次混匀。

注:配制反应体系时,全程将反应管置于冰上进行操作。

(5) 瞬时离心后将 PCR 反应管置于 PCR 仪内,按步骤(2)反应程序进行扩增。

(6) 当 PCR 样品温度降至 4 ℃时,将 PCR 产物取出并使用 1×体积(50 μL)Agencourt AMPure XP 磁珠进行纯化。

①将 Agencourt AMPure XP 磁珠置于室温平衡 20 min。

②涡旋 Agencourt AMPure XP 磁珠使充分悬浮,加入 50 μL 磁珠至 PCR 产物中,充分吸打混匀。

③室温孵育 5 min,将反应管置于磁力架上 1~2 min,至磁珠完全贴壁后,用移液器小心移除上清液。

④从磁力架上取下反应管,加入 200 μL 80%乙醇洗涤,轻弹混匀洗涤磁珠。将反应管置于磁力架上 1~2 min,至磁珠充分贴壁,弃上清液,回收磁珠。

⑤重复步骤④1 次。

⑥将含有磁珠的反应管置磁力架上,开盖室温晾干 10 min 至干燥为止。注:不要过分干燥磁珠,否则会造成得率降低。

⑦加入 32.5 μL 10 mmol/L Tris-HCl(pH 8.0)至离心管内并使用移液器吸打使磁珠充分悬浮。使用磁力架使磁珠充分贴壁后,转移 30 μL 上清液至新的离心管中。

(四) 上机测序

(1) 准备新鲜配制的 NaOH,将其浓度调整到 0.1 mol/L;取 0.1 mol/L 的 NaOH(10 μL)与 2 nmol/L 的文库(10 μL)进行混合,离心,室温放置 5 min,然后冰上放置。然后将 20 μL 已经变性成单链 DNA 的 DNA 文库加入 980 μL 预冷的 HT1(Hybridization buffer)中,使文库的终浓度为 20 pmol/L,冰上放置。根据情况再将文库进行稀释,方法如下:

最终浓度	10 pmol/L	12 pmol/L	15 pmol/L	18 pmol/L	20 pmol/L
20 pmol/L 的变性 DNA	500 μL	600 μL	750 μL	900 μL	1000 μL
预冷 HT1	500 μL	400 μL	250 μL	100 μL	0 μL

(2) 采用 Ion PGM Template OT2 200 试剂盒在 Ion OneTouch™ 2 上进行乳液 PCR。

①乳液 PCR 体系:无酶水 25 μL,Reagent Mix 500 μL,Reagent B 300 μL,酶混合物 50 μL,稀释后的文库 25 μL,ISP 微珠 100 μL。

②设备操作:将配制好的体系加入反应器中,将反应器安装在 Ion OneTouch™2 上,选定程序,开始乳液 PCR。

(3) 在 Ion OneTouch™ ES 上富集模板阳性的 Ion Sphere™微珠。

(4) 采用 Ion PGM Sequencing 200 v2 试剂盒在 PGM™平台上测序。根据测序通量,本实验选择使用 Ion 314 型和 Ion 318 型芯片。

四、结果分析

(1) 运用 Torrent Suite™ v4.3 数据分析软件对测序得到的原始信号进行收集和转换,再结合

NOTE

HID SNP Genotyper plugin v4.3 和 Coverage Analysis 插件对结果进一步分析,得到基因分型、测序深度等信息。

（2）运用 Plink v1.07 软件进行连锁分析。运用 Arlequin v3.1 软件进行 Hardy-Weinberg-T 衡（HWE）检验及期望杂合度（He）计算和群体遗传学比较。

（3）运用 PowerStatsj.2t91 软件计算偶合概率（MP）、个体识别能力（DP）、多态信息含量（PIC）、非父排除率（PE）和亲权指数（PI）。计算累积无关个体偶合概率（CMP）、累积个人识别概率（CDP）、累积非父排除率（CPE）和单倍型多样性（rtD）等法医学参数。

五、注意事项

（1）操作过程请注意避免核酸样品和产物之间的交叉污染。

（2）请使用不含 RNA 酶或 DNA 酶的枪头、EP 管进行实验。

（3）实验开始前,请清洁操作台,并使用 RNA 酶及 DNA 酶清除试剂,如 RNase Away（Molecular BioProducts,Inc）处理台面。确保没有 RNA 酶和 DNA 酶的污染。

（4）进行文库扩增前,请确保 PCR 仪已经调试好并处于稳定的状态。

（5）实验前请仔细阅读说明书,如果需要暂停试验,或者无需立即进行下游实验。可根据说明书推荐将实验产物保存于 -20 ℃ 并安排后续实验。

（6）磁珠结合液 DM 于 4 ℃ 储存,避免冻存,实验前将磁珠结合液 DM 从 4 ℃ 取出,室温放置 20 min 使磁珠平衡至室温。

（7）由于部分反应体系中的成分可能会对分选片段的长度产生影响,因此需要根据具体情况调整所加入磁珠的体积。

（8）纯化小的 DNA 片段（200 bp 以下）,可加入 1.4 倍或 1.8 倍的磁珠结合液 DM 进行纯化回收,提高回收效率。

（9）本试剂盒中所使用的 80％乙醇需自行准备,建议现用现配,且在使用 80％乙醇进行洗涤的过程中,不要将试管从磁力架上转移。

六、临床应用

1997 年,LO 团队发现了孕妇外周血中存在有胎儿的游离 DNA,而高通量测序技术可以针对序列 DNA 进行精准的测序。2010 年,LO 团队借助测序技术完成了胎儿的全部基因组图谱的绘制,证实了利用 cell free fetal DNA（cffDNA）进行胎儿基因检测是完全可行的。目前应用高通量测序技术的三体综合征产前基因诊断技术已经开展临床试点。

通过探针法捕获基因组中全部外显子序列,然后使用高通量测序技术对外显子测序,可以直接发现与蛋白质功能变异相关的遗传突变。相对于全基因组测序,外显子测序更加的经济。

七、思考题

（一）选择题

1. 文库扩增中如果 DNA 的质量是 10 ng,需要的循环数是（　　）。

A.6　　　　　B.10　　　　　C.12　　　　　D.16　　　　　E.18

2. 在高通量测序中应用的 PCR 技术是以下哪种？（　　）

A.乳液 PCR　　B.巢式 PCR　　C.原位 PCR　　D.锚定 PCR　　E.免疫 PCR

3. 高通量测序实验过程中为防止 DNA 和 RNA 的降解需要注意避免以下哪种污染？（　　）

A.DNA　　　　B.细菌　　　　C.病毒　　　　D.核酸酶　　　　E.RNA

（二）问答题

1. 影响高通量测序结果的主要因素有哪些？

2. 列表比较双脱氧链终止测序、焦磷酸测序和高通量测序的技术特点。

NOTE

3. 阐述高通量测序的应用范围。

（庄文越）

第七节　生物信息分析技术

生物信息学（bioinformatics）是生命科学、计算机科学与数学相结合的一门新型交叉学科，主要通过综合运用数理统计方法、计算机和生物学工具，对生物信息数据进行采集、处理、存储、传播和分析等，从而阐述大量数据所蕴含的生物学规律与意义。医学与生命科学领域正在经历从实验到数据积累与分析及生物信息分析技术指导下的实验验证的转变。在精准医学时代，生物信息分析技术将会发挥越来越大的作用。

实验十九　引物设计方法

一、目的与原理

（一）目的

掌握引物设计的基本原理和基本操作；熟悉 Primer Premier 5.0 软件的使用方法；了解引物设计的注意事项。

（二）原理

引物设计与筛选可通过生物信息学软件和相关网站完成，目前常用 Primer Premier 5.0 软件进行引物设计。在引物设计过程中，要遵循引物设计的如下原则。

（1）引物序列长度在 18～24 bp 最佳，过短易形成错配，过长易降低特异性和产量。

（2）引物序列的 GC 含量在 40%～60% 最佳，且上下游引物序列 GC 含量的差异不要太大，3′端最后 5 个碱基最好不要富含 GC，特别是连续 3 个的 G 或 C。

（3）避免形成稳定的引物二聚体和发夹结构。

（4）在模板的保守区域设计引物，且引物与非扩增区无同源序列。

（5）引物所对应模板位置序列的 T_m 在 72 ℃左右可使复性条件最佳，T_m 的计算有多种方法，如按公式 $T_m = 4(G+C) + 2(A+T)$。

（6）引物 5′端常用来引进修饰位点或标记物。引物 3′端不可修饰且避免在引物的 3′端使用碱基 A。

（7）引物序列 3′端不能出现 3 个以上的连续碱基，如 GGG 或 CCC，也会使错误概率增加。

（8）DNA 双链所形成的自由能 G 反映了双链结构内部碱基对的相对稳定性。引物 3′端 G 较低（绝对值不超过 9），而 5′端和中间 G 相对较高。引物 3′端的 G 过高，容易在错配位点形成双链结构并引发 DNA 聚合反应。

本实验以解脲脲原体 3 型（Ureaplasma parvum strain hebnu uu3），基因名称为 CEG42-00110 为例进行引物设计。

二、软件和网站

1. **软件**　Primer Premier 5.0。

2. **网站**　NCBI（http://www.ncbi.nlm.nih.gov/）。

三、实验流程

1. **模板序列下载**　根据待检特定基因，以"Ureaplasma parvum strain hebnu uu3"为检索词在

NCBI 网站(http://www.ncbi.nlm.nih.gov/pubmed)查询序列,并复制。

2. 引物设计 打开 Primer Premier 5.0 软件,点击"File",选择"New",点击"DNA sequence",在弹出的对话框中复制粘贴解脲脲原体 3 型基因序列,参见彩图 1。

点击"Primer";再点击"Search" 按钮,出现"Search Criteria"界面,搜索目的(Seach For)有三种选项,PCR 引物(PCR Primers),测序引物(Sequencing Primers),杂交探针(Hybridization Probes)。搜索类型(Search Type)可选择分别或同时查找上、下游引物(Sense/Anti-sense Primer,或 Both),或者成对查找(Pairs),或者分别以适合上、下游引物为主(Compatible with Sense/Anti-sense Primer)。另外还可改变选择区域(Search Ranges),引物长度(Primer Length),选择方式(Search Mode),参数选择(Search Parameters)等。使用者可根据自己的需要调整各项参数。如果没有特殊要求,建议使用默认设置。可根据实际要求调整参数,参见彩图 2。点击"OK",在"Search Progress"界面中显示"Search Completed"时,再点击"OK",参见彩图 3。

搜索结果有 Sense(上游引物)、Anti-sense(下游引物)、Pairs(成对)三种显示方式。通常默认为成对显示,并按 Rating(优劣次序)排列,在确定待扩增目的片段在上下游引物区间后,选择得分高、质量好(Search Result 界面左下侧代表质量,全部为 None 是最好),同时考虑两个引物的 T_m 相近的为最佳,参见彩图 4。

四、结果分析

本实验以解脲脲原体 3 型基因为例进行引物设计。设计的最佳引物序列为上游 5′-TTTATTTGAAACAGGCATTC-3′,下游 5′-ATGGTTAGCAAAACTACGAC-3′。

五、注意事项

(1) Primer Premier 5.0 用于引物设计效果好且普遍,但它计算 T_m 的方法有待改进,也可选择 Oligo 6.0 软件进一步验证引物设计结果。

(2) 设计引物要结合实验情况综合考虑,不能单独看一个指标或软件的评分。

六、临床应用

引物设计是 PCR 扩增实验的基本操作,可用于病原生物、肿瘤标记物和个体识别等相关基因的扩增实验中,通过 PCR 引物设计,找到一对合适的核苷酸片段,使其能有效地扩增模板 DNA 序列。引物的优劣直接关系到 PCR 的特异性和成功与否。

七、思考题

(一) 选择题

1. 引物序列的 GC 含量在( )最佳。

A. 40%～60% B. 100% C. 10%～40% D. 70%～80% E. 80%～90%

2. 引物序列长度在( )最佳,过短易形成错配,过长易降低特异性和产量。

A. 10～15 bp B. 18～24 bp C. 30～40 bp D. 50～60 bp E. 45～54 bp

3. 引物( )常用来引进修饰位点或标记物。

A. 引物内部任意位置 B. 除了 5′端任意位置 C. 5′端

D. 3′端 E. 中间任意位置

(二) 问答题

1. 如何确保设计引物的特异性?

2. 引物设计常用软件有哪些?

3. 引物设计可以应用在哪些实验领域?

(王文栋)

<h1 style="text-align:center">实验二十　序列比对分析</h1>

一、目的与原理

（一）目的

掌握序列比对的基本原理；熟悉 NCBI 序列检索和 ClustalX 软件的使用方法；了解序列比对的主要应用。

（二）原理

序列比对分析是生物信息学基本分析方法之一。序列比对的基本思想是基于分子生物学中生物信息大分子（DNA、RNA 和蛋白质）的序列（一级结构）决定结构，结构决定功能的普遍规律，将核酸和蛋白质序列均看成由基本字符（即碱基和氨基酸残基）组成的字符串，检测不同序列之间的相似性，发现生物序列中蕴含的功能、结构和进化的信息。在生物信息学处理中，序列比对可根据待比对序列条数，划分为双序列比对和多序列比对：①找出两条序列之间的某种相似性关系，称为双序列比对；②把两个以上序列对齐，比较其字符的异同，发现其共同的结构特征的方法称为多序列比对。序列比对可发现不同序列的相似部分，从而推断它们在结构和功能上的相似关系，主要用于分子进化关系、空间结构、功能预测与建模、电子克隆和基因组序列分析等。

二、软件和网站

1. 软件　ClustalX 软件。

2. 网站　NCBI（http://www.ncbi.nlm.nih.gov/）。

三、实验流程

1. 检索序列　登录 NCBI 主页，如图 2-5 所示，输入基因名称，点击"Search"查找基因的 FASTA 序列，并复制粘贴到 txt 文本中。

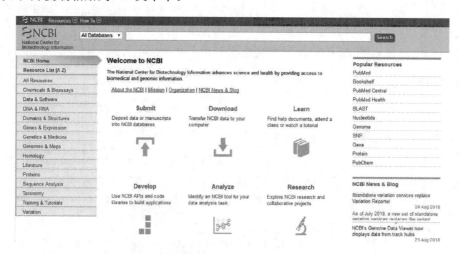

图 2-5　NCBI 主页

2. 将 txt 文本中的序列信息导入到 ClustalX 软件　点击"File"，选择"Load Sequence"，将文本序列加载到 ClustalX 软件。如图 2-6 所示。

3. 序列比对　点击"Alignment"，选择的"Do Complete Alignment"进行全局比对，参见彩图 5。

4. 序列比对结果输出　如图 2-7 所示，点击"OK"，执行序列比对。

NOTE

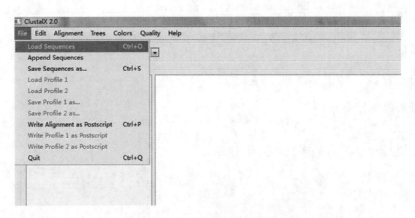

图 2-6 ClustalX 序列导入界面

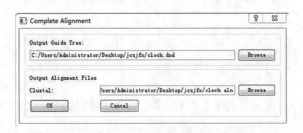

图 2-7 ClustalX 序列比对执行界面

四、结果分析

序列比对结果参见彩图 6。

五、注意事项

序列比对时需要把基因以 FASTA 序列格式复制粘贴到 txt 文本中。FASTA 序列格式是一种基于文本,用于表示核酸序列或多肽序列的格式,以">"开头,在序列前添加序列名及注释,另起一行用单个字母来表示序列。例如 FASTA 序列格式:

>AAS65057.2 clock,isoform H[Drosophila melanogaster]

MTIYDLAYEMDHEALLNIFMNPTPVIEPRQTDISSSNQITFYTHLRRGGMEKVDANAYEL-
VKFVGYFRNDTNTSTGSSSEVSNGSNGQPAVLPRIFQQNPNAEVDKKLVFVGTGRVQNP-
QLIREMSIIDPTSNEFTSKHSMEWKFLFLDHRAPPIIGYMPFEVLGTSGYDYYHFDDLDSIV-
ACH

六、临床应用

生物信息学的研究从生物信息大分子即核酸和蛋白质序列出发,从大量的序列信息中获取基因结构、功能和进化等信息。从序列的片段测定、拼接、基因的表达分析,到 RNA 和蛋白质的结构功能预测,再到临床中病原生物的分类、疾病相关蛋白、基因的分型和物种亲缘树的构建都需要借助序列比对作为研究手段。

七、思考题

(一)选择题

1. 序列比对时需要把基因以( )序列格式复制粘贴到 txt 文本中。

A. FASTA　　　B. TXT　　　　C. BLAST　　D. DOC　　　　E. meg

2. 把两个以上序列对齐,比较其字符的异同,发现其共同的结构特征的方法称为( )。

NOTE

A. 电子克隆　　　B. FASTA　　　C. 序列拼接　　　D. BLAST　　　E. 多序列比对

3. FASTA 序列格式是一种基于文本表示核酸序列或多肽序列的格式,以(　　)开头。

A. *　　　　　B. >　　　　　C. <　　　　　D. +　　　　　E. %

（二）问答题

1. 什么是双序列比对?

2. 什么是多序列比对?

3. 提交使用 ClustalX 进行多重序列比对的结果。

（王文栋）

实验二十一　分子系统发育分析

一、目的与原理

（一）目的

掌握分子系统发育分析的基本原理;熟悉 MEGA 软件的使用方法;了解分子系统发育分析的主要应用。

（二）原理

根据生物大分子(核酸或蛋白质)序列比对差异的数值,构建类似树状分支的图形,体现物种之间亲缘关系的过程,称为分子系统发育分析,所构建的树形图称为分子进化树或系统发育树,多序列比对是构建分子进化树的基础。分子进化树可以体现生物大分子(即蛋白质和核酸)的演变,为生物进化过程提供佐证,是深入研究进化机制的重要依据。分子进化树计算速度为距离法＞最大简约法＞最大似然法。分子进化树常用方法如下。

（1）最大简约法(maximum parsimony,MP),适用于序列有很高相似性时。

（2）距离法(distance),适用于序列有较高相似性时。

（3）最大似然法(maximum likelihood,ML),可用于任何相关序列集合。

二、软件和网站

1. 软件　ClustalX 2.0、MEGA 7.0 软件。

2. 网站　NCBI(http://www.ncbi.nlm.nih.gov/)。

三、实验流程

（1）确定查询序列。

（2）将 txt 文本中的序列信息导入 ClustalX 2.0 软件。

（3）序列比对。

（4）序列比对结果输出(实验步骤一到步骤四同实验二十)。

（5）打开 MEGA 7.0 软件,进行格式转化。打开 MEGA 7.0 软件,点击"File",选择"Convert File Format to MEGA",将序列比对的结果导入 MEGA 7.0 软件,如图 2-8 所示。点击对话框中的"OK",将 aln 格式的序列比对结果转化成 MEGA 7.0 指定的 meg 格式,如图 2-9 所示。

（6）构建分子进化树。打开 MEGA 7.0 软件,点击"Analysis",选择"Phylogeny",点击"Construct/Test UPGMA Tree",如图 2-10 所示。

本实验以 7 个物种的 CLOCK 蛋白为例构建分子进化树,在对话框(图 2-11)中,选择"Protein Sequences",点击"OK"。在图 2-12 对话框中点击"Compute",开始进行数据运算。

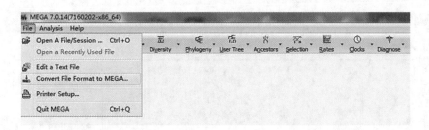

图 2-8 MEGA 7.0 软件操作界面

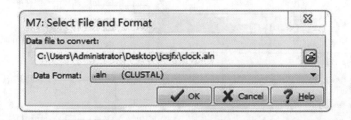

图 2-9 MEGA 7.0 软件格式转化界面

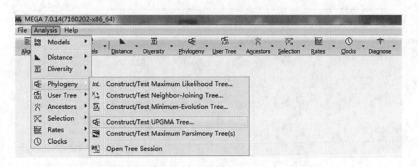

图 2-10 MEGA 7.0 软件构建分子进化树界面

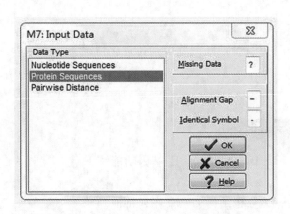

图 2-11 MEGA 7.0 软件数据类型选择界面

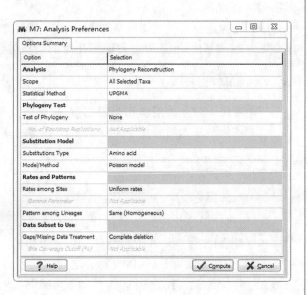

图 2-12 MEGA 7.0 软件数据运算界面

四、结果分析

分子系统发育分析结果见图 2-13。可见脊椎动物的 CLOCK 蛋白的亲缘关系较近，聚为一类，与非脊椎动物果蝇的 CLOCK 蛋白的亲缘关系相对较远。

NOTE

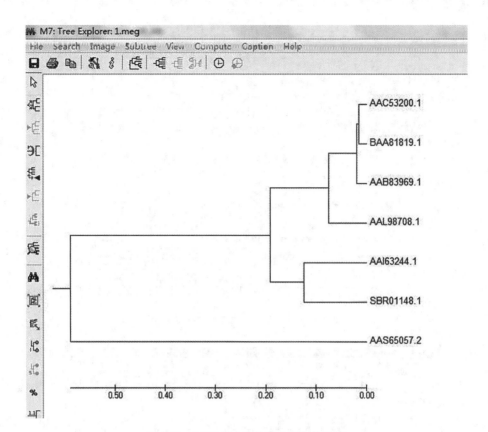

图 2-13　MEGA 7.0 软件数据运算界面

五、注意事项

（1）构建分子进化树时首先要进行序列比对,并将比对结果由 aln 格式转化为 meg 格式,否则无法对数据进行运算。

（2）在构建分子进化树时需要根据实际情况选择数据类型。例如,数据类型是选择碱基序列还是氨基酸残基序列,要看进行序列比对的是核酸还是蛋白质。

六、临床应用

（1）可用于与人类疾病相关的细菌、病毒的分类。

（2）使用全基因组外显子测序数据比对构建分子进化树,推断细胞的遗传进化情况。

七、思考题

（一）选择题

1. 构建分子进化树的基础是什么?（　　）

A. 双序列比对　　B. 多序列比对　　C. 分子结构　　　D. BLAST　　　　E. 基因功能

2. 分子系统发育分析,体现物种之间的（　　）。

A. 基因功能　　　B. 序列信息　　　C. 亲缘关系　　　D. 分子结构　　　E. 序列特征

3. 构建分子进化树时利用 MEGA 7.0 软件进行序列比对后,将比对结果由 aln 格式转化为（　　）格式。

A. FASTA　　　　B. TXT　　　　　C. BLAST　　　　D. DOC　　　　　E. meg

（二）问答题

1. 什么是分子系统发育分析?

2. 构建分子进化树的常用方法有哪些?

NOTE

3. 分子系统发育分析可以应用在哪些方面？

（王文栋）

实验二十二　基因功能与通路分析

一、目的与原理

（一）目的

掌握基因功能富集分析的基本原理；熟悉 DAVID 网络工具和 KEGG 数据库的使用方法；了解基因功能与通路分析的主要应用。

（二）原理

从整体分子水平对基因功能进行研究已经成为基因组学的主要研究任务，对基因进行注释，有利于研究基因表达的调控机制、基因编码蛋白的互作关系及功能。基因本体（gene ontology，GO）是一个在生物信息学领域中广泛使用的基因注释体系，它涵盖生物学的三个方面：细胞组分、分子功能、生物过程，有利于对生物数据的整合与利用。任何一个生物过程都是由多个基因共同参与完成的，这些基因共同发挥作用，是研究某一生物过程的基因集合。基因集富集分析（gene set enrichment analysis，GSEA）是通过使用预定义的基因集（通常来自功能注释或先前实验的结果），将基因按照在两类样品中的差异表达程度排序，然后检验预先设定的基因集合是否在这个排序表的顶端或者底端富集。常用的富集分析方法主要包括超几何检验和 Fisher 精确检验等。京都基因与基因组百科全书（Kyoto encyclopedia of genes and genomes，KEGG），以"理解生物系统的高级功能和实用程序资源库"著称，是系统分析基因功能、基因组信息的数据库，有助于研究者把基因及其表达信息作为一个整体进行研究。本实验通过用于注释、可视化和集成发现的数据库（the database for annotation，visualization and integrated discovery，DAVID）网络工具和 KEGG 数据库对基因进行功能与通路分析。

二、软件和网站

DAVID 网络工具（https：//david．ncifcrf．gov/）和 KEGG 数据库（https：//www．kegg．jp/）。

三、实验流程

（一）利用 DAVID 网络工具进行 GO 功能富集分析

（1）进入 DAVID 网络工具工作界面，如图 2-14 所示。

（2）提交基因列表　DAVID 需要用户提供待研究的基因列表（格式要求为每行一个基因名或 ID，也可以将基因名或 ID 用逗号分隔开），利用分析工具，提取该列表中含有的生物信息。点击"Functional Annotation"按钮，粘贴（Paste a list）或上传（Choose From a File）基因列表文件。本实验以动脉粥样硬化研究的 350 相关基因为例，以基因名称（OFFICIAL_GENE_SYMBOL）上传基因列表（Upload Gene List），基因提交界面如图 2-15 所示。

（3）结果输出　点击"Submit List"提交，点击"select species"选择"Homo sapiens"，即可看到富集分析结果（图 2-16）。点击"GOTERM_BP_FAT"所对应的灰色按钮"Chart"，如图 2-17 所示可以得到 GO 富集分析输出结果界面。点击右上角"Download File"即可下载输出结果。

（二）KEGG 通路分析

查看单个基因，例如锌指蛋白基因 zfp36L 注释到哪些通路，如图 2-18 所示，登录 KEGG 数据库的 KEGG Mapper 界面（https：//www．genome．jp/kegg/tool/map_pathway2．html），在空白框

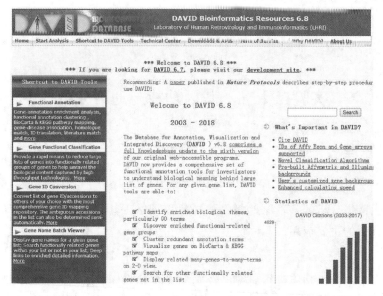

图 2-14　DAVID 操作界面

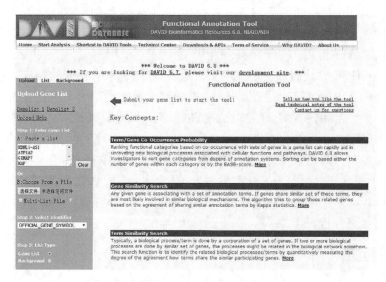

图 2-15　基因提交界面

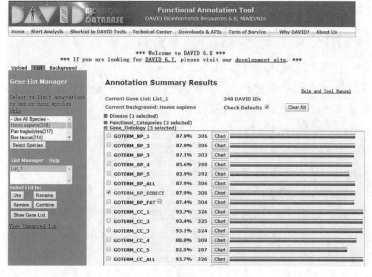

图 2-16　富集分析结果界面

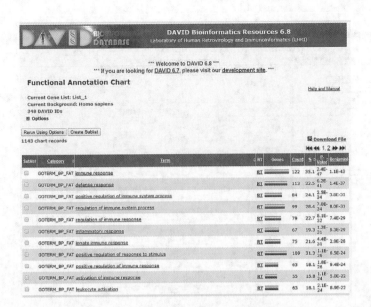

图 2-17　GO 富集分析输出结果界面

中输入 677 blue(677 是 zfp36L 的 Entrez ID 号,blue 代表在通路中用蓝色标注该基因),点击 Exec 按钮进行搜索。

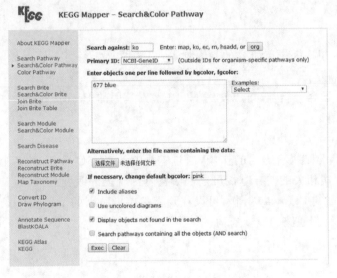

图 2-18　zfp36L 通路查找界面

搜索出的相关通路如下:

Pathway Search Result

Sort by the pathway list

Show all objects

- hsadd04218 Cellular senescence - Homo sapiens (human) (1)

单击 hsadd04218,得到该通路的通路图,如图 2-19 所示。利用此方法可以找到多个基因注释到哪些通路。

四、结果分析

1. GO 富集分析输出　结果见图 2-17,可以下载每个词条中涉及的动脉粥样硬化相关基因和查看相关评分。

NOTE

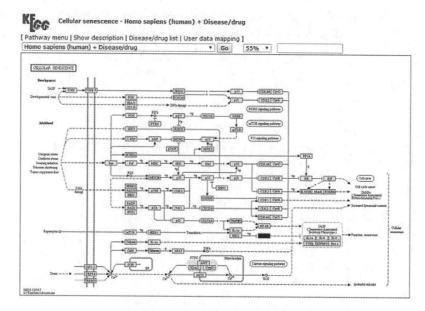

图 2-19 zfp36L 通路结果界面

2. KEGG 通路分析 结果见图 2-19,蓝色标注代表锌指蛋白基因 zfp36L 在 hsadd04218 通路中的位置。

五、注意事项

(1) DAVID 需要用户提供待研究的基因列表,格式要求为每行一个基因名或 ID,也可以将基因名或 ID 用逗号分隔开。

(2) 进行 KEGG 通路分析前,可以使用 NCBI 检索基因的 Entrez ID 号。

六、临床应用

(1) GO 分析对实验结果有提示的作用,通过差异基因的 GO 分析,可以找到富集差异基因的 GO 分类条目,寻找疾病相关的差异基因可能和哪些基因功能的改变有关。

(2) 通过差异基因的 Pathway 分析,可以找到富集差异基因的 Pathway 条目,寻找疾病相关的差异基因可能和哪些细胞通路的改变有关。

七、思考题

(一) 选择题

1. 基因本体是一个在生物信息学领域中广泛使用的基因注释体系,它涵盖生物学的三个方面:(   )、分子功能、生物过程,有利于对生物数据的整合与利用。

A. 细胞结构   B. 生物功能   C. 分子结构   D. 细胞组分   E. 基因功能

2. DAVID 需要用户提供待研究的列表,格式要求为每行一个基因名或(   ),也可以将其用逗号分隔开。

A. ID   B. 序列   C. FASTA   D. 结构   E. 注释

3. 基因集富集分析是通过使用预定义的(   ),将基因按照在两类样品中的差异表达程度排序,然后检验预先设定的基因集合是否在这个排序表的顶端或者底端富集。

A. 登录号   B. 序列   C. 基因集   D. 注释   E. 数据库

(二) 问答题

1. 什么是富集分析?

2. 基因注释的方法有哪些?

3. 进行 KEGG 通路分析前,如何使用 NCBI 检索基因的 Entrez ID 号?

(王文栋)

第八节　分子克隆技术

分子克隆指在体外对 DNA 分子按照既定的目的和方案进行剪切和重新连接,或将 DNA 分子中某个(些)位点进行人工替换或删除,改造基因结构,然后利用转化、转染、感染等方法将重组 DNA 导入宿主细胞,使 DNA 片段得到扩增。DNA 的体外剪切和重新连接是在限制性核酸内切酶、连接酶以及其他修饰酶的参与下进行的。不同目的基因克隆需要使用不同的载体,常用的载体有质粒、噬菌体和黏性质粒等。载体可与外源 DNA 片段在体外连接,构成重组 DNA 分子,导入相应的宿主细胞,在宿主细胞中自行复制和表达。这种利用 DNA 重组技术使基因(或 DNA 片段)通过无性繁殖而产生很多相同拷贝的过程也称为基因克隆、DNA 克隆或分子克隆。分子克隆过程分为分(分离目的基因)、切(对目的基因及载体进行酶切)、连(对酶切过的载体和片段进行连接)、转(重组体导入宿主细胞)、筛(阳性克隆的筛选和鉴定)、表(重组体进行表达)六个过程。下面详细介绍重组体的连接、转化及阳性克隆的筛选等。

实验二十三　感受态细胞的制备

一、目的与原理

(一) 目的

掌握氯化钙转化法制备大肠杆菌感受态细胞的原理,及其在生物工程中的作用;熟悉其他常用的制备感受态细胞的方法;了解感受态细胞在分子克隆中的应用。

(二) 原理

常态的细胞不能摄入外部溶液中的 DNA,所以要转化质粒 DNA 进入大肠杆菌必须首先制备感受态的大肠杆菌细胞。所谓感受态,是指细菌处于容易吸收外源 DNA 的状态。感受态形成后,细胞生理状态会发生改变,如细胞表面正电荷增加,通透性增强,形成能接受外来 DNA 分子的受体位点等。细菌中能制备成感受态细胞的只占极少数。在实验室制备感受态细胞的常用方法为氯化钙转化法,即采用氯化钙($CaCl_2$)处理大肠杆菌细胞,提高其细胞膜的通透性,制备成感受态细胞。

二、器材与试剂

(一) 器材

聚丙烯管(1.5 mL)、恒温摇床、电热恒温培养箱、台式高速离心机、无菌超净工作台、低温冰箱、恒温水浴锅、制冰机、微量移液器、Eppendorf 管。

(二) 试剂

1. 缓冲液和溶液　$CaCl_2 \cdot 2H_2O$(1 mol/L)制备感受态细胞时,取出 10 mL 储存液加 90 mL 纯水稀释至 100 mL,用预先处理的滤膜(0.45 μm)过滤除菌,放置冰上。

2. 培养基　LB 培养液(培养最初的细菌生长物),LB 琼脂板(含适当的抗生素)。

3. 核酸和寡核苷酸　质粒 DNA。

4. TSB 法制备感受态细胞时用到的各种缓冲液

(1) 1 mol/L Mg^{2+}:1 mol/L $MgSO_4$ 和 1 mol/L $MgCl_2$ 等体积混合,用 0.22 μm 滤膜超滤

NOTE

除菌。

（2）TSB 液（30 mL/80 mL 菌液）（现配现用）：PEG3350 3 g；Tryptone 0.3 g；Yeast extract 0.15 g；NaCl 0.3 g；121 ℃，15 min 灭菌后，加入 1 mol/L Mg^{2+} 600 μL，以及 DMSO 3 mL。

三、实验流程

（1）从于 37 ℃培养 16～20 h 的新鲜平板中挑取一个单菌落（直径 2～3 mm），转到一个含有 100 mL LB 或 SOB 培养基的 250 mL 三角烧瓶中。于 37 ℃剧烈振摇培养约 3 h（旋转摇床，300 r/min）。为得到有效转化，活细胞数不应超过 10^8 个/mL，可每隔 20～30 min 测量 A_{600} 来监测培养物的生长情况。

（2）在无菌条件下将细菌转移到一个无菌、一次性使用、用冰预冷的 50 mL 聚丙烯管（Falcon 2070）中，在冰上放置 10 min，使培养物冷却至 0 ℃。切记：下述所有步骤均需无菌操作。

（3）于 4 ℃用 Sorvall GS3 转子（或与其相当的转子）以 4000 r/min 离心 10 min，以回收细胞。

（4）倒出培养液，将管倒置 1 min 以使最后残留的痕量培养液流尽。

（5）以 10 mL 用冰预冷的 0.1 mol/L $CaCl_2$ 重悬每份沉淀，放置于冰浴上。

（6）于 4 ℃以 4000 r/min 离心 10 min，以回收细胞。

（7）倒出培养液，将管倒置 1 min 以使最后残留的痕量培养液流尽。

（8）每 50 mL 初始培养物用 2 mL 用冰预冷的 0.1 mol/L $CaCl_2$ 重悬每份细胞沉淀。此时，可将细胞分成小份，放于 −70 ℃冻存。在这些条件下，尽管长期保存后转化效率会稍有下降，但细胞仍可保持处于感受态。

（9）对于 TSB 法制备感受态细胞，前期的细胞复苏及收集同 $CaCl_2$ 法，到重悬时（步骤 5）加入 20 mL TSB，重悬；之后 4000 r/min，离心，去上清液；加入 10 mL TSB，再加入 15%～20% 甘油，分装保存。

四、结果分析

$CaCl_2$ 法制备的感受态细胞的保存时间较 TSB 法保存时间短，冻存时间或者冻存条件会严重影响感受态细胞的转化率，如果是小规模地使用感受态细胞，建议用 $CaCl_2$ 法制备感受态细胞且最好现用现制。

五、注意事项

（1）实验过程应注意无菌操作。

（2）在制作感受态细胞时，应注意掌握大肠杆菌的培养时间。

（3）整个操作过程均应在冰上进行。用品均需灭菌。

六、临床应用

临床上经常会克隆某些基因的片段或其他序列，克隆之后的分析处理如后期测序、载体构建等的研究会经常涉及感受态细胞的制备，感受态细胞的制备已经成为构建载体必备的实验技术之一。

七、思考题

1. 在实验过程中大肠杆菌的浓度决定着感受态细胞转化的效率，联系以前的课程解释这一现象。

2. 联系实验原理，思考为什么要进行冰浴。

3. $CaCl_2$ 法制备感受态细胞是实验室最常用的一种制备感受态细胞的方法，联系实验原理，思考在哪些方面可以提高感受态细胞的转化率。

NOTE

（王秀青）

实验二十四　DNA 重组与转化

一、目的与原理

（一）目的

掌握 DNA 重组的过程并能独立完成目的片段与载体的连接过程；熟悉常用于转化大肠杆菌的方法，能够在实验室独立完成转化操作并获得一定数量的阳性克隆；了解电转化方法的原理及主要步骤。

（二）原理

1. DNA 重组　将外源 DNA 与载体分子连接，这样重新组合的 DNA 叫作重组体或重组子。DNA 重组的方法主要有黏端连接法和平端连接法。DNA 重组是指在 DNA 连接酶的作用下，有 Mg^{2+}、ATP 存在的连接缓冲系统中，将分别经酶切的载体分子与外源 DNA 分子进行连接。常用的 DNA 连接酶是 T4 噬菌体 DNA 连接酶，它不但能使黏性末端的 DNA 分子连在一起，而且能使平末端的双链 DNA 分子连接起来，但这种连接的效率比黏性末端的连接效率低，一般可通过提高 T4 噬菌体 DNA 连接酶浓度或增加 DNA 浓度来提高平末端的连接效率。如果是单酶切，为了防止载体本身的自身连接，可以用牛小肠碱性磷酸酶（CIP）处理，去掉酶切后 5′ 端的磷酸。这样做能有效防止质粒的自身环化，降低转化的背景，提高重组子的筛出效率。连接反应的温度在 37 ℃ 时有利于连接酶保持活性，但是在这样的温度下，黏性末端的氢键结合是不稳定的。一般的连接条件是在 12～16 ℃，反应 12～16 h（过夜），这样即可最大限度地发挥连接酶的活性，又兼顾到黏性末端短暂配对结构的稳定。

2. 转化（transformation）　一段同源或异源的 DNA 转入受体细胞并得到表达的转移过程。其原理是细菌在 0 ℃ 的 $CaCl_2$ 低渗溶液中，细菌细胞膨胀成球形。转化混合物中的 DNA 形成抗 DNA 酶的羟基-钙磷酸复合物黏附于细胞表面，经 42 ℃ 短时间热击处理，促进细胞吸收 DNA 复合物。将细菌放置在非选择性培养基中保温一段时间，促使在转化过程中获得的新的表型（如 Amp 等）得到表达，然后将此细菌培养物涂在含有相应抗生素的选择性培养基上。

转化目的是把有复制能力，但在细胞外无复制活性的目的基因-载体重组体装入受体细胞（大肠杆菌），使目的基因随载体在细胞内复制、扩增。

本试验需用未经转化的感受态大肠杆菌细胞作为阴性对照；同时用阳性质粒转化的感受态大肠杆菌细胞作为阳性对照。

二、器材与试剂

（一）器材

离心机/转子/离心管、恒温水浴箱、Sorvall SLC-1500 转子（4 ℃）和离心瓶（冰上预冷）、－70 ℃ 冰箱、冰浴槽、无菌的 0.5 mL 离心管、微量离心管、10 μL/100 μL 微量移液器和加样头。

（二）试剂

（1）储存液、缓冲液和试剂的成分见附录，使用时将储存液稀释到合适浓度。

（2）培养基和抗生素　LB 培养基预热至 37 ℃；准备含有相应抗生素的 LB 平板。

（3）载体和宿主菌　构建重组载体的质粒 DNA、转化用 DNA 或连接产物。

三、实验流程

（1）质粒 DNA 的提取（见实验三）。

（2）质粒 DNA 和目的基因的双酶切，以对 pET32a（＋）质粒 DNA 进行双酶切为例，按照限制

NOTE

性内切酶的使用说明逐一加入各反应液,离心混匀后置于 37 ℃恒温水浴箱中进行水浴,按照限制性内切酶的使用说明的时间结束反应。

(3)电泳观察酶切结果,理想的双酶切结果是质粒出现单一的条带,且该条带大小与质粒片段大小相近。

(4)从凝胶中回收质粒及目的片段 DNA,具体操作步骤按照胶回收试剂盒的要求进行回收。

(5)连接目的基因和载体。将经过双酶切处理回收的目的基因片段和质粒载体按一定的摩尔数比例(载体∶基因=1∶5)混合。

(6)加入 T4 DNA 连接酶缓冲液、T4 DNA 连接酶,16 ℃连接反应 16 h 以上。

(7)用冷却的无菌吸头从每种感受态细胞悬液中各取 200 μL 转移到无菌的微量离心管中,每管加上述重组 DNA(体积为 10 μL,重量约为 50 ng),轻轻旋转以混匀内容物,在冰水混合物中放置 30 min。

(8)将微量离心管放到预加温到 42 ℃的循环水浴中放好的试管架上,准确放置 90 s,不要摇动微量离心管。

(9)快速将微量离心管转移到冰浴中,使细胞冷却 1~2 min。

(10)每管加 800 μL LB 培养基。用水溶解培养基,加温至 37 ℃,然后将微量离心管转移到 37 ℃摇床上,温育 45 min 后细菌复苏,并且表达质粒编码的抗生素抗性标记基因。如果要求更高的转化效率,在复苏期中,应温和地摇动细胞(转速不超过 225 r/min)。

(11)将适当体积(每个 90 mm 平板可达 200 μL)已转化的感受态细胞转移到含 20 mmol/L MgSO₄ 和相应抗生素的 LB 培养基上。如培养物体积太小(10 μL 以下)。可再加肉汤培养基,用一无菌的弯头玻棒轻轻地将转化的细胞涂到琼脂平板表面。如在一个 90 mm 平板上铺 200 μL 以上的感受态细胞,应离心浓缩细胞,然后用适量 LB 培养基轻轻重悬细胞。如用四环素抗性作为选择标记,全部的转化混合物可以铺在一个单独的平皿上(或铺在软琼脂中)。但如果选用氨苄青霉素抗性,则只能将一部分培养物(根据实验决定)铺在单独的平皿上。氨苄青霉素抗性的增加与平皿上所加细菌数的增加并无线性比例关系,这可能是因为被抗生素杀死的细胞可释放生长抑制物质。

(12)将平板置于室温直至液体被吸收。

(13)倒置平皿,于 37 ℃培养,12~16 h 后可出现菌落。

(14)对照组设置。

①质粒对照组 200 μL 感受态细胞加 5 μL ddH₂O,同上进行转化,感受态细胞对照组只取 5 μL 菌液加适量 ddH₂O 稀释后涂布于不含抗性的 LB 平板上。

②将 200 μL 感受态细胞涂布于有抗性的 LB 平板上。

四、结果分析

感受态细胞的质量决定转化的效率,感受态细胞对微小的温度改变也极度敏感,因此必须存放在 −80 ℃冰箱的底部。即使是将细胞从一个冰箱转移到另一个冰箱也会导致转化效率的降低。此外,要转化的 DNA 的量也会影响转化效率,通常加入质粒 DNA 溶液的体积不应超过感受态细胞体积的 5%。

五、注意事项

(1)实验中一定要包括下面的两个对照。

①加入已知量的标准超螺旋质粒 DNA 制品的感受态细胞。

②完全不加质粒 DNA 的感受态细胞。

(2)实验过程应注意无菌操作。

(3)为得到最佳结果,加入质粒 DNA 溶液的体积不应超过感受态细胞体积的 5%。通常 50

μL 感受态细胞可被 1 ng 超螺旋质粒 DNA 所饱和。

（4）热击前,质粒 DNA 与感受态细胞混合后,在冰上放置的时间不能少于半小时。

（5）涂布平板时,涂布棒需灭菌冷却后应用,并应注意避免用力来回涂布,因为过多的机械挤压涂布会使感受态细胞破裂,影响转化成功率。

六、临床应用

临床上经常会克隆某些基因的片段或其他序列,克隆之后的分析处理、后期测序、载体构建等的研究会经常涉及感受态细胞的转化,质粒、重组载体的转化已经成为构建载体必备的实验技术之一。

七、思考题

（一）选择题

1. 下列有关连接反应的叙述,错误的是（   ）。

A. 连接反应的最佳温度为 37 ℃

B. 连接反应缓冲体系的甘油浓度应低于 10％

C. 连接酶通常应过量 2～5 倍

D. 连接反应缓冲体系的 ATP 浓度不能高于 1 mmol/L

E. 热击的时间应该严格控制

2. 某一重组 DNA 的载体部分有两个 *Bam* HI 酶切位点。用 *Bam* HI 酶切后凝胶电泳上出现四条长度不同的条带,其长度总和与已知数据吻合,该重组分子插入片段上的 *Bam* HI 酶切位点共有（   ）。

A. 4 个   B. 3 个   C. 1 个   D. 2 个   E. 5 个

3. 下列哪种酶作用时需要引物?（   ）

A. 限制酶   B. 末端转移酶   C. 反转录酶

D. DNA 连接酶   E. 碱性磷酸酶

（二）问答题

1. 如何提高转化效率?

2. 在转化过程中为何要加一系列的对照,各个对照能说明什么问题?

3. 简述细胞转化实验过程中的注意事项。

（王秀青）

实验二十五　重组子的筛选与鉴定

一、目的与原理

（一）目的

掌握阳性克隆的筛选原理;熟悉平板筛选法和琼脂糖凝胶电泳法筛选、鉴定重组质粒的方法;了解 PCR 法、DNA 序列分析、核酸探针鉴定法等的原理和操作步骤。

（二）原理

重组 DNA 转化宿主细胞后,重组率和转化率不能够达到 100％,因此必须使用各种筛选与鉴定手段区分转化子与非转化子。筛选是指通过某种特定的方法,从被分析的细胞群体或基因文库中鉴定出真正具有目的基因重组 DNA 分子特定克隆的过程。从转化的细菌菌落中分离目的基因的转化子,有直接筛选法和间接筛选法。本节重点介绍以下几种筛选法。

NOTE

97

1. 平板筛选法　在一般情况下,经转化扩增操作后的宿主细胞总数很多,从这些细胞中快速准确地选出期望重组子的策略是将转化扩增物稀释一定的倍数,均匀涂布在用于筛选的特定固体培养基上,依据载体DNA分子上筛选标记赋予宿主细胞在平板上的表型,如:抗药性的获得或失去,引起菌落在平板上生长或不生长;β-半乳糖苷酶的产生或失去,赋予菌落在平板的颜色变化;转化的外源DNA编码的基因,能够对大肠杆菌寄主菌株所具有的突变发生体内抑制或互补效应,从而使被转化的寄主细胞表现出外源基因编码的表型特征,长出肉眼可分辨的菌落或噬菌斑,然后进行新一轮的筛选与鉴定。

(1) 抗药性筛选法:pET32a,pUC 以及 pBV221 质粒具有氨苄青霉素抗性,转化了这些质粒以及重组质粒的大肠杆菌宿主可以在含有氨苄青霉素的培养基上生长,而非转化子则不能在含有氨苄青霉素的培养基上生长。

(2) α 互补筛选法(显色模型筛选法):根据菌落颜色筛选含有重组质粒的转化子。β-半乳糖苷酶(β-galactosidase)是一种把乳糖切成葡糖糖和半乳糖的酶,最常用的 β-半乳糖苷酶基因来自大肠杆菌 *lac* 操纵子。现在常用的一些质粒载体 pUC、pGEM 等带有 β-半乳糖苷酶基因(*lacZ*)的调控序列和 β-半乳糖苷酶 N 端 146 个氨基酸的编码序列。这个编码区中插入了一个多克隆位点,但没有破坏 *lacZ* 的阅读框架,不影响其正常功能。*E. coli* DH5α、JM109 等菌株带有 β-半乳糖苷酶 C 端部分序列的编码信息。在各自独立的情况下,pUC 和 pGEM 编码的 β-半乳糖苷酶的片段都没有酶活性。但在异丙基 β-D-硫代半乳糖苷(IPTC)的诱导下,pGEM 的 β-半乳糖苷酶的 N 端片段 α 肽段合成,此片段与宿主细胞所编码的缺陷型 β-半乳糖苷酶实现基因内 α 互补,形成完整的 β-半乳糖苷酶。该酶能催化指示剂底物 5-溴-4-氯-3-吲哚-β-D-半乳糖苷(5-bromo-4-chloro-3-indolyl-β-D-galactoside,简称 X-gal)形成蓝色菌落。当外源基因插入 *lacZ* 基因中的多克隆位点时,*lac* α 肽段基因阅读框架被破坏,细菌内将无 β-半乳糖苷酶酶活性,因此带有重组质粒的转化子在涂有 X-gal 培养基上只能形成白色菌落,即通过在 X-gal 平板上的蓝、白颜色筛选重组子。

2. 酶切筛选法　平板抗生素与蓝白斑的筛选是非常重要的,利用这些方法可初步认定体外重组质粒 DNA 已转入宿主菌,并进行了无性繁殖。但不是很准确,因为平板上许多菌落存在假阳性的情况,如载体 DNA 缺失后自我连接引起的转化,非特异性片段插入组建载体的转化,而真正阳性的重组体只有很小一部分。要确证外源目的基因片段插入载体,还要鉴定转化子中重组质粒 DNA 分子的大小。可以利用酶切法,即从转化子中利用碱裂解法提取质粒,进行酶切后,通过琼脂糖凝胶电泳法进一步验证质粒的重组情况。但对于插入片段与目的基因片段大小相似的非目的基因片段,酶切法仍不能加以鉴别。

3. PCR 检测法　如果克隆载体中的目的基因片段是通过 PCR 的方法获得的,则可以用碱裂解法提取重组质粒或者菌落为模板,利用现有的引物,进行 PCR 扩增,检测构建质粒是否含有目的基因片段。

二、器材与试剂(抗药性筛选法)

(一) 器材

超净工作台、37 ℃培养箱、玻璃平板、涂菌棒。

(二) 试剂

1. LB 固体培养基　蛋白胨 10 g、酵母粉 5 g、NaCl 10 g 溶于 800 mL 去离子水,用 5 mol/L NaOH 调节 pH 至 7.2~7.4,加水至总体积 1 L,加入琼脂粉 10 g,121 ℃高压灭菌 30 min。

2. 培养基和抗生素　含有相应抗生素的 LB 平板。

3. 菌液　转化后产物。

三、实验流程(抗药性筛选法)

(1) 制备含有 Amp 的 LB 琼脂培养板。

①将上述高压灭菌的 100 mL LB 固体培养基冷却至 40 ℃左右,加入 Amp 100 μL(100 mg/mL),倒入已灭菌的平皿中。

②凝固后,标记好抗性和日期,4 ℃保存备用。

(2)将 100 μL 转化菌液用无菌涂菌棒均匀涂布于含有 Amp 的 LB 琼脂培养板上,37 ℃培养 12～16 h。

(3)在含有 Amp 的 LB 琼脂培养板上生长的菌落即为阳性重组质粒。

(4)少量制备质粒,用限制性内切酶进行酶切分析,用电泳法作进一步鉴定。

四、结果分析(抗药性筛选法)

如彩图 7 所示,生长出来的菌落为阳性克隆形成的菌落。

五、注意事项(抗药性筛选法)

(1)制备含有 Amp 的 LB 琼脂培养板时,温度要控制好。若温度过高,Amp 会失效;若温度过低,混合不均匀。

(2)培养时间不宜过长,待平板出现清晰可见的单菌落时中止培养。

六、器材与试剂(α 互补筛选法)

(一)器材

超净工作台、37 ℃培养箱、玻璃平板、涂菌棒。

(二)试剂

1. X-gal(20 mg/mL) 将 20 mg X-gal 溶于 1 mL 二甲基甲酰胺中,−20 ℃避光保存。

2. IPTG(200 mg/mL) 将 1 g IPTG 溶于 4 mL 去离子水中,定容至 5 mL,用 0.22 μm 过滤器除菌,−20 ℃保存。

七、实验流程(α 互补筛选法)

(1)制备含相应抗生素的琼脂平板。

(2)于平板表面加 X-gal 40 μL 和 IPTG 4 μL,并用无菌玻璃涂菌棒将试剂均匀涂布于整个平板表面。37 ℃静置 1 h。

(3)将 100 μL 转化的菌液涂布于平板表面,置 37 ℃培养箱 20 min 后,待菌液完全被培养基吸收后倒置平板,继续培养 12～16 h。

(4)中止培养后,将平板静置 4 ℃ 4 h,使蓝色充分显现,平皿上显示蓝色和白色两种菌落。

(5)挑取白色菌落置 2 mL LB(含相应抗生素)液体培养基中,37 ℃摇床培养 8～12 h。

(6)提取质粒,用限制性内切酶进行酶切分析,用电泳法进一步鉴定。

八、结果分析(α 互补筛选法)

细菌转化实验结果见彩图 8。

蓝色菌落为阴性克隆菌落,白色菌落可能为阳性克隆菌落。

九、注意事项(α 互补筛选法)

(1)在含有 X-gal 和 IPTG 的筛选培养基上,携带载体 DNA 的转化子为蓝色菌落,而携带插入片段的重组质粒转化子为白色菌落。

(2)为了使蓝色菌落显色明显,必须在中止培养后,放于 4 ℃冰箱中 3～4 h。

NOTE

十、器材与试剂(电泳筛选法)

(一)器材

超净工作台、摇床、37 ℃恒温水浴锅、低温离心机、电泳槽、电泳仪、微波炉、凝胶成像系统、牙签、微量移液器、三角烧瓶。

(二)试剂

(1)LB 液体培养基　蛋白胨 10 g,NaCl 10 g,溶于 800 mL 去离子水,用 5 mol/L NaOH 调 pH 至 7.2～7.4,加水至总体积 1 L。

(2)溶液 I　50 mmol/L 葡萄糖,25 mmol/L Tris-HCl,10 mmol/L EDTA,调 pH 至 8.0。

(3)溶液 II　0.2 mol/L NaOH,1%SDS(需新鲜配制)。

(4)溶液 III　5 mol/L 醋酸钾 60 mL,冰醋酸 11.5 mL,双蒸水 28.5 mL(pH 4.8)。

(5)苯酚-氯仿-异戊醇(25∶24∶1)。

(6)无水乙醇。

(7)TE 缓冲液　10 mmol/L Tris-HCl,1 mmol/L EDTA,灭菌。

(8)RNA 酶。

(9)10×TBE 电泳缓冲液　称取 Tris 108 g,硼酸 55 g,7.44 g $Na_2EDTA \cdot H_2O$,定容至 1000 mL。

(10)6×上样缓冲液　0.25%溴酚蓝,40%(m/V)蔗糖水溶液。

(11)EB 溶液母液　将 EB 配成 10 mg/mL,用铝箔或黑纸包裹。

(12)琼脂糖。

(13)DNA Marker DL 2000。

十一、实验流程(电泳筛选法)

(一)提取质粒

(1)将 1.5 mL 过夜培养的细菌菌液倒入 1.5 mL Eppendorf 管中,4 ℃ 8000 r/min 离心 10 min。

(2)弃上清液,菌体沉淀重悬浮于 100 μL 预冷的溶液 I 中,剧烈振荡,使细菌完全裂解。

(3)沿 Eppendorf 管壁轻轻加入新配制的溶液 II 200 μL,盖紧管口,快速温和颠倒 2 次,以混匀内容物(千万不要振荡),冰浴 5 min。

(4)沿 Eppendorf 管壁轻轻加入 150 μL 预冷的溶液 III,盖紧管口,轻轻颠倒离心管 1～2 次,使溶液 III 在黏稠的细菌裂解物中分散均匀,冰浴 5 min,4 ℃ 12000 r/min 离心 5 min。

(5)上清液吸出 400 μL 移入干净的 1.5 mL Eppendorf 管中,加入等体积的酚-氯仿-异戊醇,振荡均匀,12000 r/min 离心 5 min。取上层水相移入干净的 1.5 mL Eppendorf 管中,再以等体积的氯仿、异戊醇混合液抽提一次,12000 r/min 离心 5 min。

(6)将上层水相移入干净的 1.5 mL Eppendorf 管中,加入 2 倍体积的无水乙醇和 1/10 体积的醋酸钠,振荡均匀后置于 −20 ℃冰箱中 30 min 以上,然后 4 ℃ 12000 r/min 离心 15 min。

(7)弃上清液,将 Eppendorf 管倒置于吸水纸上使液体流尽,加入 1 mL 预冷的 75%乙醇洗涤沉淀及管壁一次,12000 r/min 离心 15 min。

(8)弃上清液,室温干燥沉淀。用 30 μL TE 缓冲液(pH 8.0,含 20 μg/mL RNase A)溶解沉淀,37 ℃温箱作用 30 min 以上,然后 −20 ℃冰箱保存备用。

(二)琼脂糖凝胶电泳法鉴定质粒

(1)将制胶板放入制胶槽中,放置适宜的鲨鱼齿梳。

(2)准确称取琼脂糖 0.2 g,放入三角烧瓶中,加入 0.5×TBE 缓冲液 20 mL,摇匀后水浴煮沸或放在微波炉中加热熔化,使溶液完全透明,待冷却至 60 ℃倒入制胶槽中,厚度 3～5 mm。

（3）室温放置 30～45 min，待凝固后小心取出鲨鱼齿梳并将琼脂糖凝胶放入电泳槽中，向电泳槽中加入 0.5×TBE 缓冲液浸过胶 1～2 mm 为宜。

（4）点样　取样品 5 μL 加入 6×凝胶上样缓冲液 1 μL，混匀后点样于凝胶孔中，同时用分子量标准品（DNA Marker DL 2000）作为对照。记录上样顺序。

（5）电泳　在 80～100 V 电压下电泳，待指示剂溴酚蓝泳动凝胶阳极 3/4 时，电泳完毕（需25～35 min），关闭电源。

（6）染色　戴好一次性手套，小心取出凝胶，将凝胶置于 0.5 μg/mL EB 溶液中染色 20 min。

（7）观察结果　取出凝胶，置于凝胶成像系统下观察。

（8）拍照，保存照片。

十二、结果分析（电泳筛选法）

其中 4 号泳道为阳性克隆，重组后的质粒要大于其他克隆的重组质粒。其他泳道为空质粒，质粒提取过程中可能呈现质粒的不同构象，因此空质粒并未能在同一条直线上（图 2-20）。

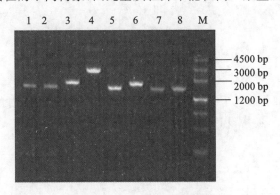

图 2-20　重组质粒电泳图

十三、注意事项（电泳筛选法）

（1）鉴定时所挑取的菌落必须是单菌落。

（2）溶液 I 重悬菌体沉淀时应剧烈振荡，完全裂解菌体。

（3）在加入溶液 II、溶液 III 时，需要试剂与菌液充分且温和混匀，用力要适当，才能使染色体 DNA 与试剂充分作用而变性，否则易破坏 DNA。

（4）酚-氯仿抽提离心后，小心吸取上清液，切勿混入下层有机相。

（5）酚具有很强的腐蚀性，可造成皮肤严重灼伤，操作时需要注意防护，一旦酚溅到皮肤上，需立即用大量的水冲洗，并用肥皂洗涤，忌用乙醇。

（6）琼脂糖溶液加热溶解时间不宜过长，否则易溢出。

（7）制备的琼脂糖凝胶不要形成气泡，否则，需重新制胶。

（8）电泳槽和凝胶中应使用同一批次，同样浓度的电泳缓冲液，否则会影响 DNA 迁移率。

（9）DNA 溶于 TE 缓冲液在 −70 ℃可储存数年，TE 在 pH<7.0 时，DNA 容易变性。

（10）EB 有致癌性，操作时要小心。

（11）TE 溶解的 DNA 可使用紫外分光光度计，以蒸馏水为对照，测定其在 260 nm 和 280 nm 处的吸光度，当 $OD_{260}/OD_{280}=1.8$，表示 DNA 合格。

十四、器材与试剂（PCR 检测法）

（一）器材

生化培养箱、超净工作台、离心机、PCR 仪、电泳仪、电泳槽、凝胶成像系统、连续可调移液器。

NOTE

（二）试剂

1. PCR 试剂盒 10×PCR buffer、MgCl$_2$ 或 MgSO$_4$、dNTPs、DNA 聚合酶。

2. primer 1 和 primer 2 均配成 10 μmol/L 的使用液。

3. DNA 分子量标准品 根据 PCR 产物大小确定。

十五、实验流程(PCR 检测法)

（一）配制 25 μL 的 PCR 反应体系

10×buffer	2.5 μL
MgCl$_2$ 或 MgSO$_4$	1.5～2.5 μL(若 buffer 里有,则可不加或少加)
dNTPs(2 μmol/L)	2.5 μL
primer 1(10 μmol/L)	1 μL
primer 2(10 μmol/L)	1 μL
Taq 酶(或其他 DNA 聚合酶)	1 U
ddH$_2$O	补至 25 μL

最后用移液器挑取筛选平板中的待检测菌落,放入上述反应体系中。

（二）PCR 程序

配制好反应体系后,将其放入 PCR 仪中。然后根据最初设计引物时的相关数据,设定 PCR 程序中的每一步的反应条件。通常设计的反应条件如下。

94 ℃ 预变性	3～5 min
94 ℃ 变性	30 s～1 min
50～60 ℃ 退火	1 min } 30～35 个循环
72 ℃ 延伸	2 min
72 ℃ 最终延伸	8～10 min

设定好程序后,即可开始运行程序,进行 PCR。

（三）PCR 产物的琼脂糖凝胶电泳法检测

PCR 完成后,取 5～8 μL PCR 产物与适宜的上样缓冲液(loading buffer)混匀后,加样电泳。待电泳完成后,将凝胶置于凝胶成像系统中观察结果。

十六、结果分析(PCR 检测法)

结果见图 2-21。

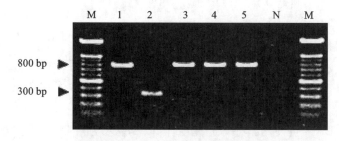

图 2-21　重组质粒 PCR 琼脂糖凝胶电泳结果

十七、注意事项(PCR 检测法)

(1) 配制 PCR 反应体系所用 PCR 管及移液器枪头要洁净、无菌,反应体系配制时要仔细,防止液体飞溅。

(2) 要选取清晰、散落的菌落进行挑菌,防止沾染其他菌落或杂菌。

十八、思考题

(一) 选择题

1. 下列哪种克隆载体对外源 DNA 的容载量最大？（　　）

A. 质粒　　　　　　　　　　B. 黏粒　　　　　　　　　　C. 酵母人工染色体

D. 噬菌体　　　　　　　　　E. 腺病毒载体

2. 载体的功能是（　　）。

A. 外源基因进入受体的搭载工具　　　　　　B. 不能为外源基因提供整合能力

C. 不能提供复制能力　　　　　　　　　　　D. 不能为外源基因提供表达能力

E. 不配备与宿主相适应的调控元件

3. 黏性末端连接法，不仅操作方便，而且（　　）。

A. 产生新切点　　　　　　B. 易于回收外源片段　　　　　C. 载体不易环化

D. 影响外源基因的表达　　E. 不是通过氢键而结合

(二) 问答题

1. α 互补筛选法的原理是什么？

2. 质粒转化后鉴定阳性转化子有哪些方法？并说明鉴定的依据。

3. 要进行转化子的蓝白斑筛选，对宿主和质粒有什么要求？

4. 菌落 PCR 扩增时应注意哪些问题？

5. 菌落 PCR 扩增鉴定阳性重组子的依据是什么？

（王秀青）

实验二十六　重组基因的诱导表达与检测

一、目的与原理

(一) 目的

掌握 SDS-PAGE 电泳检测方法；熟悉诱导外源基因表达的常用方法；了解外源基因诱导表达的基因原理。

(二) 原理

基因工程的表达系统有原核细胞表达系统和真核细胞表达系统两大类。原核细胞表达系统的细胞主要是大肠杆菌，真核细胞表达系统的细胞主要有酵母细胞、哺乳动物细胞和昆虫细胞。这些表达系统各有优缺点，应根据实验目的和实验室条件加以选择。本实验介绍以大肠杆菌表达系统为代表的原核细胞表达系统。

原核细胞有其固有的 RNA 聚合酶，识别原核基因的启动子。因此，在用原核细胞表达目的基因（无论是真核基因还是原核基因）时，一般应使用原核启动子。原核基因的 mRNA 含有 SD 序列，启动蛋白质的合成。而在真核基因上则缺乏该序列。因此，一些商品化原核表达载体上设计有 SD 序列，以方便真核基因的表达。原核细胞没有 mRNA 转录后加工的能力。因此，在原核细胞中表达真核基因时，应使用 cDNA 为目的基因。原核细胞缺乏真核细胞对蛋白质进行翻译后加工的能力，表达产物的功能和蛋白质的糖基化、高级结构的正确折叠有关，因此必须慎重使用原核细胞表达系统。

外源基因在大肠杆菌中高效表达时，表达产物往往在胞质聚集，形成密度均一的包涵体。包涵体的形成有利于保护表达产物不被胞内的蛋白酶降解,而且可以通过包涵体和胞内其他蛋白质密度不同来纯化包涵体蛋白质。但包涵体蛋白质不具有蛋白质的所有生物学活性,往往需要通过变性复性的方法恢复活性,有时只能恢复部分活性。

根据基因表达与宿主的不同,外源基因表达常采用化学诱导与温度诱导两种方法。

1. 化学诱导 pET 载体带有来自大肠杆菌的乳糖操纵子,它由启动基因、分解产物基因活化蛋白质(CAP)的结合位点、操纵基因及部分半乳糖酶结构基因组成,受分解代谢系统的正调控和阻遏物的负调控。正调控是通过 CAP(catabolite gene activation protein)因子和 cAMP 来激活启动子,促使转录;负调控由调节基因(*lac I*)产生 *lac* 阻遏蛋白并与操纵子结合,进而阻遏外源基因的转录表达。乳糖的存在可解除这种阻遏作用,IPTG 是 β-半乳糖苷酶底物类似物,具有很强的诱导能力,能与阻遏蛋白结合,使操纵子游离,诱导 *lacZ* 启动子转录,于是外源基因被 IPTG 诱导而高效转录和表达。所以可以通过在培养基中加入 IPTG 诱导外源基因的表达。DE3 菌株是 λ 噬菌体 DE3 的溶源菌,含有 T7 噬菌体 RNA 聚合酶基因,该基因受 lacUV5 启动子控制,只有在 IPTG 的诱导作用下,lacUV5 启动子才能指导 T7RNA 聚合酶基因转录合成 T7RNA 聚合酶,从而使质粒上的外源目的 DNA 开始转录。

2. 温度诱导 当用 λ$P_{L,R}$ 启动子构建表达质粒时,λ$P_{L,R}$ 启动子受 λ 噬菌体 *cI* 基因的负调控,*cI* 基因产生的阻遏蛋白结合在操纵基因上,阻止转录的进行。目前利用 *cI* 的温度敏感突变基因(*cIts*857)调节这种阻遏。当在 28～30 ℃培养时,该突变体产生有活性的阻遏蛋白,阻遏 $P_{L,R}$ 转录,细菌大量生长。在获得足够量菌体后,使温度上升到 42 ℃,造成阻遏蛋白失活,$P_{L,R}$ 解除阻遏,启动外源基因高效转录表达,从而合成大量有价值的外源蛋白质。

本实验介绍 IPTG 诱导表达法。

二、器材与试剂

(一)器材

超净工作台、分光光度计、离心机、恒温摇床、蛋白质电泳仪、水浴锅、脱色摇床、试管、微量移液器、Eppendorf 管。

(二)试剂

(1) 阳性克隆转化子。

(2) LB 液体培养基 蛋白胨 10 g,酵母提取物 5 g,NaCl 10 g,溶于 800 mL 去离子水溶解,加水至总体积 1000 mL,灭菌。

(3) 100 mmol/L IPTG。

(4) Amp 母液 配成 100 mg/mL 水溶液,-20 ℃保存备用。

(5) 10%(m/V)SDS 取 10 g SDS 用去离子水溶解并定容至 100 mL。

(6) 30%凝胶贮液 取 Acr 29 g、Bis 1 g 用去离子水溶解并定容至 100 mL。

(7) 浓缩胶缓冲液(1.0 mol/L Tris-Cl,pH 6.7) 取 Tris 12.11 g 用去离子水 80 mL 溶解后,以盐酸调节 pH 至 6.7,然后用去离子水定容至 100 mL。

(8) 分离胶缓冲液(1.5 mol/L Tris-Cl,pH 8.8) 取 Tris 18.17 g 用去离子水 80 mL 溶解后,以盐酸调节 pH 至 8.8,然后用去离子水定容至 100 mL。

(9) 10% 过硫酸铵 取过硫酸铵 0.1 g,溶于 1 mL 去离子水中,只能在 4 ℃中保存半个月。

(10) 12%分离胶如下:

ddH$_2$O	960 μL
30%凝胶贮液	1200 μL
1.5 mol/L Tris-HCl(pH 8.8)	780 μL
10%SDS	30 μL
10%过硫酸铵	30 μL

NOTE

TEMED	2 μL
总体积	3 mL

(11) 5%浓缩胶如下：

H$_2$O	1400 μL
30%凝胶贮液	330 μL
1 mol/L Tris-HCl(pH 6.8)	250 μL
10%SDS	20 μL
10%过硫酸铵	20 μL
TEMED	2 μL
总体积	2 mL

(12) 2×上样缓冲液 取 0.1 mol/L Tris-Cl(pH 6.8)、20%丙三醇、4%SDS、2%β-巯基乙醇、0.2%溴酚蓝配制。

(13) 5×Tris-甘氨酸电泳缓冲液如下：

	5×	1×
Tris base	15.1 g	25 mmol/L
甘氨酸	94 g	250 mmol/L(pH 8.3)
10%SDS(m/V)	50 mL	0.1%(m/V)

用 ddH$_2$O 定容至 1000 mL。

(14) 染色液 2.5 g 考马斯亮蓝 R250,500 mL 甲醇,400 mL 蒸馏水,100 mL 冰乙酸。

(15) 脱色液(1000 mL) 500 mL 甲醇,400 mL 蒸馏水,100 mL 冰乙酸。

(16) 低分子量蛋白质标准品 条带分子量为 97200、66400、44300、29000、20100、14400。

三、实验流程

(一) IPTG 诱导 pET 重组子的表达

(1) 将含有 pET 重组子的 BL21 菌落接种于 5 mL 含有氨苄霉素(100 μg/mL)的 LB 培养基中,37 ℃振荡培养过夜。

(2) 分别取 100 μL 培养液(2%的接种量)于 5 mL 含有氨苄霉素(100 μg/mL)的 LB 培养基中,37 ℃ 200～300 r/min 振荡培养 2～3 h,至 A_{600} 达 0.6～0.8。

(3) 取出 1.0 mL 培养液作为 IPTG 诱导前的样品对照,然后加入 IPTG 至其终浓度为 1 mmol/L,37 ℃ 200～300 r/min 振荡培养 4 h 诱导目的蛋白质表达。

(4) 将 IPTG 诱导前样品和诱导后样品 8000 r/min 离心 5 min,收回菌体沉淀。

(5) 沉淀样品中加入 500 μL 预冷的磷酸盐缓冲液(pH 7.4)悬浮菌体,洗涤后 8000 r/min 离心 5 min,收回菌体沉淀。

(6) 菌体沉淀中加入 20 μL 蒸馏水,在漩涡混合器上剧烈振荡,使菌体完全溶解,加入 20 μL 的 2×上样缓冲液。

(7) 将样品放入 100 ℃沸水中煮沸 5 min,12000 r/min 离心 5 min 后上样。同时以未加 IPTG 诱导表达的菌液按相同的方法处理并上样作为对照。

(8) SDS-PAGE 电泳板的处理 用中性洗涤剂清洗后,再用双蒸水淋洗,然后用无水乙醇浸润的棉球擦拭,用吹风机吹干备用。

(9) 根据所测蛋白质分子量范围,选择适宜的分离胶浓度。本实验采用 SDS-PAGE 不连续系统,按表 2-18 配制分离胶和浓缩胶。

NOTE

表 2-18　配制方法

试 剂 名 称	配制 20 mL 不同浓度分离胶所需各种试剂用量/mL				配制 10 mL 浓缩胶所需试剂用量/mL
	5%	7.5%	10%	15%	3%
分离胶贮液(30%Acr-0.8%Bis)	3.33	5.00	6.66	10.00	—
分离胶缓冲液(pH 8.9 Tris-HCl)	2.50	2.50	2.50	2.50	—
浓缩胶贮液(10%Acr-0.5%Bis)	—	—	—	—	3.0
浓缩胶缓冲液(pH 6.7 Tris-HCl)	—	—	—	—	1.25
10% SDS	0.20	0.20	0.20	0.20	0.10
1%TEMED	2.00	2.00	2.00	2.00	2.00
重蒸馏水	11.87	10.20	8.54	5.20	4.60
混匀后,置真空干燥器中,抽气 10 min					
10%AP	0.10	0.10	0.10	0.10	0.05

(10) 10%分离胶的制备　按照表 2-18 中的配方,充分混匀凝胶组分,立即灌胶,将胶液缓慢倒入分离胶上的夹槽中的两个凝胶玻璃板中间(注意不要产生气泡),在分离胶上面轻轻覆盖一层蒸馏水;室温下静置,使胶完全聚合后,除去上层水相,然后用滤纸吸干剩余水分。

(11) 5%浓缩胶制备　充分混匀凝胶组分,立即灌胶,将胶液缓慢倒入分离胶上的夹槽中(不要产生气泡),插入鲨鱼齿梳,室温聚合,上样前取出鲨鱼齿梳。

(12) 电泳　用移液枪吸取 20 μL 样品上清液上样,加入 10 μL 低分子量蛋白质标准品作为分子量对照,开始时先选择 100 V 电压,当溴酚蓝进入分离胶时再选择 200 V 电压,至溴酚蓝迁移到胶下缘结束电泳。

(13) 染色　电泳完毕,小心取出凝胶,置于有盖的大培养皿中,倒入染色液至浸没凝胶,于水平摇床上染色 3 h。

(14) 脱色　倒去染色液(可回收再用),用少量水淋洗凝胶,倒入脱色液浸没凝胶,于脱色摇床上脱色,至蓝色背景消失条带清晰可见。

(15) 凝胶成像系统拍照记录结果。

(二) 温度诱导表达

(1) 将含有 Pbv221 重组子的 JM109 菌落接种于 5 mL 含有氨苄霉素(100 μg/mL)的 LB 培养基中,37 ℃振荡培养过夜。

(2) 分别取 100 μL 培养液(2%的接种量)于 5 mL 含有氨苄霉素(100 μg/mL)的 LB 培养基中,37 ℃,200~300 r/min 振荡培养 2~3 h。

(3) 当培养液 A_{600} 达 0.6~0.8 时,将培养温度上调至 42 ℃,200~300 r/min 振荡培养 4 h 诱导目的蛋白质表达。

(4) 将诱导后样品取出 1 mL,8000 r/min 离心 5 min,收回菌体沉淀。

其余步骤同(一)中的(5)到(14)。

四、结果分析

观察电泳结果并拍照分析目的蛋白质表达情况,计算目的蛋白质产物的分子量。

五、注意事项

(1) 以 IPTG 诱导前的菌液作为对照。

(2) IPTG 诱导的最终浓度为 0.3~1 mmol/L。

NOTE

（3）诱导后的培养时间有的不超过 3 h。

（4）有的工程菌,在 IPTG 诱导后,其发酵温度降低为 30 ℃甚至 25 ℃,则可产生诱导蛋白质。

六、思考题

（一）选择题

1. 生物工程的下游技术是（　　）。

A. 基因工程及分离工程　　　　　B. 蛋白质工程及发酵工程　　　　C. 基因工程及蛋白质工程

D. 分离工程及蛋白质工程　　　　E. 分子克隆技术

2. 常用于 SDS-PAGE 染色的化学试剂是（　　）。

A. EB　　　　　B. 二甲苯青　　　C. 结晶紫　　　　D. 考马斯亮蓝　　E. 酚红

3. 用下列方法进行重组体筛选,只有（　　）说明外源基因进行了表达。

A. Southern 印迹杂交　　　　　B. Northern 印迹杂交　　　　　C. Western 印迹杂交

D. 原位菌落杂交　　　　　　　E. PCR

（二）问答题

1. 简述诱导表达外源基因的基本原理。

2. 如何做好 SDS-PAGE 垂直板电泳？哪些是关键步骤？

3. 简述 SDS-PAGE 的原理。

（王秀青）

NOTE

第三章　临床分子生物学检验技术综合性实验

临床分子生物学检验技术是利用分子生物学的技术和方法,分析研究人体内源性或外源性生物大分子的存在、结构或表达调控的变化,为临床对疾病的预防、诊断、治疗和转归提供信息和决策依据的一门独立的前沿性学科。临床分子生物学检验技术已经成为许多临床疾病(如遗传性疾病、感染性疾病、肿瘤性疾病)的诊断和治疗的重要检验手段。本章主要介绍临床常见的分子生物学检验项目及实验。

第一节　感染性疾病的临床分子生物学检验

引起感染性疾病的病原生物非常多,细菌、真菌、病毒、衣原体、支原体、螺旋体、立克次体及寄生虫等,都能引起感染性疾病的发生。感染性疾病的临床分子诊断主要针对侵入机体内的病原体的核酸进行检测。测定病原体的基因,不仅可以对感染性疾病进行确诊,还可以对病原体进行基因分型和耐药性监测。

实验二十七　乙型肝炎病毒(HBV)基因定量检测

一、目的与原理

（一）目的

掌握实时荧光定量 PCR 的基本原理;熟悉实时荧光定量 PCR 检测 HBV DNA 的操作步骤。

（二）原理

本实验采用 Taq Man 荧光标记探针的实时荧光 PCR 方法对 HBV DNA 进行测定。在 PCR 扩增反应体系中加入一对 HBV 特异性引物,同时加入一条荧光素标记的 HBV 特异性探针。荧光探针的 $5'$ 端和 $3'$ 端分别标记一个荧光报告基团 R 和一个荧光淬灭基团 Q。当探针完整时,报告基团 R 和淬灭基团 Q 通过探针连在一起,报告基团 R 发射的荧光信号被淬灭基团 Q 吸收,荧光监测系统检测不到荧光信号。PCR 扩增时,随着引物的延伸,Taq DNA 聚合酶发挥其 $5' {\rightarrow} 3'$ 核酸外切酶的活性,将荧光探针酶切降解,使报告基团 R 和淬灭基团 Q 分离,荧光监测系统可接收到报告基团发出的荧光信号,即每扩增一条 DNA 链,就有一个荧光分子形成,实现了荧光信号的累积与 PCR 产物形成完全同步。荧光信号的强弱程度与 PCR 反应产物的拷贝数成正比。理论上,PCR 扩增每增加一个循环,反应体系中的荧光信号强度就增加一倍。当荧光信号强度超过荧光检测系统的检测灵敏度到达阈值时,即可被荧光检测系统检测到荧光信号,到达阈值时的 PCR 循环数被称为阈值循环数(C_t)。C_t 与样品中模板 DNA 的起始拷贝数成反比,起始模板量越高,C_t 越小,反之 C_t 则越大。在实验体系中设置已知拷贝数的靶序列 DNA 作为标准品,将标准品与被检样品同时扩增,扩增完成后仪器自动绘制出标准曲线,根据标准曲线可以对样品中的 HBV DNA 进行定量检测。PCR 检测体系含有 UNG 酶＋dUTP 防污染措施,将可能的产物污染充分降解,避免假阳性结果;还含有内参比荧光 ROX,用于校正加样误差和管间误差。

二、器材与试剂

（一）器材

血清标本、移液器、一次性无菌带滤芯吸头、离心管（0.5 mL、2 mL）、恒温金属浴、漩涡混合器、高速冷冻离心机、平板离心机、低速离心机、生物安全柜、实时荧光定量 PCR 仪。

（二）试剂

本实验使用商品化的 HBV DNA 定量检测试剂盒，其中包括：样品提取液、样品裂解液、PCR 反应液（含有 dNTP、HBV 引物、Taq DNA 酶、UNG 酶等）、$MgCl_2$ 溶液、荧光探针、阳性对照血清、阴性对照血清、标准品模板（共 4 管，浓度分别为 4×10^7、4×10^6、4×10^5、4×10^4 拷贝/mL）。

三、实验流程

（一）样品采集

本方法适用于血清或血浆样品。采集血清样品时，用无菌注射针头采集被检者静脉血 2 mL，收集于无菌离心管中，室温放置不超过 4 h，1600g 离心 20 min，吸取血清（切勿吸入红细胞）转入另一无菌离心管中备用；采集血浆样品时，无菌注射针头采集被检者静脉血 2 mL 于含有 EDTA 作为抗凝剂的无菌离心管中，室温放置不应超过 4 h，室温 1600g 离心 20 min，分离血浆转入无菌离心管中备用。

（二）样品处理

（1）取出样品释放剂，待平衡至室温后，混匀，吸取 5 μL 样品释放剂加入八联管中。

（2）每管加入待处理样品或阳性对照、阴性对照、标准品 5 μL，用移液器混匀 5 次，静置 10 min 后待用。

（三）核酸扩增

1. 配制 PCR 反应试剂（试剂准备区） 从试剂盒中取出各管试剂，待熔化后，混匀，瞬时离心 3～5 s。设所需要的管数为 n（n＝待检测样品数＋1 管阴性对照＋1 管阳性对照＋4 管定量标准品），每个测试反应体系配制如下：HBV PCR 反应液 38 μL×n＋酶混合液（Taq 酶、UNG 酶）2 μL ×n＋内标 0.2 μL×n。计算好各试剂的使用量，加入一适当体积试管中，充分混合均匀。

2. 加样（样品处理区） 分别向每个八联管中加入 PCR 混合液 40 μL，反应体系为 50 μL。盖紧管盖，轻弹管壁，去除气泡。瞬时离心 5～10 s，转移至扩增与分析区。

3. PCR 扩增（扩增与分析区） 将 PCR 反应管放入扩增仪样品槽，按对应顺序设置阴性对照、阳性对照、定量参考品 A～D 以及未知样品，并设置样品名称及定量参考品浓度。

（1）荧光通道选择：选择 FAM 通道检测乙型肝炎病毒（HBV）DNA；选择 HEX/VIC 通道检测乙型肝炎病毒（HBV）内标；参比荧光设置为 ROX。

（2）循环参数设定：50 ℃ 2 min，94 ℃ 预变性 2 min，进入 PCR 循环，即 94 ℃ 5 s，57 ℃ 30 s （采集荧光信号），共运行 45 个循环，最后 25 ℃ 10 s，结束扩增。

具体设定请参照各仪器和试剂盒的操作说明书。

四、注意事项

（一）标本处理前

（1）药物干扰。拉米夫定引起的变异，易出现假阴性结果。

（2）标本严重溶血，血红蛋白对 Taq DNA 聚合酶有强抑制作用，易造成假阴性结果。

（3）肝素对 DNA 聚合酶有抑制作用，血液标本不宜用肝素抗凝，同时要注意标本的留取、处理和保存，避免出现假阴性结果。

NOTE

（4）血液标本接收后先置于37℃孵箱孵育,待血清析出后再离心提取模板。若个能及时检测（大于24 h）,应尽快分离血清,于−20℃保存。

（二）检测过程中

（1）HBV DNA不易降解,微量污染即可造成假阳性。因此,必须严格遵循PCR操作规程,避免试剂污染和标本之间的交叉污染,防止假阳性的发生。

（2）应注意生物安全防护。所有检测标本均应视为有潜在的传染性,应严格遵守临床基因扩增实验室的相关规定和操作要求。实验结束后必须对工作台面彻底清洁和消毒,与样品接触过的所有耗材均为一次性的,不得重复使用,耗材丢弃前均应做相应的处理,防止污染。

（3）注意保证实验室的温度和湿度,PCR仪等设备在使用前应先预热半小时。

五、结果分析

（一）质控标准

（1）阴性对照$C_t=0$;但内标检测为阳性($C_t\leqslant40$)。

（2）阳性对照浓度介于$1.26\times10^5\sim1.26\times10^6$ IU/mL。

（3）4个定量标准品均为阳性,且标准曲线相关系数绝对值应大于0.98,否则视为定量结果无效。

以上要求需在同一试验中同时满足,否则,实验无效。

（二）定量结果判断

（1）对于测定值在$1.0\times10^2\sim5.0\times10^9$ IU/mL之间的样品,且扩增曲线明显成S型,报告相应的结果。

（2）对于测定值$>5.0\times10^9$ IU/mL的样品,且扩增曲线明显成S形,报告注明测定值$>5.0\times10^9$ IU/mL,若需精确,则稀释后再行测试。

（3）对于测定值$\geqslant30$ IU/mL,而测定值$<1.0\times10^2$ IU/mL的样品,且扩增曲线明显成S形,内标为阳性且$C_t\leqslant40$,表明病毒载量低。可直接报告检测值。

（4）对于检测值<30 IU/mL,同时内标为阳性且$C_t\leqslant40$,则报告HBV含量低于试剂盒检测下限。若内标$C_t>40$或无显示,则该样品的检测结果无效。

目前有些商品化的HBV DNA检测试剂用IU/mL作为单位报告检测结果,国产商品化试剂认为IU/mL与拷贝/mL可以互相换算,即1 IU/mL=1拷贝/mL。

六、临床意义

（1）动态观察HBV活动情况　慢性乙肝患者血清中HBV病毒载量检测,可作为慢性乙肝的确证实验之一,并可区分慢性HBV携带者和非活动性HBsAg携带者;HBeAg阳性的标本,HBV DNA通常有较高的浓度(大于10^5 IU/mL),HBeAg阴性、抗HBe阳性的标本,HBV DNA浓度通常较低(小于10^5 IU/mL)。当HBV基因组前C区发生突变时,则可出现HBeAg阴性而HBV DNA仍保持在较高的浓度。

（2）HBV感染者病毒复制水平的判断　血清中HBV DNA含量高,反映HBV病毒复制活跃。

（3）监测慢性乙肝疾病进程,作为治疗指征之一。

（4）乙肝患者抗病毒治疗效果判断　患者经抗病毒药物治疗后,血清HBV DNA低于检测下限,或定量下降大于2个数量级,视为病毒学应答,说明治疗有效。

（5）肝移植患者术后监测　HBV DNA浓度$\geqslant10^3$ IU/mL作为治疗指征。

（6）慢性乙肝患者治疗结束后的随访监测　最初3个月内每个月检测1次HBV DNA水平,以防早期复发,随后每3~6个月检测一次。

（7）血液及血制品的HBV DNA筛查。

NOTE

（8）不明原因有肝炎症状患者的 HBV 感染确认及排除。

七、思考题

（一）选择题

1. 判断 HBV 复制及传染性的直接指标是检测（ ）。

A. HBV DNA 多聚酶活力　　　B. HBsAg　　　　　　　C. HBV DNA

D. HBeAg　　　　　　　E. HBcAg

2. 一般采用实时荧光定量 PCR 方法检测 HBV DNA 的检测下限是（ ）。

A. 10^3 拷贝/mL　　　　B. 10^4 拷贝/mL　　　　　C. 10^2 拷贝/mL

D. 10^5 拷贝/mL　　　　E. 10^6 拷贝/mL

3. 定量检测 HBV DNA 有哪些重要临床意义？（ ）

A. 判断病毒复制程度　　　B. 分析病毒耐药性　　　　C. 判断病毒传染性大小

D. 评估抗病毒药物疗效　　E. 判断病毒的基因型

（二）问答题

1. 一名患者到某医院感染科就诊，检查结果显示 ALT、AST 均正常，乙肝表面抗原阴性，HBV DNA 3.53×10^5 IU/mL，请分析这个 HBV DNA 检测结果是否正确？出现这种情况的原因可能有哪些？

2. 实时荧光定量 PCR 除了临床上常用的 *Taq* Man 技术外，还有哪些主要的荧光探针技术？其应用前景如何？

3. 临床上一般采用什么方法预防 PCR 产物的污染？简述其原理。

（李　猛）

实验二十八　甲型流感病毒（H1N1）基因定性检测

一、目的与原理

（一）目的

掌握实时荧光 RT-PCR 的基本原理；熟悉实时荧光 RT-PCR 检测甲型 H1N1 流感病毒 DNA 的操作步骤。

（二）原理

本实验利用实时荧光 PCR 技术，分别以甲型 H1N1 流感病毒 HA 和 NA 两个基因组编码区的高度保守区为靶区域，设计特异性引物及荧光探针，使用核酸提取试剂对临床样品进行处理和 RNA 提取，以 PCR 检测试剂配制成 PCR 反应管，将提取的核酸加入 PCR 反应管中，使用荧光定量 PCR 仪通过一步法 RT-PCR 扩增甲型 H1N1 流感病毒基因组的 RNA，并检测荧光信号，仪器软件系统自动绘制出实时扩增曲线，根据阈循环值（CT 值）实现对未知样品的定性检测。

二、器材与试剂

（一）器材

咽拭子样品、移液器（10 μL、100 μL、200 μL、1000 μL）、带滤芯枪头（10 μL、100 μL、200 μL、1000 μL）、1.5 mL 离心管、0.2 mL PCR 管、恒温金属浴、可调转速 14K 离心机、漩涡混合器、二级生物安全柜、实时荧光定量 PCR 仪。

NOTE

（二）试剂

本实验使用商品化的甲型 H1N1 流感病毒 RNA 定性检测试剂盒(PCR-荧光探针法)，其中包括：核酸提取试剂(含有病毒裂解液、抑制物去除液(浓缩液)、去离子液(浓缩液)、洗脱液、蛋白酶 K (干粉)、Carrier RNA(干粉))、PCR 检测试剂(IVA H1 引物探针混合液、IVA N1 引物探针混合液、一步法 RT-PCR 反应液、一步法 RT-PCR 反应酶系、DEPC H_2O、内标溶液)、质控品。

其中：病毒裂解液主要组分为胍盐；抑制物去除液主要组分为 Tris-HCl 缓冲液；去离子液主要组分为 NaCl；洗脱液主要组分为 DEPC；IVA H1 和 N1 引物探针混合液主要组分为针对甲型 H1N1 特异性的引物和探针以及相应内标的引物和探针；一步法 RT-PCR 反应液主要组分为 $MgCl_2$、KCl、Tris-HCl buffer；一步法 RT-PCR 反应酶系主要组分为热启动 Taq 酶和 MLV 酶及稳定剂；内标溶液主要组分为内标核酸分子及稳定剂；阴性质控品主要组分为 NaCl；阳性质控品为一定浓度无活性的假病毒培养液。

三、实验流程

（一）样品采集与处理

采集患者的咽拭子样品，应使用专用采样拭子，适度用力拭抹咽后壁和两侧扁桃体部位，应避免触及舌部；迅速将拭子放入标本采集管中，旋紧管盖并密封，以防干燥。

采样拭子应使用头部为合成纤维(例如聚酯纤维)的拭子，用铝或塑料做柄。不推荐棉拭子和木柄。标本采集管应包含 3 mL 病毒采样液(含有蛋白质稳定剂、阻止细菌和真菌生长的抗生素、缓冲液)。标本采集后应立即用冰块保存或置于 4 ℃冰箱，并马上送至实验室。保存在 4 ℃(不能超过 4 天)，有条件的实验室均应保存在 −70 ℃或 −70 ℃以下。

（二）实验前准备

(1) 蛋白酶 K(干粉)中加入 1.375 mL 的洗脱液，充分混匀，溶解。−20 ℃保存。

(2) Carrier RNA(干粉)中加入 110 μL 的内标溶液，充分混匀，溶解。−20 ℃保存(Carrier RNA 为白色或半透明物质，请仔细检查，确保其完全溶解)。

(3) 抑制物去除液(浓缩液)中加入 5 mL 无水乙醇，并在瓶身和管盖上打钩。室温保存。

(4) 去离子液(浓缩液)中加入 22 mL 无水乙醇，并在瓶身和管盖上打钩。室温保存。

(5) 进行实验前须将病毒裂解液与 Carrier RNA 进行混合(现配现用)，配制成裂解工作液。1 人份配制比例如下：病毒裂解液 200 μL＋Carrier RNA 4 μL。

注：病毒裂解液、抑制物去除液存放不当，可能会出现结晶沉淀。37 ℃温育至其消失即可；各试剂使用完后，旋紧瓶盖。

（三）样品处理与 RNA 提取

(1) 咽拭子标本须在运输(保存)液中涡旋充分，以洗下拭子上黏附的病毒及含有病毒的细胞等。

(2) 液态样品处理(含阴性质控品、IVA H1 N1 阳性质控品)，在 1.5 mL 的无菌离心管内加入 50 μL 的蛋白酶 K。

(3) 取液态样品 200 μL 加入离心管中(待测样品不足 200 μL 时请补加适量生理盐水重悬)。

(4) 再加入 200 μL 的病毒裂解液(已含 Carrier RNA)，盖紧管盖，漩涡振荡 15 s 以充分混匀，高速离心 10 s(防止温育时产生气泡)，72 ℃ 10 min。同时可将洗脱液置于 72 ℃预热。

(5) 加入 250 μL 无水乙醇，振荡 15 s。

(6) 将混合液全部吸至离心柱，室温下 12000 r/min 离心 1 min，将离心柱装至新的收集管。

(7) 将 500 μL 的抑制物去除液加入离心柱，室温下 12000 r/min 离心 1 min，将离心柱装至新的收集管。

(8) 将 500 μL 的去离子液加入离心柱，室温下 12000 r/min 离心 1 min，将离心柱装至新的收集管。

（9）再次将 500 μL 的去离子液加入离心柱,室温下 12000 r/min 离心 1 min,将离心柱装至新的收集管。

（10）将离心柱-收集管于室温下以最大转速离心 3 min 以除去残余的乙醇。

（11）将离心柱取出,放置于新的 1.5 mL 离心管。打开离心柱盖子,72 ℃ 放置 2 min(使用干式恒温器,不能使用水浴锅)。

（12）在离心柱的膜的正上方小心加入 72 ℃ 预热的洗脱液 50 μL,盖紧离心柱管盖,室温静置 1 min 后,以最大转速离心 1 min。离心管内即为病毒核酸溶液,建议立即使用,如需保存,置于 −20 ℃。

（四）PCR 扩增

（1）加样 分别配制 IVA H1 RT-PCR 反应体系和 IVA N1 RT-PCR 反应体系(注:所有试剂使用前须完全解冻,8000 r/min 离心数秒后使用)。

取 N 个($N=$ 阴性质控品＋2×待测样品个数＋阳性质控品)PCR 反应管(按 H1 和 N1 两种反应体系计算);每管分别加入一步法 RT-PCR 反应液 5 μL,一步法 RT-PCR 反应酶系 3 μL,IVA H1 引物探针混合液 1 μL,加 DEPC H_2O 补足至 20 μL(也可按照单个反应的用量,计算一步法 RT-PCR 反应液、一步法 RT-PCR 反应酶系、IVA H1 或 N1 引物探针混合液、DEPC 水各自所需总量,三者混匀后分装 20 μL 于单个 PCR 反应管中);配制 IVA N1 RT-PCR 反应体系时,可将上述步骤中的 IVA H1 引物探针混合液改为 IVA N1 引物探针混合液,其他步骤相同。

（2）于上述 IVA H1 RT-PCR 反应体系和 IVA N1 RT-PCR 反应体系的 PCR 反应管中分别加入处理后的样品。加样顺序为阴性对照、待测样品 RNA、H1N1 阳性质控品,加样量均为 5 μL,H1 体系和 N1 体系不分先后顺序,加相同样品时可同时进行。加样完成后,PCR 反应管 3000 r/min 离心 30 s,放入 PCR 扩增仪。

（3）打开"Set up"窗口,按样品对应顺序设置阴性质控(NTC)、阳性质控(Standard)以及未知样品(Unknown),并在"Sample Name"一栏中设置样品名称;探针检测模式设置为:Reporter Dye1:FAM, Quencher Dye1:TAMRA, Reporter Dye2:Vic, Quencher Dye2:none, Passive Reference:NONE。

（4）打开"instrument"窗口,设置循环条件如下:50 ℃ 15 min,1 个循环;95 ℃ 15 min,1 个循环;94 ℃ 15 s→58 ℃ 45 s(收集荧光),40 个循环。设置完成后,保存文件,运行程序。

四、结果分析

（1）反应结束后自动保存结果,根据分析后图像调节 Baseline 的 Start 值、End 值以及 Threshold 值(用户可根据实际情况自行调整,Start 值可设为 3～15、End 值可设为 5～20,调整阴性对照的扩增曲线平直或低于阈值线),点击 Analysis 自动获得分析结果,在 Report 界面察看结果。

（2）如果检测样品的 H1 及 N1 RT-PCR 反应体系扩增曲线在 FAM 检测通道无对数增长期或 $C_t>37$,且在 Vic 检测通道有对数增长期,可判样品为甲型流感病毒 H1N1 阴性。

（3）如果检测样品的 H1 及 N1 RT-PCR 反应体系扩增曲线在 FAM、Vic 检测通道均有对数增长期且 FAM 检测通道 $C_t\leqslant35$,或扩增曲线在 FAM 检测通道有对数增长期且 $C_t\leqslant35$,在 Vic 检测通道无对数增长期,可判样品为甲型流感病毒 H1N1 阳性。

（4）如果检测样品 H1 及 N1 RT-PCR 反应体系的扩增曲线在 Vic 检测通道有对数增长期,且在 FAM 检测通道 $35<C_t\leqslant37$,则需要对样品重新进行核酸提取和检测操作,若再次实验结果 FAM 检测通道 $C_t\leqslant35$,且曲线有明显对数增长期,则判样品为甲型流感病毒 H1N1 阳性;若 FAM 检测通道 $C_t>35$,则可判样品为甲型流感病毒 H1N1 阴性。

（5）如果检测样品的 H1 或 N1 RT-PCR 反应体系仅其中之一的扩增曲线满足判为阳性的要

NOTE

求,则需重复检测;若重复检测结果为 H1 及 N1 均阳性,则判 H1N1 阳性;若重复检测结果仍为 H1(或 N1)阳性,则判 H1N1 阴性,并建议以其他方法做进一步确认。

五、注意事项

(1)本品仅用于体外诊断。

(2)为了避免样品中任何潜在的生物危险,检测样品应视为具有传染性物质,避免接触到皮肤和黏膜;样品的处理建议在可防止气雾外流的生物安全柜中操作,样品制备区所用过的试管、吸头需打入盛有消毒剂的容器,并与废弃物一起灭菌后方可丢弃;样品操作和处理均需符合相关法规要求:国家卫生健康委员会《微生物和生物医学实验室生物安全通用准则》和《医疗废物管理条例》。

(3)试剂盒阳性质控品虽为人工构建的假病毒,无潜在传染性,但操作时仍应视为传染性物质进行处理。

(4)试剂盒中组分需在效期内使用,不使用本试剂盒提供的组分进行实验将可能导致错误结果。

(5)实验室管理应严格按照 PCR 基因扩增实验室的管理规范,实验人员必须进行专业培训,实验过程严格分区进行(试剂准备区、样品制备区、扩增和产物分析区),所用消耗品应灭菌后一次性使用,实验操作的每个阶段使用专用的仪器和设备,各区各阶段用品不能交叉使用。

(6)使用经高压灭菌的一次性离心管和吸头或购买无 RNA 酶的离心管和吸头。

(7)RT-PCR 反应试剂不要长时间暴露在阳光下;试剂使用前要完全解冻,8000 r/min 离心数秒后使用,但应避免反复冻融。

(8)完成样品核酸提取后,建议马上进行下一步实验,否则应保存于 -20 ℃待用(24 h 内)。

(9)实验完毕用 10% 次氯酸钠或 75% 乙醇处理工作台和移液器,然后用紫外线灯照射 20~30 min。

六、临床应用

甲型 H1N1 流感病毒包含猪流感、禽流感和人流感三种流感病毒的基因片断,可直接从猪传播到人,亦可出现人际间传播。传播途径与季节性流感类似。

本实验用于定性检测咽拭子样品中甲型 H1N1 流感病毒核酸,可用于该病毒感染的实验室诊断和监控,检测结果仅供临床参考,不能单独作为确诊或排除病例的依据。

七、思考题

(一) 选择题

1. 病毒感染的分子生物学检验技术包括(　　　)。

A. PCR 技术　　　　　　　　B. 基因芯片技术　　　　　　C. 核酸杂交技术

D. 基因测序技术　　　　　　E. 病毒培养

2. 关于反转录 PCR 的描述,不正确的是(　　　)。

A. 首先应将 RNA 转化为 cDNA 才能进行 PCR

B. 除了使用 DNA 聚合酶外,还应使用反转录酶

C. 常用的反转录酶有 AMV、MMLV,它们作用的最适温度不同

D. 反转录酶不需要引物即可进行反转录反应

E. Oligo(dT)引发的反转录反应理论上是细胞内所有 mRNA 的反转录反应

3. RT-PCR 反应中使用的酶包括(　　　)。

A. 依赖 DNA 的 RNA 聚合酶　　　　　　B. 依赖 DNA 的 DNA 聚合酶

C. 限制性内切核酸酶　　　　　　　　　D. 反转录酶

E. DNA 连接酶

（二）问答题

1. RT-PCR 检验甲型 H1N1 流感病毒 RNA 的原理是什么？
2. 内标物质在整个实验过程中起到什么作用？
3. RT-PCR 与 PCR 实验过程中的注意事项有哪些不同？

（李　猛）

实验二十九　人乳头瘤病毒(HPV)基因分型检测

一、目的与原理

（一）目的

掌握导流杂交基因芯片技术检测 HPV 基因型的方法；熟悉导流杂交法的原理；了解 HPV 基因分型检测的临床意义。

（二）原理

本实验采用导流杂交基因芯片技术检测 HPV 基因型。该技术以"核酸分子杂交仪"作为平台，集 PCR 检测法、杂交法、基因芯片法于一体。其主要原理是采用特定的 DNA 探针对样品进行基因分型检测。导流杂交法可使待检测目标分子导流穿过固定有 DNA 探针的低密度基因芯片薄膜上，其中目的分子与探针碱基互补而相结合，形成复合物被固定下来；未被结合固定的分子穿过薄膜后被除去，最后通过碱性磷酸酶系统显色从而定性检测 HPV 基因型。该方法加速了互补分子之间的相互作用，从而发生快速杂交。本实验主要步骤包括：DNA 提取→PCR 基因扩增→在基因芯片上导流杂交→显色→结果判读。本实验可在一张低密度基因芯片薄膜上一次性检测出 21 种 HPV 基因型，并可通过肉眼识别 HPV 基因型结果。

二、器材与试剂

（一）器材

生物安全柜、PCR 扩增仪、HybriMax 医用核酸分子快速杂交仪、干式加热模块、PCR 反应管、微量移液器、不同型号吸头、高速台式离心机、恒温金属浴、漩涡混合器、计时器、镊子。

（二）试剂

本实验采用商品化 HPV 分型检测试剂盒，其中包括：PCR 试剂盒(含 PCR Mix、*Taq* DNA 聚合酶、阳性对照、阴性对照)、杂交试剂盒(含杂交液、封闭液、酶标液、溶液 A、溶液 B、杂交膜、NBT/BCIP)、宫颈细胞收集保存液。DNA 的提取采用商品化细胞 DNA 提取试剂盒。

三、实验流程

1. DNA 提取　取保存有宫颈细胞的细胞保存液 0.5 mL，以 4000 r/min 离心 1 min，收集宫颈细胞于管底，弃上清液后，利用细胞 DNA 提取试剂盒抽提宫颈细胞总 DNA。

2. PCR 扩增

（1）取 1 μL DNA 模板、23.25 μL PCR Mix、0.75 μL *Taq* DNA 聚合酶混匀，此为一个扩增反应体系，总体积为 25 μL。同时分别设立阳性对照和阴性对照。

（2）将样品反应管、阴性对照管和阳性对照管同时置入 PCR 扩增检测仪进行扩增。循环参数的设定如下：95 ℃预变性 9 min，进入 PCR 循环，95 ℃变性 20 s，55 ℃退火 30 s，72 ℃延伸 30 s，共运行 40 个循环，72 ℃延伸 5 min。

NOTE

3．杂交前准备

（1）将杂交检测试剂平衡至室温。

（2）杂交液在使用前预热至 45 ℃。

（3）打开杂交仪电源,在杂交仪后面的废液出口处安装好废液缸。

（4）根据控制面板指示,进入温度设定界面,输入温度为 45 ℃后,进行升温。

（5）用蒸馏水充满反应室,放置好金属多孔板并打开水泵,排出多孔板上的水分后关闭水泵。

（6）将与实验样品数相对应孔数的塑料薄膜放置在金属多孔板上。

（7）用镊子将杂交膜放置在塑料薄膜对应开孔上,如有多余开孔则用 parafilm 封口膜覆盖,这一步要确保杂交膜湿润且没有气泡。

（8）在杂交膜上面放置硅胶封圈和分割室,固定好压扣盖。

（9）打开水泵泵走残留在膜上的水珠后关泵。

4．PCR 产物杂交

（1）取 PCR 产物 25 μL,在 95 ℃加热 5 min,然后立即冰水浴至少 2 min。

（2）在杂交孔内加入 1 mL 预热至 45 ℃的杂交液,盖上盖板温育至少 2 min。开泵排出预杂交的杂交液,然后关泵。

（3）将已变性的 PCR 产物加入 0.5 mL 预热至 45 ℃的杂交液,混匀,然后加在薄膜上,盖上盖板温育至少 10 min 后,开泵进行导流杂交。

（4）在 45 ℃条件下,用预热至 45 ℃的杂交液冲洗膜 3 次,每次 0.8 mL。

（5）关闭水泵。

5．显色

（1）进入温度设定界面,设定杂交仪温度为 25 ℃。

（2）用 0.5 mL 封闭液封闭杂交膜 5 min,开泵排出封闭液后,关泵。再用 0.5 mL 封闭液封闭一次。

（3）在温度为(25±3) ℃时,加入 0.5 mL 酶标液,温育 3.5 min。

（4）开泵泵出所有溶液。

（5）设定温度为 36 ℃,用溶液 A 彻底洗膜 4 次,每次 0.8 mL。

（6）加入 0.5 mL NBT/BCIP 溶液,盖上盖板显色 3～5 min。

（7）开泵排出 NBT/BCIP 溶液。

（8）用溶液 B 洗膜三次,每次 1 mL,再用 2 mL 蒸馏水漂洗。

（9）关泵,打开压扣盖,拿走分隔室,用镊子取出杂交膜并放置于吸水纸上。

（10）在 1 h 内分析结果。

四、注意事项

（1）样品一经采集,应尽可能快地送至检测实验室;如若不能马上送检样品,应于 4 ℃保存,并在 2 周内进行检测。

（2）移液器吸取样品时,使用带有滤芯的移液器吸头,防止样品 DNA 污染移液器枪管以及形成气溶胶污染实验室环境;所用移液器吸头均为一次性用品,避免重复使用。

（3）加入样品时,最好在超净工作台操作,将用过的吸头打入盛有 5％次氯酸钠的废液瓶中,以免样品交叉污染,影响后续的 PCR 检测。

（4）每次去上清液时,尽量去干净,以免影响提取效果。

（5）PCR 之前,将提取的样品离心 5 s,避免吸头尖碰到管底沉淀。

（6）在煮沸样品时,不要让沸水溅入样品管中,建议水沸腾后调低火力。

（7）每次清洗薄膜后,用水泵抽净膜上残留的液体。

（8）遵守封闭反应温度及时间、酶标反应时间及显色反应时间,确保杂交结果背景正常。

五、结果分析

本实验在一张 2 cm×2 cm 大小的基因芯片薄膜(图 3-1)上一次性检测 21 种 HPV 基因型,从而确定受检者发生宫颈高度病变的相关危险性。其中高危型包括 HPV16、18、31、33、35、39、45、51、52、56、58、59、66、68;低危型包括 HPV6、11、42、43、44;中高危型包括 HPV53、CP8304。

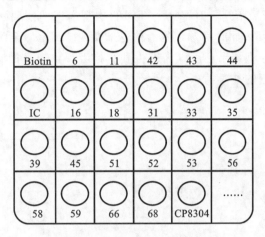

图 3-1 杂交芯片示意图

本实验采用了严格的质控方法;在每张基因芯片膜上都点了扩增控制点(internal control,IC)和杂交控制点(Biotin),对临床检测中的基因扩增步骤及导流杂交步骤进行了全面控制。扩增控制点是一段与 HPV 基因不相关的基因序列,将其加入 PCR 反应体系中,作用就是对 HPV 检测过程中 PCR 反应体系是否有效进行监测。杂交控制点是一段与 HPV 基因不相关的基因序列,将其标记生物素后以探针的形式点在基因芯片膜上,作用就是对 HPV 基因分型过程中的酶显色反应是否成功进行监测。

若这两对照点为阳性,而其他点均为阴性,则判定 HPV 分型 DNA 检测结果为阴性。若其他点为清晰可见的蓝紫色圆点,则检测结果为阳性。根据膜条 HPV 分型分布图,判断阳性点为何种 HPV 病毒类型。结果可分为单一或混合 HPV 感染(图 3-2)。

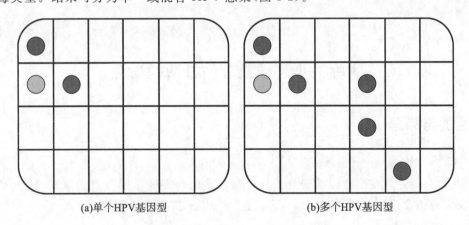

(a)单个HPV基因型   (b)多个HPV基因型

图 3-2 单一或混合 HPV 感染示意图

六、临床应用与案例分析

目前确定的 HPV 基因型有 120 余种,依其致病性不同主要将其分为高危型和低危型两大类:高危型 HPV 如 HPV16、18、31、33、35、39、45、51、52、56、58、59、68 等,与宫颈癌及宫颈上皮内瘤变的发生相关;低危型 HPV 如 HPV6、11、42、43、44 等,常引起生殖道湿疣等良性病变。

HPV 检测法灵敏、特异,操作方便,易于在临床推广使用,适用于高危人群的大面积普查,浓缩

NOTE

高风险人群。单独使用或与细胞学方法联合使用进行宫颈癌的初筛,可有效减少细胞学检查的假阴性结果。以下案例进一步证实了 HPV 分型的重要临床意义。

王某,女,38 岁。因单位体检行宫颈细胞学检查,结果为重度宫颈糜烂,因担心进一步发展为宫颈癌,出现焦虑、抑郁而前来医院咨询。医生建议王某进一步做 HPV 基因分型检测,结果为HPV16 型,属于高危型 HPV 阳性者,因此医生认为王某发展为宫颈癌的可能性很大。建议王某立即切除病变部位并行抗 HPV 治疗。2 个月后,王某再次行 HPV 分型检查,HPV 基因分型为阴性,说明患者体内 HPV 已被清除,同时宫颈细胞活检也未发现癌细胞。至此,王某的焦虑才彻底消除。

不仅如此,HPV 基因分型结果还可以为医生和受检者提供丰富的临床检测信息,为下一步的治疗和疗效评估提供有价值的参考信息。

七、思考题

(一) 选择题

1. 核酸分子杂交的基本原理是(　　　)。

A. 磷酸化　　　　　　　　B. 甲基化　　　　　　　　C. 抗原、抗体结合

D. 碱基互补配对　　　　　E. 正、负电荷结合

2. 宫颈癌的主要病因是(　　　)。

A. 持续高危型 EBV 感染　　B. 持续高危型 HCMV 感染　　C. 持续高危型 HCV 感染

D. 持续高危型 HPV 感染　　E. 持续高危型 HIV 感染

3. 下列哪项不是 HPV 检测的常用方法?(　　　)

A. PCR-RFLP　　　　　　　B. 基因芯片技术　　　　　　C. 核酸分子杂交技术

D. 荧光定量 PCR 技术　　　E. PCR-SSCP

(二) 问答题

1. 导流杂交基因芯片技术的原理是什么?

2. 核酸分子杂交包括哪些基本步骤?

3. 简述 HPV 感染与宫颈癌的关系。

(李　猛)

实验三十　结核分枝杆菌的检测

一、目的与原理

(一) 目的

掌握 PCR 反向点杂交法检测结核分枝杆菌利福平耐药突变基因位点的原理;熟悉 PCR 方法及其与杂交实验结合检测基因变异的临床意义;了解 PCR 技术的临床应用特点。

(二) 原理

结核分枝杆菌(mycobacterium tuberculosis,MTB)的检测及其耐药突变基因研究,对有效地防治结核病,尤其是指导临床用药,具有极其重要的意义。结核分枝杆菌对利福平耐药是由于其作用靶分子 RNA 多聚酶 β 亚单位的编码基因($rpoB$)突变所致,且突变均发生在 $rpoB$ 509～533 位的25 个氨基酸的(75 bp)组成的区域内,突变频率最高的是在氨基酸密码子 531(丝氨酸→亮氨酸)上,其次为 526(组氨酸→酪氨酸)。对利福平敏感的菌株目前尚未发现存在 $rpoB$ 基因的突变,而耐药菌株的 $rpoB$ 基因突变检出率却在 90% 以上。

本实验采用 PCR 反向点杂交法检测结核分枝杆菌 DNA 片段以及利福平耐药突变基因 $rpoB$

NOTE

基因的 6 个位点的突变。其主要技术原理是将高灵敏度的聚合酶链反应技术和高通量的反向杂交技术相结合。设计特异的 PCR 引物使其 5′端用生物素进行标记,扩增获得一定长度的 MTB 基因片段,该片段包含了所要检测的基因耐药突变位点。同时,设计特异性寡核苷酸探针,在探针 5′端用氨基标记,通过化学键作用固定在尼龙膜的特定位置上,制成包含探针阵列的膜条,将带有生物素标记的 PCR 扩增产物与膜条上的探针在一定的温度和盐离子浓度条件下进行分子杂交,再通过生物素与链霉亲和素偶联的过氧化物酶结合,在催化剂的催化下使膜条发生显色反应。通过膜条特定位置显色与否来判断该探针是否与该 DNA 片段杂交,从而确定该 MTB 是否存在利福平耐药相关的 $rpoB$ 基因 6 个位点的突变。此方法快速简便,可较多地应用于临床检测。利福平耐药相关的 $rpoB$ 6 个基因突变的位点如表 3-1 所示。

表 3-1 利福平耐药相关的 $rpoB$ 6 个基因突变的位点

突变位点	D516V	D516G	H526Y	H526D	S531L	S531W
突变碱基	GAC-GTC	GAC-GCC	CCA-CTA	CCA-CGA	TCG-TTG	TCG-TGG

注:D. 天冬氨酸;V. 缬氨酸;G. 甘氨酸;H. 组氨酸;Y. 酪氨酸;L. 亮氨酸;S. 丝氨酸;W. 色氨酸;516 指氨基酸位置。

二、器材与试剂

(一) 器材

PCR 扩增仪、杂交箱、摇床、水浴箱、生物安全柜、干式加热模块、PCR 反应管、移液器、高速台式离心机、低速离心机、漩涡混合器。

(二) 试剂

(1) 本实验采用商品化基因突变检测试剂盒,其中包括:PCR 反应液(含引物、$MgCl_2$、dNTP、缓冲液、Taq DNA 聚合酶)、阴性质控品、阳性质控品、尼龙膜、探针。

(2) 20×SSC 175.3 g NaCl、88.2 g 柠檬酸钠用 750 mL 纯水溶解,用 pH 计调 pH 至 7.0,最后定容至 1000 mL,高压灭菌。

(3) 10% SDS 20 g SDS 用 180 mL 纯水溶解,用 pH 计调 pH 至 7.0,最后定容至 200 mL。

(4) 1 mol/L 柠檬酸钠 294 g 柠檬酸钠用 700 mL 溶解,用浓 HCl 调 pH 至 5.0,最后定容至 1000 mL。

(5) A 液 50 mL 20×SSC、10 mL 10% SDS 加纯水定容至 1000 mL。

(6) B 液 25 mL 20×SSC、10 mL 10% SDS 加纯水定容至 1000 mL。

(7) C 液 100 mL 1 mol/L 柠檬酸钠加纯水定容至 1000 mL。

(8) 显色液 19 mL C 液加入 1 mL TMB 和 10 μL 3% H_2O_2。

三、实验流程

(一) 标本处理

(1) 取痰样 1 mL 加等量 4 % NaOH 液化后 13000 r/min 离心 5 min,弃上清液,留沉淀备用。

(2) 向沉淀中加入 1 mL 洗液,混匀,10000 r/min 离心 2 min,弃上清液。

(3) 沉淀中加入 50 μL 裂解液,混匀,沸水煮 10 min,10000 r/min 离心 2 min,留上清液。

(二) PCR 扩增

(1) 取上述步骤中的上清液 4 μL 加入 PCR 反应液中。

(2) 分别取 4 μL 阳性质控品和阴性质控品加入 PCR 反应液中。

(3) 将 PCR 反应管放入 PCR 扩增检测仪进行扩增。循环参数的设定:50 ℃ 2 min,95 ℃ 10 min,进入 PCR 循环,95 ℃ 变性 45 s,68 ℃ 退火延伸 60 s,运行 30 个循环,继续 95 ℃ 变性 30 s,54 ℃ 退火 30 s,68 ℃ 延伸 60 s,运行 30 个循环,最后 68 ℃ 延伸 10 min。

NOTE

（三）杂交

（1）取 15 mL 塑料离心管，放入标有标本编号的膜条，加入 A 液 5～6 mL 及所有 PCR 产物，将盖拧紧，混匀。

（2）将离心管放入沸水浴中加热 10 min，取出，放入杂交箱，59 ℃，1.5 h。

（3）取 50 mL 塑料管，加入 40 mL B 液于杂交箱中预热到 59 ℃。

（四）洗膜

取出膜条，移至装有预热至 59 ℃的上述 50 mL 塑料管中，于 59 ℃轻摇洗涤 15 min。

（五）显色

（1）用 A 液配制 1∶2000 的 POD 溶液，室温轻摇浸泡 30 min，弃去 POD 溶液，用 A 液室温轻摇洗两次，每次 5 min。

（2）用 C 液室温洗膜 2 min，将膜条浸泡于显色液中避光显色 5～10 min。

（3）显色完毕后，将膜条用纯水或者 A 液冲洗两次后浸泡于纯水或 A 液中终止显色，然后观察结果。

四、注意事项

（1）杂交全过程要避免用手接触膜条，可应用镊子夹取膜条边角操作，或戴手套操作。

（2）显色液需现配现用，显色过程应避光。

（3）洗膜温度和杂交温度严格控制在（59±0.5）℃。

（4）标本处理应在安全柜中进行，应穿工作服，戴一次性手套。

（5）实验中使用的吸头请直接打入盛有消毒液的废液缸内，并与其他废弃物一同灭菌后方可丢弃。

（6）实验完毕应用 10％次氯酸钠、75％乙醇或紫外灯进行消毒。

五、结果分析

（1）此实验只对标本进行定性分析，以检测位点出现信号与否来判断，信号点的强弱不能提供任何定量的参考。

（2）阳性质控品实验膜条 N1、N3、N4、N5、D516V 显色，同时阴性质控品所有检测位点不显色视为实验有效，否则实验失败。

（3）当 N1、N2、N3、N4、N5 位点有信号说明感染了对利福平敏感的敏感型 MTB，当 D516V、D516G、H526Y、H526D、S531L、S531W 位点有信号说明感染了对利福平耐受的突变型 MTB，当两类位点都有信号说明同时感染了敏感型 MTB 和对利福平耐受的突变型 MTB。

（4）阳性质控品相应位点部分不显色或所有位点不显色说明实验失败，提示可能是标本 DNA 提取或 PCR 扩增或杂交失败。阴性质控品任何位点显色，提示污染或实验不成功。

（5）阳性质控品正常显色而临床标本所有点均不显色，表明被检标本中无 MTB 或者 MTB 的量在本试剂盒最低检出限以下，即小于 10^4 IU/mL。

（6）如果大多数标本或全部标本出现了相同的结果，那么可能是标本之间出现了污染，需要重新进行实验。

（7）结果判断　第一排 N 代表该位点为野生型，第二排是突变型。第一排 N1 到 N5 和第二排的 6 个位点（D516V 到 S531W）是利福平耐药相关基因 rpoB 检测探针。rpoB 基因野生型探针与氨基酸位点的关系见表 3-2。

表 3-2　rpoB 基因野生型探针与氨基酸位点的关系

rpoB 基因探针名称	N1	N2	N3	N4	N5
涵盖的氨基酸位点	511、513	516	522、523	526、529	531、533

结果示例:实验结果如表 3-3 至表 3-5 所示。

表 3-3　利福平敏感型 MTB 感染实验结果

N1●	N2●	N3●	N4●	N5●	
D516V	D516G	H526Y	H526D	S531L	S531W

表 3-4　利福平耐药型(D516V)实验结果

N1●	N2	N3●	N4●	N5●	
D516V●	D516G	H526Y	H526D	S531L	S531W

表 3-5　利福平敏感型和耐药型(S531L)混合感染实验结果

N1●	N2●	N3●	N4●	N5●	
D516V	D516G	H526Y	H526D	S531L●	S531W

六、临床应用与案例分析

近几年由于抗结核药物的不合理应用,导致结核分枝杆菌的变异性较大,对抗结核药物的耐药性增加,从而使结核病的发病大幅度增高,增加了治疗的难度。虽然传统的标本抗酸染色、细菌培养以及胸片对大部分结核病能做出正确的诊断,但由于方法学的限制,这些检测方法对某些患者亦可造成误诊或漏诊,而 PCR 方法基本上实现了快速、灵敏、准确地诊断结核病的目的。通过对痰液、血液、淋巴液、脑脊液、胸腹水、尿液等标本中结核分枝杆菌的 PCR 检测,可快速诊断肺结核、结核分枝杆菌菌血症、淋巴结核、结核性脑膜炎、结核性胸膜炎,实现了对难取材进行培养的标本的常规化检测。PCR 的敏感性很高,一般可以检测出 1~100 fg 纯化的结核分枝杆菌 DNA,相当于 1~20 个结核分枝杆菌,这种敏感性明显高于涂片法和培养法。PCR 还可以检出培养法易发生失败的病例,从而大大提高了对结核病的诊断能力。另外,PCR 检测 TB-DNA 不受抗结核治疗的影响,可以准确观察抗结核治疗的效果。

七、思考题

(一) 选择题

1. 结核分枝杆菌的耐药性检测技术有(　　)。

A. DNA 测序　　　　　　　　B. PCR-SSCP　　　　　　　　C. PCR-RFLP

D. 基因芯片技术　　　　E. T-SPOT TB

2. 结核分枝杆菌的耐药机制有(　　)。

A. 耐利福平分子机制　　　　　　　　B. 耐异烟肼分子机制

C. 耐氨基糖苷类药物分子机制　　　　D. 耐氟喹诺酮类药分子机制

E. 耐吡嗪酰胺分子机制

3. 临床诊断耐多药结核病的标准是什么?(　　)

A. 单利福平耐药　　　　　　B. 单异烟肼耐药　　　　　　C. 单链霉素耐药

D. 利福平和异烟肼同时耐药　　E. 利福平和链霉素耐药

(二) 问答题

1. 结核分枝杆菌利福平耐药突变基因 $rpoB$ 基因的 6 个位点指哪些?

2. 本实验方法分为几个步骤?

3. 如何判断结核分枝杆菌耐药检测的假阳性结果和假阴性结果?

4. PCR 方法检测结核分枝杆菌的优、缺点各是什么?

NOTE

5. PCR 反向点杂交法的原理是什么？

（李　猛）

第二节　遗传性疾病的分子生物学检验

遗传性疾病是指发病原因中遗传为主导因素的疾病,是由亲代垂直传递来的遗传物质发生改变所致。遗传性疾病的种类很多,已知的单基因遗传(孟德尔遗传)疾病就超过 3000 种,多基因遗传的复杂疾病约有 750 种,染色体变异导致的遗传病有 100 多种,另外还有线粒体基因发生变异导致的线粒体病 20 多种。

传统的单基因遗传病的临床诊断主要依据家系分析和患者的临床表型分析,其辅助诊断方法包括染色体分析、生化分析和血清检测等。20 世纪 80 年代以后,随着分子生物学技术的迅猛发展,对单基因遗传病的分子诊断已成为实验室的常规手段。单基因遗传病的表型主要由基因型决定,直接检测基因或者其转录/翻译的产物是否存在、组成成分是否改变、表达调控有无变化,是目前遗传病诊断最直接、最有效的方法。

实验三十一　地中海贫血基因检测

一、目的与原理

（一）目的

掌握地中海贫血的分子诊断的基本原理;熟悉地中海贫血的分子诊断的基本技术和方法;了解单基因遗传病分子诊断的基本策略。

（二）原理

地中海贫血(thalassemia)是一种常见的呈常染色体隐性遗传的溶血性贫血,是由于血红蛋白基因的突变导致珠蛋白链的合成不平衡所造成的,包括 α、β、$\delta\beta$ 和 δ 这 4 种类型,其中以 β 和 α 地中海贫血较为常见。以前对地中海贫血的诊断主要是通过氨基酸分析,但此种方法只能鉴定极少数的变异,而且实际操作比较烦琐。随着分子诊断学的发展和应用,临床对地中海贫血的分子诊断变得简单、准确。

1. α-地中海贫血分子诊断方法[跨跃断裂点 PCR(Gap-PCR)法]　在待检的缺失基因片段两端设计引物进行扩增,根据 α-地中海贫血 3 种缺失范围及断裂点,分别设计特异引物同时检测,在 3 种缺失片段的共同区域还设计了一对正常内对照引物,四对引物的序列分别是:

SEA-F:5′-GATCTGGGCTCTGTGTTCTCAGTATTGG-3′

SEA-R:5′-CGGAGATATATGGGTCTGGAAGTGTATC-3′

$\alpha^{3.7}$-F:5′-CCCCTCGCCAAGTCCACCC-3′

$\alpha^{3.7}$-R:5′-AAAGCACTCTAGGGTCCAGCG-3′

$\alpha^{4.2}$-F:5′-GGTTTACCCATGTGGTGCCTC-3′

$\alpha^{4.2}$-R:5′-CCCGTTGGATCTTCTCATTTCCC-3′

α_2-F:5′-GTCCACCCCTTCCTTCCTCA-3′

α_2-R:5′-AGACCAGGAAGGGCCGGTG-3′

当发生任一种缺失纯合子或双重杂合子时,该正常内对照不扩增,再通过琼脂糖凝胶电泳法,根据电泳片段大小和阳性扩增片段组合结果诊断各种不同基因型(图 3-3)。

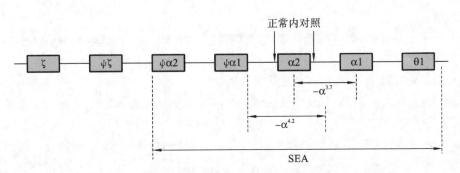

图 3-3 α-地中海贫血基因缺失片段示意图

2. β-地中海贫血分子诊断方法[PCR-反向斑点杂交(PCR-reverse dot blot hybridization,PCR-RDB)法] β-地中海贫血是由于编码 β-珠蛋白的基因发生突变或缺失所导致的。首先根据正常以及突变序列设计 5′ 端带有"氨基臂"的寡核苷酸探针,使其与尼龙膜发生化学共价结合。然后根据编码 β-珠蛋白基因序列设计 2 对生物素标记的引物,用来扩增 β-珠蛋白基因的大部分区域。两对引物(Bio-C$_1$/Bio-C$_2$、Bio-C$_3$/Bio-C$_4$)分别扩增珠蛋白基因的 129→CD97 和 IVS-Ⅱ-457→CD114 片段。两对引物的序列分别是:

Bio-C$_1$:5′-GTACGGCTGTCATCACTTAGACTTCA-3′

Bio-C$_2$:5′-TGCAGCTTGTCACAGTGCAGCTCACT-3′

Bio-C$_3$:5′-GTGTACACATATTGACCAAA-3′

Bio-C$_4$:5′-AGCACACAGACCAGCACGTT-3′

PCR 扩增产物和探针杂交之后,采用生物素-链霉亲和素方法显示杂交信号,根据正常及突变等位基因的杂交情况,确定个体的基因型。由于 PCR 引物一端加入了生物素标记,PCR 扩增产物在洗膜后仍然保留着标记,用链霉亲和素和酶的底物便可获取特异性的杂交斑点颜色信号。该方法具有快速、简便、高灵敏度和特异性强的特点,不过在 RDB 的检测过程中,斑点信号可能会存在不均一现象,而且 RDB 检测受到各种试验因素、条件的影响,其稳定性和重复性有待提高。

二、器材与试剂

(一)器材

高速台式离心机、盖温为 105 ℃ 的 PCR 扩增仪、电泳仪、平板电泳槽、微量移液器、Eppendorf 管及 tip 头、恒温振荡培养箱、杂交管、眼科镊。

(二)试剂

1. DNA 抽提试剂

(1) 10×RBC 裂解液:用 NH$_4$Cl 82.9 g,KHCO$_3$ 10 g 以及 EDTA 0.37 g,加双蒸水至 1000 mL,高压灭菌后 4 ℃ 保存。

(2) 1×细胞核裂解液:用 2 mol/L 的 Tris-HCl(pH 8.2)0.5 mL,4 mol/L 的 NaCl 10 mL,2 mmol/L 的 EDTA 0.4 mL,加双蒸水至 1000 mL,高压灭菌后 4 ℃ 保存。

(3) 10 mg/mL 蛋白酶 K:用 5 mmol/L 的 EDTA、10 mmol/L 的 pH 7.8 Tris buffer 稀释,-20 ℃ 保存。

2. PCR 试剂

(1) 灭菌超纯水、20×dNTP、10×PCR buffer、*Taq* DNA 聚合酶、DNA 样品。

(2) 扩增引物 其中每条引物的终浓度为 12.5 pmol/L。

α-地中海贫血基因检测引物:SEA-F/R、α$^{3.7}$-F/R、α$^{4.2}$-F/R、α$_2$-F/R。

β-地中海贫血基因检测引物:Bio-C$_1$/Bio-C$_2$、Bio-C$_3$/Bio-C$_4$。

3. 凝胶电泳试剂(α-地中海贫血基因检测)

(1) 5×TBE:取 Tris 碱 54 g,硼酸 27.5 g,0.5 mol/L 的 EDTA(pH 8.0)20 mL,加双蒸水至

NOTE

123

1000 mL,室温保存。

（2）6×loading buffer：取溴酚蓝 50 mg，蔗糖 8 g，二甲苯青 FF 50 mg，加双蒸水至 20 mL，4 ℃保存。

4. 核酸分子杂交试剂（β-地中海贫血基因检测）

（1）20×SSC：取 NaCl 175.3 g，柠檬酸钠·2H_2O 88 g，用盐酸调 pH 至 7.0，加双蒸水至 1000 mL，高压灭菌后室温保存。

（2）10% SDS：取 SDS 25 g，加双蒸水至 200 mL，水浴锅加热到 68 ℃溶解，然后浓盐酸调 pH 到 7.0，加双蒸水至 250 mL，室温保存。

（3）1 mol/L 柠檬酸钠（pH 5.0）：取柠檬酸钠 294.1 g，加双蒸水至 700 mL 溶解，用浓盐酸调 pH 到 5.0，定容到 1000 mL，常温保存。

（4）2 mg/mL 四甲基联苯胺（TMB）：取 TMB 0.5 g，加 95%乙醇 250 mL 配制，于棕色瓶中避光保存。

（5）辣根过氧化物酶（POD）母液。

5. 电泳检测（α-地中海贫血基因检测）

（1）PCR 扩增产物：-$\alpha^{3.7}$扩增的 2.0 kb 片段、αα扩增的 1.7 kb 片段、-$\alpha^{4.2}$扩增的 1.4 kb 片段和—SEA 扩增的 1.2 kb 片段。

（2）琼脂糖凝胶电泳：①加样：直接从 PCR 扩增后的反应管中取 5 μL 液体与 1 μL 6×loading buffer 混匀加入电泳孔中。②标准品：6 μL 加入另一孔中，注意不要加到孔外。③电泳：盖上电泳槽，接通电源，开始电泳。开始电泳前，再次确认凝胶样品孔处于电场的负极。④电泳条件：电压 130 V，时间 30 min 左右。

6. 杂交检测试剂（β-地中海贫血基因检测）

（1）PCR 扩增产物：Bio-C_1/Bio-C_2扩增的 602 bp 片段和 Bio-C_3/Bio-C_4扩增的 423 bp 片段。

（2）尼龙膜条[购自亚能生物技术（深圳）有限公司]，包括基底以及固定在基底上的特异性探针；膜条上每一条特异性探针分别针对一个突变的 β-珠蛋白基因位点，称为突变探针；所述突变的 β-珠蛋白基因位点为 27-28M、41-42M、654M、-28M、71-72M、17M、βEM 和 IVS1-5M；其中每一条突变探针含 14～20 bp 的序列，在该序列的中部位置包含其相对应的 β-珠蛋白基因的突变碱基。

（3）溶液 A：将 20×SSC 稀释 10 倍至 1000 mL，加入 10% SDS 10 mL。

（4）溶液 B：将 20×SSC 稀释 40 倍至 1000 mL，加入 10% SDS 10 mL。

（5）溶液 C：将 1 mol/L 柠檬酸钠稀释 10 倍至 1000 mL。

（6）显色液：0.1 mol/L 的柠檬酸钠 19 mL，TMB 1 mL，30% H_2O_2 2 μL。

三、实验流程

1. 基因组 DNA 提取 方法和流程见第二章第一节实验二"基因组 DNA 的分离与纯化"。

2. PCR 扩增

1）α-珠蛋白基因

（1）PCR 反应体系：取出 PCR 反应液，在管壁上做好标记，对应样品编号，于 5000 r/min 短暂离心，再加入已提取的 DNA 2.0 μL，PCR 反应液中含：灭菌超纯水、PCR buffer、4 对（3 对不同缺失片段和一对正常内对照）引物、Taq DNA 聚合酶，反应总体系为 25 μL。

（2）上 PCR 仪反应。按如下参数进行反应：96 ℃变性 15 min，98 ℃ 45 s→64 ℃ 90 s→72 ℃ 3 min，35 个循环，最后一个循环结束后追加一个 72 ℃ 5 min。每份样品扩增 2 管，得到两份 PCR 产物。

2）β-珠蛋白基因

（1）PCR 反应体系：取出 PCR 反应液，在管壁上做好标记，对应样品编号，于 5000 r/min 短暂离心，再加入已提取的 DNA 2.0 μL。PCR 反应液中含灭菌超纯水、PCR buffer、引物 Bio-C_1/Bio-

NOTE

C_2 或 Bio-C_3/Bio-C_4、Taq DNA 聚合酶,反应总体系为 25 μL。

(2) 上 PCR 仪反应。按如下参数进行反应:95 ℃变性 5 min,95 ℃ 30 s→55 ℃ 30 s→72 ℃ 30 s,30 个循环,最后一个循环结束后追加一个 72 ℃ 5 min。每份样品扩增 2 管,得到两份 PCR 产物。

3. PCR 产物电泳鉴定(α-珠蛋白基因)

(1) 用 1×TBE 和琼脂糖粉配制 1%琼脂糖凝胶,加入 DNA 染色剂(如 DD 核酸染料)。

(2) 每管取出 5 μL PCR 产物与 1 μL 的 loading buffer 混匀,点于凝胶孔内,标准品 6 μL,点于凝胶孔内。

(3) 恒压 130 V 电泳约 30 min,在紫外灯下观察鉴定结果:$-\alpha^{3.7}$、$\alpha\alpha$、$-\alpha^{4.2}$ 和 $-\alpha^{SEA}$ 的扩增条带分别约为:2.0 kb、1.7 kb、1.4 kb 和 1.2 kb。

4. 核酸分子杂交及结果读取(β-珠蛋白基因)

(1) 杂交:取 15 mL 塑料离心管,编号,放入做好编号的膜条(在膜条编号处用中性笔标记),加入溶液 A 5～6 mL 及所有对应的 PCR 产物,拧紧盖子,再稍微拧松。混匀,将离心管放入 100 ℃水浴 10 min,取出拧紧离心管盖。放入杂交仪,在 43 ℃杂交 1.5～4 h。同时取 50 mL 塑料离心管,加入 45 mL B 液于杂交仪中预热至 43 ℃。

(2) 洗膜:取出膜条,移至装有预热 B 液的 50 mL 离心管中,于 43 ℃轻摇洗涤 15 min。

(3) 孵育:洗膜完毕后,用镊子夹取膜条至已配制好的孵育液中,室温轻摇孵育 30 min,孵育时应注意使膜条字面朝下并尽量散开,避免完全重叠影响效果。

孵育液配方:A 液:POD=2000:1。膜条张数≤10 时,20 mL A 液加 10 μL POD 配成 20 mL 孵育液;膜条张数＞10 时,按 1 张膜条 1 μL POD 的比例配制孵育液。

(4) 显色:孵育完毕,弃去孵育液。用 A 液在室温下轻摇洗涤两次,每次 5 min。接着用 C 液在室温下洗涤 1～2 min,同时配制显色液,按顺序加入 19 mL C 液,1 mL TMB,2 μL 30% H_2O_2,配成一份显色液(一份显色液 10 张膜条),混匀,放于暗室。将漂洗干净膜条放入显色液中避光显色 5～10 min,最后将膜条用蒸馏水漂洗 2 次后检查结果。

四、注意事项

(1) 本方法样品来源为抗凝全血,所用抗凝剂为枸橼酸钠或 EDTA。

(2) PCR 反应用到的相关离心管、枪头等均需要高温灭菌,一次性使用。在运输过程中会有 PCR 反应液附着在管壁、管盖上,因此要在使用前先离心,以保证 PCR 反应体系的体积及防止潜在的污染。

(3) PCR 反应的加样量多数是微量的,所以加样时应把枪头伸进液面下加样,并注意确保试剂确实加进去了。

(4) 待测样品为从人外周血、羊水或绒毛组织等提取的基因组 DNA。加样过程中注意防止污染样品及试剂。

(5) 置 PCR 仪进行 PCR 反应前,PCR 管要盖紧,否则使液体蒸发影响 PCR 反应。

(6) 检测 DNA 样品时,要设置阳性和阴性(正常人)样品对照,以验明体系是否正常;电泳鉴定 PCR 产物时,应同时加入 DNA 分子量标准品作为对照。

(7) 注意给样品、离心管和膜条编号,并对应好样品和所用耗材的编号,分子杂交操作中避免用手接触膜条,须用镊子夹取膜条边角操作。

(8) 分子杂交流程步骤中必须使膜条的探针面全程与溶液充分接触,避免此面贴于容器表面或膜面间相贴。

五、结果分析

1. α-地中海贫血基因检测 考虑到四对引物要在同一管扩增并通过电泳来判断结果,设计引物位置时各 PCR 产物的条带大小要有区别,最终 $-\alpha^{3.7}$、$\alpha\alpha$、$-\alpha^{4.2}$ 和 $-\alpha^{SEA}$ 的扩增条带分别约为 2.0

NOTE

kb、1.7 kb、1.4 kb 和 1.2 kb，如图 3-4、图 3-5 所示。

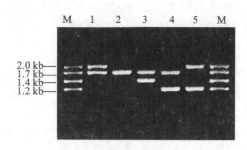

编号	基因型
M	DNA Markers
1	αα/-α$^{3.7}$（-α$^{3.7}$缺失杂合子）
2	αα/αα
3	αα/-α$^{4.2}$（-α$^{4.2}$缺失杂合子）
4	αα/-α^{SEA}（-α^{SEA}缺失杂合子）
5	-α$^{3.7}$/-α^{SEA}（-α$^{3.7}$、-α^{SEA}双重缺失杂合子）

图 3-4　α-地中海贫血电泳结果示意图　　　　图 3-5　α-地中海贫血电泳结果解释图

（1）正常：检测样品只有一条 1700 bp 的正常条带。

（2）缺失杂合子：检测样品有两个条带，其一为 1700 bp 的正常条带，其二为某一缺失型的条带；结果为此相应缺失型的杂合子。

（3）缺失纯合子：检测样品只有一条缺失型条带，无正常条带；结果为此相应缺失型的纯合子。

（4）双重缺失杂合子：检测样品有两个条带，分别为两种缺失型，无正常条带；结果为这两种缺失型的双重杂合子。

2. β-地中海贫血基因检测　膜条上的探针排列顺序见图 3-6。

41-42N	654N	-28N	71-72N	17N	β EN	31N	27/28M	编号
41-42M	654M	-28M	71-72M	17M	β EM	31M	IVS-I-1M	
43M	-32M	-29M	-30M	14-15M	CAPM	IntM	IVS-I-5M	β-地中海贫血

图 3-6　杂交膜上的探针排列

　　膜条上的探针分为三行，第一行前七个是正常野生型对应的探针（N），第一行第八个，第二行和第三行是突变型探针（M）；结果的判定是依据膜条上有无圆形蓝色斑点出现，如果在突变检测探针处出现显色强度与相应的野生型探针相近的蓝色斑点，则该位点为野生型与突变型的杂合子；如果在突变检测探针处出现蓝色斑点，而对应的野生型探针处未出现蓝色斑点，则该位点为突变纯合子；如仅仅在野生型探针处出现蓝色斑点，则待检样品没有上述 8 种突变，结果为阴性，表示样品 DNA 正常或不含所检测的 8 种中国人 β-地中海贫血突变（图 3-7）。

41-42N●	654N●	-28N●	71-72N●	17N●	β EN●	31N●	27/28M	编号
41-42M	654M	-28M	71-72M	17M	β EM	31M	IVS-I-1M	
43M	-32M	-29M	-30M	14-15M	CAPM	IntM	IVS-I-5M	β-地中海贫血

(a) 正常

41-42N●	654N●	-28N●	71-72N●	17N●	β EN●	31N●	27/28M	编号
41-42M●	654M	-28M	71-72M	17M	β EM	31M	IVS-I-1M	
43M	-32M	-29M	-30M	14-15M	CAPM	IntM	IVS-I-5M	β-地中海贫血

(b) 单突变杂合子41-42M/N

41-42N●	654N●	-28N●	71-72N●	17N●	β EN●	31N●	27/28M	编号
41-42M	654M	-28M	71-72M●	17M	β EM	31M●	IVS-I-1M	
43M	-32M	-29M	-30M	14-15M	CAPM	IntM	IVS-I-5M	β-地中海贫血

(c) 双突变杂合子71-72M/31M

图 3-7　β-地中海贫血杂交膜检测结果

六、临床应用

患者,男,7 岁,汉族人。患者临床表现为贫血、黄疸,肝脾肿大并进行性加重,发育不良,特殊表现有头大、眼距增宽、马鞍鼻、两颊及前额突出。查血常规 RBC 4.74×10^{12}/L,HB 127 g/L,MCV 26.7 fL。根据以上病史,应该首先考虑何种疾病?还需要进行哪些检查?

根据病史,考虑患者患有地中海贫血。还需要对患者进行地中海贫血的基因诊断。

为此,抽取患者外周血并提取 DNA 之后,利用 PCR-RDB 检测 α 和 β 珠蛋白基因,发现 α-地中海贫血基因正常,而 β-地中海贫血基因为突变纯合子,基因诊断的结果辅助临床确诊。因此可做出诊断结论:患者是 β-重度地中海贫血。

七、思考题

（一）选择题

1. 地中海贫血的致病机制是什么?（   ）

A. 珠蛋白生成障碍　　　　　　　　B. *FMR*-1 基因突变　　　　　　　　C. 凝血因子Ⅸ缺乏

D. 凝血因子Ⅷ缺乏　　　　　　　　E. 肝脏中缺失苯丙氨酸羟化酶（PAH）

2. 绝大多数 β-地中海贫血是由位于第 11 号染色体上的基因突变所致,下列方法中不能用于分子生物学检验的技术是（   ）。

A. PCR-ASO　　B. PCR-RDB　　C. 基因芯片　　D. 多重 PCR　　E. MOEA-PCR

3. 人类的 α 珠蛋白基因定位于（   ）。

A. 11 号染色体　　　　　　　　　　B. 9 号染色体　　　　　　　　　　C. X 染色体

D. 16 染色体　　　　　　　　　　　E. 18 号染色体

（二）问答题

1. 在 Gap-PCR 中为什么 α 珠蛋白正常的 DNA 序列不能生成相应的扩增产物而缺失序列可以扩增出特定长度的片段?

2. PCR-RDB 检测 β-地中海贫血的基本原理是什么?

3. 本实验 β-地中海贫血基因检测可以检验血红蛋白基因的哪几种突变?

（余　琳）

实验三十二　肌营养不良相关基因检测

一、目的与原理

（一）目的

掌握假肥大性肌营养不良（DMD）分子诊断的基本原理;熟悉多重连接依赖探针扩增的技术方法。

（二）原理

运用多重连接依赖探针扩增（multiplex ligation-dependent probe amplification,MLPA）技术可对 DMD 患者及携带者进行快速的分子诊断,对胎儿进行产前诊断具有显著的技术优势。MLPA 是一种简便、快速、有效的技术,针对待测 DNA 中的靶序列进行定性和半定量分析,只需要 50～200 ng DNA,在同一反应管中对几十个不同的靶基因进行检测和定量分析。其工作原理（图 3-8）是在基因的每一个外显子中选择某一段保守序列设计与其互补的探针 A 和探针 B,探针 A 接上通用引物的锚定序列 X 组成短探针,探针 B 接有一段填充序列和通用引物的锚定序列 B 组成长探

NOTE

针。在同一反应体系中,每条长探针中填充序列的长度不等,按照5～7个碱基递增。通过变性杂交,长、短探针锚定在基因组DNA上,连接酶把两探针连接后就形成以5～7个碱基递增的连接产物,以此为模板加入通用引物进行PCR扩增生成的产物在毛细管电泳时按短片段先出峰的原则,形成MLPA图谱。图谱中峰信号代表相应的外显子,如果峰信号缺失则提示相应的外显子缺失;与正常组比较峰信号的降低或增高分别提示外显子拷贝数减少或重复。

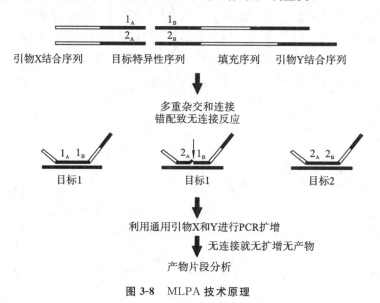

图3-8 MLPA技术原理

二、器材与试剂

(一)器材

高速台式离心机、经高温灭菌的EP管及tip头、盖温为105 ℃的PCR扩增仪、漩涡混合器、DNA质控品(阳性对照和阴性对照)、Genetic Analyzer 3130毛细管电泳仪、微量移液器。

(二)试剂

1. DNA抽提试剂

(1) 10×RBC裂解液:用NH_4Cl 82.9 g,$KHCO_3$ 10 g以及EDTA 0.37 g,加双蒸水至1000 mL,高压灭菌后4 ℃保存。

(2) 1×细胞核裂解液:用2 mol/L的Tris-HCl(pH 8.2)0.5 mL,4 mol/L的NaCl 10 mL,2 mmol/L的EDTA 0.4 mL,加双蒸水至1000 mL,高压灭菌后4 ℃保存。

(3) 20 mg/mL蛋白酶K,用5 mmol/L的EDTA、10 mmol/L的pH 7.8 Tris buffer稀释,−20 ℃保存。

2. PCR试剂

(1) 灭菌超纯水、20×dNTP、10×PCR buffer、ligase-65连接酶、DNA样品。

(2) MLPA检测试剂盒:SALSA MLPA P034/P035 DMD Kit。

3. 毛细管电泳试剂 甲酰胺、Genescan LIZ 500。

三、实验流程

(1) 取基因组DNA 50～250 ng补双蒸水至5 μL,在PCR仪上98 ℃变性5 min,降温到25 ℃时加入3 μL探针混合物于室温下仔细混匀,然后60 ℃杂交16 h。

(2) 待PCR仪降温到54 ℃时加入32 μL含ligase-65连接酶的混合物进行连接反应,54 ℃,15 min,然后加热至98 ℃灭活连接酶5 min,得到MLPA连接产物。

(3) 准备新的PCR管每孔加入30 μL 10×PCR buffer,取步骤(2)中得到的连接产物10 μL加入 PCR 管中混匀,并放入 PCR 仪加热至 60 ℃,每管再加 10 μL DNA 聚合酶混合物,充分混匀后共 50 μL 体系进行 PCR 扩增。按如下条件进行反应:95 ℃ 变性 5 min,95 ℃ 30 s→60 ℃ 30 s→72 ℃ 60 s,33~35 个循环,最后 72 ℃ 孵育 20 min。

(4) PCR 产物检测 取 0.7 μL PCR 产物,与 9 μL 甲酰胺以及 0.2 μL Genescan LIZ 500 ladder 充分混匀,小心地吸到 96 孔板内,在 Genetic Analyzer 3130 毛细管电泳仪(ABI 公司,美国)上进行毛细管电泳分析,生成 MLPA 图谱。毛细管温度为 50 ℃,变性温度为 90 ℃,变性时间 120 s;毛细管吸样针取样电压 2.0 kV,30 s;10 kV 运行 30 min。

(5) MLPA 图谱分析 Genetic Analyzer 3130 毛细管电泳仪收集完荧光信号后,会自动生成 MLPA 图谱。运用 coffalyser v9.4 软件分析 MLPA 图谱数据,比较 DMD 患者、双亲、家系中可能的携带者及正常对照的各个外显子的信号峰高,以此判断 DMD 基因的外显子缺失、重复情况。

四、注意事项

(1) 毛细管电泳之前的上样品需要充分混匀,使得 LIZ ladder 在每个毛细孔内均匀分布,避免 LIZ ladder 读取失败。

(2) 毛细管电泳峰图要仔细分析,对可疑的纯合、杂合突变要进行 PCR 验证。

五、结果分析

(1) 首先分析比较同一家系之中可能的携带者与先证者的 MLPA 图谱中各外显子信号高度。理论上致病基因携带者因缺失一个外显子拷贝,相应的外显子高度应低于正常对照的 50%,反之外显子重复则其高度应高约 50%。

(2) 根据图 3-9 的毛细管电泳检测结果,相比于 A 中的对照标准品,箭头示样品(B)的 67 号外显子缺失。

(3) PCR 验证 DMD 基因外显子是否发生缺失。扩增其他家系患者及正常对照者的基因片段(含 67 号外显子),确认 DMD 基因是否发生缺失突变。

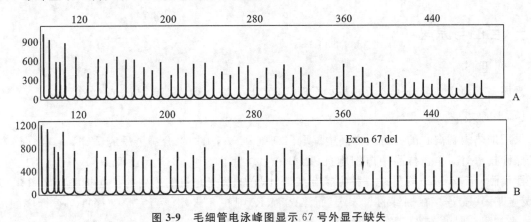

图 3-9 毛细管电泳峰图显示 67 号外显子缺失

六、临床应用

患者,男,13 岁,汉族人。主要临床表现为双下肢无力,行走困难,行走时表现为典型的鸭步。患者近端肌力弱、萎缩和腓肠肌肥大,合并关节挛缩、心肌损害,肌酸激酶和肌红蛋白水平异常升高。患者的舅舅也有类似的临床症状和体征,并于 30 岁左右因为呼吸衰竭去世。根据以上病史,应该首先考虑何种疾病? 还需要进行哪些实验室检查?

根据病史,考虑患者患有 DMD。还需要对患者进行 DMD 的分子诊断。为此,抽取患者的外周血之后,提取其基因组 DNA,经 MLPA 检测,发现 DMD 基因的 50 号外显子缺失,该结果为临床确诊提供了依据。

NOTE

七、思考题

（一）选择题

1. MLPA 工作原理的特点是什么？（　　）

A. 不同基因的连接产物长度不同　　　　　B. 基因点突变体现在扩增峰缺失

C. 扩增产物用于毛细管电泳分析　　　　　D. 多重的连接产物能被同一对引物扩增

E. PCR 具有高度的同步性

2. MLPA 的主要应用领域是（　　）。

A. 对 DNA 中特异性序列进行扩增

B. 对 DNA 的序列进行分析

C. 识别特异酶切位点

D. 多重检测人类基因组序列中微小的拷贝数变异

E. 可用于人类三倍体细胞分析

3. MLPA 的操作流程是（　　）。

A. 变性　　　　　B. 连接　　　　　C. PCR　　　　　D. 毛细管电泳　　　　　E. 杂交

（二）问答题

1. MLPA 的基本原理是什么？

2. DMD 常见的遗传缺陷是什么？

3. MLPA 操作过程中要注意哪些环节？

（余　琳）

实验三十三　强直性脊柱炎基因检测

一、目的与原理

（一）目的

掌握强直性脊柱炎分子诊断的基本原理；熟悉 *Taq* Man 荧光探针技术的方法。

（二）原理

采用加热裂解离心的方法从样品中提取白细胞 DNA，采用聚合酶链反应（PCR）结合 *Taq* Man 荧光探针技术对人全血样品中白细胞抗原 HLA-B27 型 B2704、B2705 亚型 DNA（彼此不区分）进行定性检测。*Taq* Man 探针是一种寡核苷酸探针，它的荧光与目的序列的扩增相关。如图 3-10 所示，荧光基团（R）连接在探针的 5′末端，而淬灭剂（R）则在 3′末端。当完整的探针与目标序列配对时，荧光基团发射的荧光因与 3′端的淬灭剂接近而被淬灭。但在进行延伸反应时，聚合酶的 5′外切酶活性将探针进行酶切，使得荧光基团与淬灭剂分离，荧光基团发出荧光，随着扩增循环数的增加，释放出来的荧光基团不断积累并进行检测。

二、器材与试剂

（一）器材

实时荧光定量 PCR 仪（ABI 7500、ABI Stepone、Roche LightCycler 480、Stratagene MX 3000P）、水浴锅（或干浴锅）、漩涡混合器、离心机、移液枪、枪头、EP 管。

（二）试剂

商品化人类白细胞抗原 B27（HLA-B27）核酸检测试剂盒包括：裂解液Ⅰ（灭菌去离子水）、裂解

NOTE

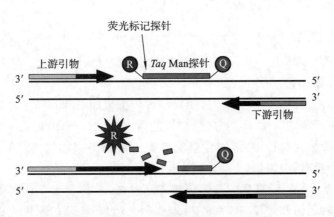

图 3-10 *Taq* Man 荧光探针技术示意图

液Ⅱ（含无机盐）、PCRmixⅠ（缓冲液、镁离子等）、PCRmixⅡ（含酶）、PCRmixⅢ（含引物和探针）、阳性质控品（含 B27 阳性样品核酸抽提物）、阴性质控品（含灭菌 TE）。

三、实验流程

1. 基因组 DNA 提取 方法和流程见第二章第一节实验二"基因组 DNA 的分离与纯化"。

2. PCR 扩增

（1）准备：从试剂盒中取出 PCRmixⅠ、PCRmixⅡ 和 PCRmixⅢ，在室温下熔化，低速离心，将管壁和管盖上可能黏附的溶液集中到管底。将 PCRmixⅠ、PCRmixⅢ 溶液全部吸取加入 PCRmixⅡ 溶液管中，并充分混匀。向设定的荧光定量 PCR 反应管或 96 孔板中分别加入 21.0 μL 混合液，转移至样品处理区。

（2）加样：在装有 PCR 反应液的 PCR 反应管中分别加入步骤 1 制备好的标本 4.0 μL，同时加入 4.0 μL 阴、阳性质控品作为 PCR 反应对照。

（3）实时荧光定量 PCR 反应：将反应管放入荧光 PCR 检测仪中，循环参数设定如下。37 ℃ 让 UNG 酶作用 2 min（目的是防止污染），95 ℃ 预变性 2 min，进入 PCR 循环，94 ℃ 变性 10 s，59 ℃ 退火延伸 45 s，共 40 个循环。然后收集 B27 和内标的荧光信号，数据的采集定在 59 ℃。

四、注意事项

（1）在操作中，应时刻注意避免 DNA 和 DNase 的污染，应使用不含荧光物质的一次性手套（经常替换）、一次性薄壁进口 200 μL PCR8 连管（或 96 孔 PCR 板加光学贴膜）、移液器头（带滤嘴自卸式），不能用手直接触摸反应管。

（2）操作台、移液器、离心机、扩增仪等仪器设备应经常用 1.0% 次氯酸钠和（或）70% 乙醇擦拭消毒。实验房间、超净工作台应定期及每次实验后用紫外灯处理。

（3）装入离心管的试剂在使用前应充分熔化，混匀，离心数秒，使液体集中在离心管底部。

（4）配制反应体系时应注意：所有液体的混匀尽量要在漩涡混合器上进行，不用移液器吹打，以免产生气泡，反应体系配制完毕低速离心数秒。试剂盒要在保质期内使用。不同批号的试剂切勿混用。

五、结果分析

反应结束后，仪器自动保存结果，分析图像后调节 Baseline（基线）的 Start 值、End 值和 Threshold 值（阈值）[可自行调节，Start 值可以在 3～6 之间（建议调整为 5），End 值位于 15～20 之间（建议调整为 18）]。阳性质控品中内标和目的基因浓度控制在 C_t 为 22～26 的范围，但不要求 C_t 测定值相同；阴性质控品内标基因和目的基因荧光应为阴性，即仪器检测结果不显示 C_t 或无典型 S 形扩增曲线；以上条件需要在同一次试验中同时满足，否则认为 PCR 反应无效，需要重新进行

NOTE

检测。

具体如下。

（1）待检样品显示目的基因不显示 C_t 或无典型 S 形扩增曲线，内标检测到典型扩增曲线和 C_t 时，且有典型 S 形扩增曲线，为阴性样品。

（2）待检样品目的基因和内标基因均显示典型 S 形扩增曲线和 C_t 时，为阳性样品。

（3）待检样品目的基因扩增曲线异常（如基线过高，基线上扬），为可疑阳性样品。对于可疑样品，应进行二次检验，如果再次检测到 C_t，且呈现典型 S 形扩增曲线，则判定是阳性样品，否则，判为阴性样品；进行二次检验时，应重新对血样进行 DNA 抽提。

（4）采用本试剂盒进行检验得到的结果仅供临床参考，不作为治疗或其他临床管理的唯一依据；不合理的样品采集、运输和处理均有可能导致假阴性结果；检测的靶序列的变异会导致假阴性结果。

六、临床应用

患者，男，8 岁，体重 22 kg，患者临床表现为反复发热，关节肿痛 3 个多月，夜间痛明显，血常规＋快速 CRP 检测结果：白细胞计数 $12×10^9$/L，血沉 54 mm/h，C 反应蛋白 44 mg/L。骶髂关节炎 X 线检查：骶髂关节边缘模糊，有硬化和微小侵袭病变，为进展性骶髂关节炎（Ⅲ期）。根据以上病史，应该首先考虑何种疾病？还需要进行哪些检查？

根据病史，考虑患者患有强直性脊柱炎。还需要对患者进行强直性脊柱炎的基因诊断。

为此，抽取患者外周血白细胞 DNA 之后，利用聚合酶链反应（PCR）结合 *Taq* Man 荧光探针技术对人全血样品中 HLA-B27 型 B2704、B2705 亚型 DNA 进行定性检测，发现人类白细胞抗原 B27（HLA-B27）核酸检测呈阳性。因此可做出诊断结论，该患儿患有强直性脊柱炎。

七、思考题

（一）选择题

1. 人体内哪些细胞含有 DNA？（　　）

A.红细胞　　　B.粒细胞　　　C.淋巴细胞　　　D.多核巨细胞　　E.单核细胞

2. 白细胞抗原 HLA-B27 亚型有哪些？（　　）

A.B2704 亚型　B.B2705 亚型　C.B2702 亚型　D.B2706 亚型　E.B2709 亚型

3. 现阶段使用的荧光报告基团有（　　）。

A. HEX　　　　B. FAM　　　　C. ROX　　　　D. JOE　　　　E. VIC

（二）问答题

1. *Taq* man 荧光探针技术的基本原理是什么？

2. 简述实时荧光定量 PCR 反应的注意事项。

3. 强直性脊柱炎主要的基因改变有哪些？

（余　琳）

实验三十四　遗传性耳聋相关基因检测

一、目的与原理

（一）目的

掌握遗传性耳聋分子诊断的基本原理；熟悉导流杂交的技术方法。

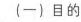

（二）原理

建立在导流杂交法（flow-through hybridization，FH）上的低密度基因芯片技术如图 3-11 所示。提取样品中的 DNA，通过 PCR 扩增反应，放大 DNA 的量。利用 DNA 双链碱基互补的原理，采用生物素标记的引物分别对耳聋易感基因突变区域进行特异性扩增，将扩增产物与标记不同突变类型耳聋易感基因探针的尼龙膜（低密度基因芯片）在导流杂交仪上进行导流杂交（PCR 产物以导流杂交的机制穿过薄膜的介质，同时与固定的探针发生碱基互补反应），可以检测 4 种耳聋易感基因的 13 个突变位点，并能够检测出杂合突变及纯合突变，最终给出肉眼能够识别的杂交结果。

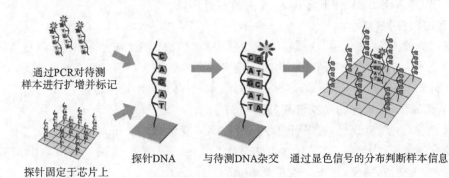

通过PCR对待测样本进行扩增并标记　　探针DNA　　与待测DNA杂交　　通过显色信号的分布判断样本信息

探针固定于芯片上

图 3-11　基因芯片技术

二、器材与试剂

（一）器材

生物安全柜、HB-2012A 型导流杂交仪、PCR 扩增仪、高速离心机、金属浴、微型离心机、VORTEX 振荡器、微量移液器、高压灭菌锅、紫外线消毒车。

（二）试剂

耳聋基因检测所需试剂如下。

1. 核酸提取试剂盒　方法和流程见第二章第一节实验二"基因组 DNA 的分离与纯化"。

2. 商品化耳聋易感基因检测试剂盒（PCR＋导流杂交法）　包括 PCR 试剂盒（含 A 组 PCRMix、B 组 PCRMix、*Taq* DNA 聚合酶）、导流杂交试剂盒（含杂交液、封阻液、洗脱液 1、NBT/BCIP 碱性磷酸酶显色液、杂交膜（图 3-12））。

Biotin	35N	155N	176N	235N	299N
	35M	155M	176M	235M	299M
1494N	1555N	7445N	538N	IVS-N	2168N
1494M	1555M	7445M	538M	IVS-M	2168M
1229N	1229M	12201N	12201M		

图 3-12　耳聋易感基因检测膜条示意图

注：上图中各突变点对应的"N"是指各耳聋易感基因的正常对照；

"M"是指各耳聋易感基因的突变位点；Biotin 为杂交反应对照。

NOTE

三、实验流程

1. DNA 提取　利用细胞 DNA 提取试剂盒抽提细胞总 DNA。

2. 耳聋易感基因 PCR 扩增流程

(1) PCR Mix 放置 4 ℃解冻;临床样品 DNA 解冻。

(2) 将 *Taq* 酶分别加入 A 组和 B 组 PCR Mix 中配制总反应体系,混匀,点动离心,按照 A 组(28 μL)和 B 组(28 μL)的体系分别分装到 0.2 mL PCR 管中。

(3) 将临床 DNA 各 2 μL 按顺序加入 A 组和 B 组体系中。

(4) 标记各管,混匀,离心。

(5) 各管对应放入 PCR 仪中,注意各管盖盖紧,检查扩增程序(温度速率为 4 ℃/s)是否正确,PCR 仪热盖需加热(若无热盖,需添加矿物油),设定循环参数:95 ℃预变性 9 min,进入 PCR 循环,95 ℃变性 30 s,55 ℃退火 30 s,72 ℃延伸 1 min,共 40 个循环,72 ℃再延伸 5 min。

3. 耳聋易感基因 PCR 产物杂交流程(图 3-13)

(1) PCR 产物(A 组和 B 组)放 PCR 仪中进行 95 ℃变性 5~10 min。

(2) 按要求放置配件,铺好杂交膜,加入杂交液 0.8 mL,预杂交 45 ℃ 2 min 以上。

(3) 开泵,排杂交液,关泵,加入杂交液 0.8 mL。

(4) 将 A 组和 B 组 PCR 产物按一定顺序加入相应反应槽,注意每加一个立即混匀。

(5) WB1 液 0.8 mL 清洗 3~4 次,每次冲洗间隔 5 s 左右,洗完 WB1 液后再把杂交仪温度调节为 25 ℃,杂交 45 ℃ 20 min。

(6) 加入 0.5 mL 封阻液,预封阻。当温度降至 30 ℃时,开泵排液,关泵;加封阻液 0.5 mL,封阻 5 min,开泵排液;加酶标液 0.5 mL,放置 5 min,开泵排液。

(7) 溶液 A 0.8 mL 清洗四次,清洗第二次时就将温度设定为 36 ℃;当杂交仪温度达到 36 ℃时加显色液 0.5 mL,盖好杂交仪盖,显色 6 min。

(8) 加杂交液 0.8 mL,清洗三次,加蒸馏水清洗。

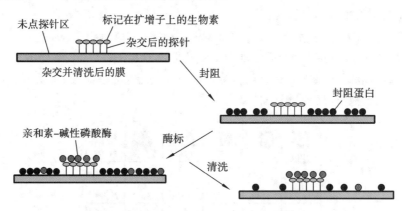

图 3-13　耳聋易感基因 PCR 产物杂交流程

四、注意事项

(1) 标本采集完毕,应立即送检实验室;若不能马上检测,必须 4 ℃保存,并在 2 周内完成检测。

(2) 使用移液器吸取样品时,要求枪头带有滤芯,以防样品 DNA 污染移液器枪管,以免形成气溶胶污染实验室环境。

(3) 杂交过程要严格控制时间和温度,如封闭反应温度及时间、显色反应的时间等。

五、结果分析

结果判读的基本方法是观察整张膜条上出现的蓝紫色斑点情况。

1. 空白对照 仅在生物素点出现蓝紫色斑点。

2. 正常样品 在生物素点及所有正常探针处出现蓝紫色斑点(图 3-14)。

3. 阳性样品 正常探针及对应的突变探针位点都出现蓝紫色斑点,为该位点的杂合突变或异质突变(图 3-15);突变探针出现蓝紫色斑点,而对应的正常探针位点没有出现蓝紫色斑点,为该位点的纯合突变或均质突变(图 3-16)。

4. 其他 若某个检测位点的正常探针和突变探针都未出现蓝紫色斑点,可能该检测位点出现新的突变类型,建议做进一步分析。

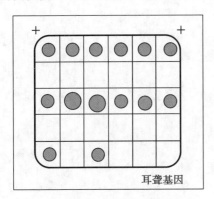

图 3-14　正常样品

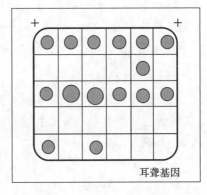

图 3-15　235 杂合

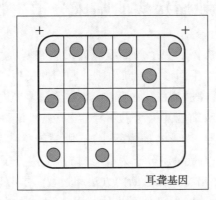

图 3-16　235 纯合

六、临床应用

患儿,男,2011 年 4 月 16 日出生,出生后听力筛查:双耳通过。2 岁 8 个月时家人发现患儿仍未说话,家长带小孩至口腔科就诊,无异常。家人否认药物过敏史及耳聋家族史,听力检查结果:ABR 左耳 90 dB,右耳 85 dB,双耳重度听力损失。根据以上病史,应该首先考虑何种疾病?还需要进行哪些检查?

根据病史,考虑患者患有耳聋症。还需要对患者进行耳聋基因检测。

为此,抽取患儿外周血 DNA 之后,利用生物素标记的引物分别对耳聋易感基因突变区域进行特异性扩增,将扩增产物与标记不同突变类型耳聋易感基因探针的尼龙膜在导流杂交仪上进行导流杂交,检测结果:患儿 GJB_2 235de1c 基因纯合突变;患儿父亲 GJB_2 235de1c 基因杂合突变;患儿母亲 GJB_2 235de1c 基因杂合突变。该基因诊断的结果可作为临床诊断的依据,因此可作出诊断结论,患儿患有遗传性耳聋。

七、思考题

(一) 选择题

1. 常用的基因诊断技术不包括(　　)。

NOTE

A. RFLP 技术　　　　　　　B. PCR 技术　　　　　　　　C. 测序技术

D. 核酸分子杂交技术　　　　E. 基因剔除

2. DNA 探针的长度通常为(　　　)。

A. 1000～2000 个碱基　　　B. 500～1000 个碱基　　　　C. 400～500 个碱基

D. 100～400 个碱基　　　　E. 不超过 100 个碱基

3. 寡核苷酸探针的最大优势是(　　　)。

A. 杂化分子稳定　　　　　　B. 可以区分仅仅一个碱基差别的靶序列

C. 易标记　　　　　　　　　D. 易合成

E. 易分解

(二) 问答题

1. 导流杂交的原理是什么？

2. 遗传性耳聋常见的缺陷基因有哪些？

3. 遗传性耳聋有哪些常见类型？

(余　琳)

第三节　肿瘤疾病的临床分子生物学检验

　　肿瘤是在致瘤因素作用下，机体某一个局部组织的细胞在基因水平上失去了对其自身正常生长的调控，导致细胞异常分化和增生而形成的新生物。肿瘤的发生、发展是一个多因素、多阶段、多基因变异累积的复杂性病变过程。肿瘤发生过程中，常常涉及多个内在因素即基因的转变，包括多个肿瘤癌基因和抑癌基因的突变、细胞基因组的不稳定、表观遗传学变异、细胞增殖和凋亡调节紊乱、细胞信号传导和周期调控变异，以及肿瘤血管生成、肿瘤转移和免疫逃逸等。肿瘤疾病的临床分子生物学检验是以 DNA、RNA、蛋白质分子为检验材料，采用分子生物学技术和方法，对肿瘤细胞的异常基因和(或)异常表达做出特异性诊断的方法和过程。本节以 Her2 基因、EGFR 基因和白血病融合基因及循环肿瘤细胞为例，介绍分子生物学检验技术在肿瘤疾病分子生物学检验中的应用。

实验三十五　Her2 基因表达水平分析

一、目的与原理

(一) 目的

　　掌握荧光原位杂交(fluorescence in situ hybridization，FISH)技术检测 Her2 基因扩增水平的基本原理和基本操作；熟悉 FISH 技术检测 Her2 基因的结果判读和注意事项；了解 Her2 基因检测的主要临床应用。

(二) 原理

　　原癌基因人类表皮生长因子受体 2(human epidermal growth factor receptor-2，Her2)基因，即 c-erbB-2 基因，属表皮生长因子受体家族成员，其编码产物为分子量 185000 的细胞膜糖蛋白，具有酪氨酸蛋白激酶活性，能促使细胞生长和分化。该基因的活化主要表现在基因的扩增及产物的高表达。2014 年 NCCN 乳腺癌临床实践指南和乳腺癌 HER2 检测指南 2014 版均推荐应用 FISH 技术检测 Her2 基因的状态。

NOTE

FISH 技术是利用非放射性荧光信号对原位杂交样品进行检测的一种技术。利用碱基互补配对的原理,设计与靶 Her2 基因 DNA 序列互补的单链核苷酸序列,用荧光标记后制成核酸探针,将检测细胞或组织的染色体高温变性,靶 Her2 基因 DNA 经解链后再退火,使探针与其配对的 Her2 基因 DNA 序列杂交。最后,在荧光显微镜下观察分析细胞核内杂交的探针信号,进而获得细胞核内染色体或染色体片段上靶 Her2 基因状态的信息。

目前进行 Her2 基因状态检测的探针多为同时含有 Her2 基因和该基因所在的第 17 号染色体着丝粒(CEP17)序列的双探针,在中期染色体与间期核上均可发生杂交,产生可识别荧光信号。Her2 基因 DNA 探针杂交到人类 17 号染色体长臂(17q11.2-q12),荧光信号呈橘红色。CEP17 为对照探针,杂交信号位于人类 17 号染色体着丝粒区域(17p11.1-q11.1),荧光信号呈绿红色。

二、器材与试剂

(一)器材

乳腺癌手术切除标本和(或)活检组织标本、Her2/CEP17 生物素标记探针(来自 Her2 基因扩增检测试剂盒)、原位杂交仪、培养箱、恒温水浴锅、电子天平、荧光显微镜、盖玻片、封口膜、移液器、暗盒等。

(二)试剂

1. 20×SSC 缓冲液 称取 175.3 g NaCl,88.2 g 柠檬酸钠,溶于 800 mL DEPC 水中,用 10 mol/L NaOH 调 pH 至 7.0,最后加水定容至 1 L。

2. 2×SSC 缓冲液 在 100 mL 20×SSC 缓冲液中加入 900 mL DEPC 溶液。

3. 1×PBS 缓冲液 称取 8 g NaCl、0.2 g KCl、1.44 g Na_2HPO_4 和 0.24 g KH_2PO_4,将其溶解于 800 mL 蒸馏水中。用 HCl 调溶液 pH 至 7.4,最后加 DEPC 溶液定容至 1 L。

4. 去离子甲酰胺 将 10 g 混合离子交换树脂(Bio-RadAG501-X8,20~50 mesh)加入 100 mL 甲酰胺中。电磁搅拌 30 min,用 Whatman 1 号滤纸过滤两次。

5. 70%甲酰胺/2×SSC(变性液) 取 35 mL 甲酰胺,加入 5 mL 20×SSC、10 mL DEPC 溶液。

6. 50%甲酰胺/2×SSC(杂交后洗涤液) 取 20 mL 20×SSC、100 mL 甲酰胺,加 DEPC 溶液 80 mL。每次用时新鲜配制。

7. 杂交液 50%(V/V)的去离子甲酰胺,2×SSC,10%(m/V)葡聚糖硫酸盐。

8. 冷乙醇溶液 70%、90%、100%乙醇,−20 ℃保存。

9. DAPI(二脒基苯基吲哚)染液 0.2 μg/mL 的常规液,溶于去离子水中,4 ℃避光保存。

10. 防褪色液 将 100 mg 对苯二胺溶于 10 mL PBS 缓冲液中,加入 90 mL 甘油,pH 9.0,−20 ℃保存。

三、实验流程

(一)标本处理

(1)标本固定 所有标本离体后都应尽快固定(1 h 内固定)。固定时应将标本每隔 5~10 mm 切开,并可在组织间嵌入纱布或滤纸等物。固定液量与所浸泡组织的比例应足够。固定时间为 24~48 h。

(2)包埋、切片至 3~4 μm,烘烤切片(65 ℃,2 h),脱蜡(用二甲苯)2 次,然后放入无水乙醇中 3 次,每次 5 min,风干或置烤片机上 2~5 min 干片。

(3)将切片浸入预热至 70 ℃的变性液中变性 20 min。

(4)蛋白酶消化处理 将切片浸入已经预热至 37 ℃的蛋白酶溶液中 20~30 min(根据组织大小、来源等可适当延长或缩短消化时间)。消化期间可以适当摇晃颠倒样品,使之充分混匀裂解。然后将切片浸入蒸馏水中 3 min,最后风干或置烤片机上 2~5 min 干片。

NOTE

(5) 标本依次浸入 70%、90%、100% 的乙醇中各 1 min,脱水。

(二) 杂交

取探针 15 μL 至杂交区域,盖上盖玻片,封上封片胶,移入杂交仪,置于密闭潮湿的暗盒中。将变性温度设为 80 ℃,时间为 5 min,杂交温度为 37 ℃,过夜。

(三) 杂交后洗涤

(1) 杂交次日,将标本从 37 ℃暗盒中取出,将盖玻片揭掉。

(2) 将已杂交的切片标本置于已预热至 42 ℃的 50%甲酰胺/2×SSC 洗涤液中洗涤 2 次,每次 2 min。每次洗涤时轻轻振荡切片,然后将切片上的水甩干。

(四) 复染

切片干后,将玻片放入 DAPI 染液中复染 15 min,然后放入 2×SSC 溶液中 2 次,每次 2 min。在玻片上滴加 10 μL 防褪色液,盖上盖玻片,并除去多余液体。

(五) 封片

在玻片上滴加 10 μL 抗荧光淬灭剂封片,−20 ℃保存。

(六) 荧光显微镜下观察结果

在荧光显微镜下,观察杂交荧光信号,照相记录实验结果。

四、结果分析

选择细胞核的大小一致、边界完整、DAPI 染色均一、细胞核几乎无重叠、信号清晰的细胞。至少计数 20 个细胞核中的双色信号,计算 Her2/CEP17 比值(20 个细胞核中橘红色信号总数/绿色信号总数)和 Her2 信号平均拷贝数(20 个细胞核中橘红色信号总数/20)。在观察荧光信号时,根据情况可随时调节荧光显微镜的焦距,达到准确观察位于细胞核不同平面上的信号,以免遗漏。判读标准如下。

1. 结果为阴性 Her2/CEP17<2,且 Her2 信号平均拷贝数<4。表示该样品无 Her2 基因扩增。参见彩图 9。

2. 结果为阳性 Her2/CEP17≥2;或 Her2/CEP17<2,且 Her2 信号平均拷贝数>6。表示该样品中 Her2 基因扩增表达。参见彩图 10。

3. 结果为临界值 当 Her2/CEP17<2,且 4≤Her2 信号平均拷贝数<6 时,不能确定 Her2 基因是否发生扩增,需要再计数 20 个细胞核中的信号或由另外一位分析者重新计数。如果结果仍为临界值,也可以选取不同的组织块重新进行检测。

五、注意事项

(1) 整个操作过程都应佩戴一次性橡胶手套,并需经常更换。所有实验用到的玻璃制品都需要高温灭菌,以防止污染。

(2) 为防止荧光淬灭而导致信号减弱甚至消失,整个操作过程包括读片计数都要避光。

(3) 消化时间的长短除与消化酶的种类和消化的温度相关外,还主要与组织类型及形态相关。穿刺标本小,消化时间较短;手术标本大,消化时间较长。转移的淋巴结标本由于成分较为单一,消化时间稍短;化疗后的标本,由于残存局灶肿瘤细胞,且纤维成分较多,消化时间稍长。

(4) 杂交反应时,盖玻片上不能有气泡,否则会影响探针与细胞的接触,导致信号减弱或缺失。解决方法:①通过轻轻按压盖玻片来将气泡移动到玻片边缘;②由于切片表面不平整而产生气泡时,可以移动盖玻片到较为平整的地方,或者增加探针量后再重新盖。

(5) FISH 操作完成后应及时观察结果。同时,检测过程中寻找信号的速度要快,并随时做好标记,不观察时立即关闭荧光显微镜。因为在荧光显微镜下,每一次激光都可能使信号强度减弱。

NOTE

（6）杂交时间的长短对红绿信号背景也存在一定的影响。当 37 ℃杂交过周末（72 h）或更长时，背景会表现为较多的红绿杂点，导致与正常的信号点难以鉴别，因此不能准确计数。

（7）使用同时含有 Her2 基因和 CEP17 序列的混合探针时，如果组织中 75％以上的细胞核显示有双色信号即视为杂交成功，并且这种双色信号互为对照，癌细胞与非癌细胞也互为对照。

（8）标本检测时，应选择已知 FISH 阳性和阴性的标本片（或采用厂家提供的对照片）作为外对照，且杂交染色结果与预期相符。如有可能，建议同时设置低扩增对照。

（9）双探针 FISH 检测系统中加入 CEP17 探针的目的是为了能在检测 Her2 基因的同时检测出 17 号染色体数目，以便区分 17 号染色体的非整倍体与 Her2 基因扩增。但近年来的研究显示17 号染色体多倍体与 CEP17 着丝粒区多点是不同的概念，因为 17 号染色体多倍体较为罕见，而部分乳腺癌中 17 号染色体上存在 Her2 基因和着丝粒区的共同扩增。因此，Her2 信号平均拷贝数对于 Her2 基因扩增的判断更为重要。

六、临床应用

（1）Her2 基因及表达异常可出现在许多恶性肿瘤中，如乳腺癌、胃癌、胆管癌、卵巢癌、食管癌、涎腺肿瘤、肺癌、膀胱癌、前列腺癌、结直肠癌等。

（2）Her2 是重要的判断乳腺癌预后的因子，正确检测和评定乳腺癌的基因扩增状态对乳腺癌的预后判断至关重要。Her2 基因扩增可促进癌细胞增殖分化，加速癌细胞的转移，从而影响患者预后。

（3）Her2 基因扩增不仅影响癌细胞生长与扩散的能力，也会影响癌细胞对治疗的反应。研究显示，乳腺癌患者中，Her2 表达较强的细胞比表达较弱的细胞更易受到化疗药物的影响，癌细胞生长受抑的程度更为明显。

（4）Her2 基因检测结果不仅涉及患者是否适合采用针对 HER2 蛋白的靶向治疗，而且对内分泌治疗及化疗方案的选择与预后评估均可起指导性作用。Herceptin 单克隆抗体能与 HER2 蛋白结合，阻断其活性，从而阻止细胞的过度增生。Herceptin 与化疗药物联合使用，可治疗 Her2 基因扩增的恶性肿瘤。

（5）联合检测胃癌组织中 Her2 基因的扩增和 K-ras 基因突变可为胃癌患者靶向药物治疗提供重要参考依据。

七、思考题

（一）选择题

1. Her2 基因定位于人哪个染色体上？（ ）

A. 11 号染色体 　　　　B. 17 号染色体 　　　　C. 12 号染色体

D. 14 号染色体 　　　　E. 20 号染色体

2. 下列哪一项关于 Her2 基因的说法不正确？（ ）

A. 属表皮生长因子受体家族成员，其编码产物具有酪氨酸激酶活性，能促使细胞生长和分化

B. 是乳腺细胞中较为常见，且易激活的原癌基因

C. Her2 基因扩增或过度表达在正常乳腺细胞和癌细胞中均存在

D. 是重要的判断乳腺癌预后的因子

E. Her2 基因检测结果可用于指导乳腺癌患者的靶向治疗

3. 下列关于 FISH 技术在 Her2 基因检测的应用中说法错误的是（ ）。

A. FISH 技术利用非放射性荧光信号对原位杂交样品进行检测，可获得细胞核内染色体或染色体片段上靶 Her2 基因状态的信息

B. FISH 技术只能检测处于分裂中期的细胞

C. FISH 操作完成后应及时观察结果

NOTE

D. 标本检测时,应选择已知 FISH 阳性和阴性的标本片(或采用厂家提供的对照片)作为外对照,且杂交染色结果与预期相符

E. FISH 操作完成后应及时观察结果

（二）问答题

1. Her2 基因检测的方法有哪些？FISH 技术检测 Her2 基因的基本原理是什么？

2. FISH 技术检测 Her2 基因进行结果分析判断时需注意哪些问题？

3. FISH 技术检测 Her2 基因时如何进行质量控制？

4. Her2 基因检测的临床意义主要有哪些？

（邢少姬）

实验三十六　EGFR 基因突变检测

一、目的与原理

（一）目的

掌握 PCR-荧光探针法(PCR-fluorescence probe method)在实时荧光定量 PCR 仪平台上进行 EGFR 基因突变检测的基本原理;熟悉 PCR-荧光探针法检测 EGFR 基因突变的基本操作流程和注意事项;了解 EGFR 基因突变检测的临床应用。

（二）原理

表皮生长因子受体(epidermal growth factor receptor,EGFR)是一种存在于细胞膜表面的糖蛋白受体,具有酪氨酸激酶(tyrosine kinase,TK)活性,是原癌基因 c-erbB-1(Her-1)的表达产物。已经公认:EGFR 基因 18～21 外显子突变(如 18 外显子的 G719S 点突变、19 外显子的缺失突变、20 外显子的插入突变和 T790M 点突变、21 外显子的 L858R 点突变等)与针对 EGFR 为靶点设计的 EGFR 激酶抑制剂(epidermal growth factor receptor-tyrosine kinase inhibitors,EGFR-TKIs)对非小细胞肺癌(non-small cell lung cancer,NSCLC)患者治疗的有效性密切相关。

本实验采用特异性引物结合荧光探针技术,检测样品 DNA 中是否存在 EGFR 突变基因,特异性引物能够选择性地对突变靶序列进行扩增,同时阻滞 EGFR 野生型基因的扩增,且荧光探针在 Taq 酶的作用下发生水解释放出荧光,从而达到对稀有突变检测的高特异性和高灵敏度。

目前 PCR-荧光探针法检测 EGFR 基因突变的试剂盒一般采用八联管设计,即每一个八联管检测一个样品,八联管中的 7 个管(标记为 A、B、C、D、E、F、G)内装有相应的 EGFR 基因突变检测试剂和内控试剂,其中突变探针由 FAM 信号指示,内控由 HEX 信号指示。八联管中的第 8 管(标记为 H)为外控检测管,由 FAM 信号指示。检测中的内控和外控可对检测试剂、DNA 提取质量以及操作本身进行质量控制,以保证突变检测结果的可靠性与准确性。

二、器材与试剂

（一）器材

石蜡包埋肿瘤病变组织或切片样品 DNA、低温冰箱、生物安全柜、荧光定量 PCR 仪、离心机、干湿温器、漩涡混合器、无菌干净的移液器、吸头、PCR 反应管、不含荧光物质的一次性手套等。

（二）试剂

EGFR 基因突变检测试剂盒(PCR 荧光探针法)。

NOTE

三、实验流程

（一）标本 DNA 要求及处理

（1）样品 DNA 提取完毕后，建议测定其浓度和纯度，OD_{260}/OD_{280} 需在 1.8～2.0 之间。

（2）样品 DNA 用量浓度根据 PCR 仪不同机型进行适当调整，一般在 15～35 ng/μL。外控 C_t 需要控制在 28～30 之间。

（二）检测试剂配制

（1）提前 30 min 将检测试剂从冰箱中取出在室温下熔化，短暂振荡后瞬时离心。

（2）确定反应数，计算加到反应混合物中的各种试剂的量，取 8 个灭菌离心管，配制 PCR 反应体系，总体积 25 μL，包含：样品 DNA 2 μL，PCR 反应液 12.5 μL、6.5 μL 引物探针混合液及 4 μL 纯化水（具体可参照试剂盒说明书建议的体系配制方案）。每一个样品的检测都要设置一个阳性对照和一个阴性对照。试剂全部加入后，振荡混匀，瞬时离心。

（三）加样

将已处理样品 DNA、阳性质控品、阴性质控品和内标质控品按试剂盒说明书建议分别加入相应的 PCR 反应管中。然后盖紧管盖，瞬时离心后立即按试剂盒推荐摆放位置放入 PCR 仪中进行 PCR 扩增反应。

（四）PCR 扩增程序的设置

（1）PCR 扩增检测前为了消除扩增中残余污染，先启动尿嘧啶 DNA 糖基化酶（UDG）反应，UDG 反应时温度 37 ℃，运行 2 min，循环 1 次。

（2）反应程序分三个阶段：预变性 95 ℃，3 min；变性 95 ℃，15 s；退火、延伸、荧光信号采集设定为 60 ℃，35 s。建议 40 个循环。以上反应程序可根据所用检测试剂盒和仪器机型进行调整。

（五）结果分析条件设定

PCR 反应结束后，需要根据 PCR 仪说明书和荧光曲线实际状况进行手动或自动调整基线（baseline）和阈值（threshold）。基线起始点和终止点一般设定在 5～8 之间和 12～15 之间。阈值线通常设定为刚刚超过正常阴性对照扩增曲线的最高点（依具体情况而定）。设定完毕后，点击分析键（Analyse），即可从报告（Reports）窗口得到各测定管的 C_t。

四、结果分析

1. 内标质控品 自身质控，用于检测 DNA 提取样品。需要所有反应孔内标通道均应检测出 S 形扩增曲线，如无，建议重新检测。

2. 阴性质控品 内标通道检测有 S 形扩增曲线，FAM 信号通道应无明显扩增曲线。

3. 阳性质控品 内标通道检测有 S 形扩增曲线，FAM 信号通道有明显扩增曲线，且 $C_t<30$。

4. 样品结果分析 以上内标质控品、阴性质控品和阳性质控品的条件在同一次实验中全部满足后，确定每个反应管的突变 C_t（C_{t_M}）和外控 C_t（C_{t_W}），并计算 ΔC_t（$C_{t_M}-C_{t_W}$）。①如果 $\Delta C_t\leqslant8$，且 $C_{t_W}<30$，可确定样品为突变型（1%～100% 突变）。②如果 $C_{t_W}>30$ 或 FAM 信号无明显扩增，建议重新提取样品 DNA 或增加其上样量。但如果 A-G 孔 FAM 信号有明显扩增曲线出现，并且在突变判读范围之内，即使 $C_{t_W}>30$，检测结果也为突变型。③如果 $\Delta C_t>8$，且 $C_{t_W}<30$，可确定样品为野生型（或低于 1% 突变）。

五、注意事项

（1）样品核酸 DNA 提取完毕后，建议立即进行 EGFR 基因突变的检测。如果不能立即进行检测，需将 DNA 直接放置于 −20 ℃ 以下保存，切勿对 DNA 进行稀释。保存时间建议不超过 6 个月。

（2）用于 EGFR 基因突变检测的手术标本须明确肿瘤组织集中区域，避开坏死和炎症组织；活

NOTE

检标本须保证有足够的肿瘤细胞。

（3）样品处理在生物安全柜内进行，以防止污染环境，同时保护操作者。实验后的所有废弃物品需进行无害化处理。

（4）实验中建议使用高质量的 PCR 管，以避免管间差。

（5）操作中严格按照 PCR 标准实验室规程分区操作。

（6）实验完毕后，应使用 10% 次氯酸或 75% 乙醇对操作台面、离心机、移液器、PCR 仪等仪器表面进行处理，最后再用紫外灯照射 25～30 min。

（7）不同批号试剂盒中各组分不能互换，否则可能导致结果出现错误。

六、临床应用

（1）EGFR 基因突变检测的适用人群为所有病理诊断为肺腺癌、含有腺癌成分和具有腺癌分化的 NSCLC 患者和无嗜烟者、小活检标本或混合组织学类型的鳞状细胞癌患者。

（2）对 NSCLC 患者进行 EGFR 基因突变的检测，可作为是否给予患者抗 EGFR 靶向药物（如厄洛替尼、阿法替尼、吉非替尼）治疗的重要指导指标。

（3）EGFR-TKIs 等分子靶向药物已经成为晚期 NSCLC 患者重要的治疗方式之一。目前已证实在 EGFR 基因突变的 NSCLC 患者中 EGFR 基因靶向治疗能显著降低疾病进展或死亡风险，而在 EGFR 基因未发生突变的患者中提示不宜使用 EGFR-TKIs 靶向药物。

（4）EGFR 基因突变热点中涉及三个外显子（18、19、21）的三种突变形式，即 18 外显子的 G719S 点突变、19 外显子的缺失突变、21 外显子的 L858R 点突变均对 EGFR-TKI 药物治疗敏感，而 20 外显子 T790M 点突变则属于耐药性的突变。

（5）有研究表明，EGFR 基因含 T790M 双突变组的无进展生存期（progression-free survival，PFS）和总生存期（overall survival，OS）均显著低于无 T790M 突变组。

（6）当肿瘤组织难以获取时，可用胸腔积液或血液循环中游离 DNA 检测替代组织检测 EGFR 基因突变状态，并且胸腔积液比血液更有优势。

七、思考题

（一）选择题

1. 下列哪一项关于 EGFR 基因检测临床意义的说法不正确？（　　）

A. 在 EGFR 基因突变的 NSCLC 患者中应用抗 EGFR 靶向药物能显著降低疾病进展或死亡风险

B. 对 NSCLC 患者进行 EGFR 基因第 18～21 号外显子区域常见突变位点和变异形式的检测，可作为是否给予患者抗 EGFR 靶向药物治疗的重要指导指标

C. 对于 EGFR 基因发生突变的 NSCLC 患者提示不宜使用 EGFR-TKIs 靶向药物

D. EGFR 基因是非小细胞肺癌靶向治疗中重要的靶点之一

E. EGFR 基因突变的 NSCLC 患者中 EGFR 基因靶向治疗能显著降低疾病进展或死亡风险

2. EGFR 基因定位于人类哪个染色体上？（　　）

A. 11 号染色体　　　　　　　　B. 7 号染色体　　　　　　　　C. 17 号染色体

D. 14 号染色体　　　　　　　　E. 20 号染色体

3. 下列关于 PCR-荧光探针法检测 EGFR 基因的说法中错误的是（　　）。

A. PCR 扩增检测前先启动尿嘧啶 DNA 糖基化酶（UDG）反应，有利于消除扩增中残余污染

B. 结果中需要所有反应孔内标通道均应检测出 S 形扩增曲线

C. 实验中特异性引物能够选择性地对突变靶序列进行扩增，同时阻滞 EGFR 野生型基因的扩增

D. 样品检测时只需设置一个阴性对照即可，不需要做阳性对照

E. 每一个样品的检测都要设置一个阳性对照和一个阴性对照

（二）问答题

1. 人类 EGFR 基因的功能及其在肿瘤中的作用是什么？

2. PCR-荧光探针法检测 EGFR 基因突变时为什么要同时进行阳性质控品、阴性质控品和内标质控品的检测？

3. 肺癌中推荐检测的基因有哪些？又有何意义？

4. 什么是个体化医疗？分子诊断项目在肿瘤个体化靶向治疗中的作用有哪些？

（邢少姬）

实验三十七　白血病融合基因 BCR-ABL 的检测

一、目的与原理

（一）目的

掌握白血病融合基因 BCR-ABL 检测的基本原理和基本操作；熟悉白血病融合基因 BCR-ABL 检测的注意事项；了解白血病融合基因 BCR-ABL 检测的临床意义。

（二）原理

本实验采用实时荧光定量 PCR 技术，定量检测待检样品中 BCR-ABL 常见亚型的融合基因 RNA 含量。在常规 PCR 反应体系中，另引入一条能与 PCR 产物杂交的荧光双标记探针。该探针的 5′ 端标记一个荧光报告基团，3′ 端标记一个荧光淬灭基团，5′ 端荧光报告基团吸收能量后将能量转移给 3′ 端荧光淬灭基团，发生荧光共振能量传递。探针无特异性 PCR 扩增发生时，检测不出 5′ 端荧光报告基团发出的荧光；有特异性 PCR 扩增发生时，在 PCR 过程中，Taq 酶 5′→3′ 外切酶将探针 5′ 端连接的荧光基团从探针上切割下来，游离于反应体系中，从而脱离 3′ 端荧光淬灭基团的屏蔽，接受光刺激发出荧光，荧光信号与 PCR 产物的数量成正比。同时在 PCR 扩增过程中，引入一系列已知起始浓度的标准品与未知样品同时进行扩增，利用该系列模板 PCR 扩增信号进入相对稳定的呈对数增长的最下限的循环数与已知浓度对数做直线回归得到标准曲线，由软件计算出未知样品的起始模板浓度。

二、器材与试剂

（一）器材

实时荧光定量 PCR 仪、台式高速冷冻离心机、移液器、EP 管、0.2 mL PCR 反应管、超微量分光光度计。

（二）试剂

人类基因组 RNA 提取试剂盒、白血病融合基因检测试剂盒。

（三）样品

EDTA 抗凝血 2 mL。

三、实验流程

1. 模板 RNA 提取　标本来源为 EDTA 抗凝的骨髓或血液样品，按照前面章节实验的方法提取人类基因组 RNA，反应体系中模板 RNA 量为 50～100 ng。

2. PCR 反应体系准备　为确保结果的可靠性，每次反应均应设有阳性对照和阴性对照，以阳

NOTE

性模板作为阳性对照,以不含有被扩增核酸的样品作为阴性对照(表 3-6)。

BCR-ABL 的 PCR 反应管数包含:样品数+3 管对照品(阴性对照、临界阳性对照、强阳性对照)+4 管参考品(1×10^6 拷贝/mL、1×10^5 拷贝/mL、1×10^4 拷贝/mL、1×10^3 拷贝/mL)。

内参基因 PCR 管数包含:样品数+1 管阴性对照+4 管参考品(1×10^6 拷贝/mL、1×10^5 拷贝/mL、1×10^4 拷贝/mL、1×10^3 拷贝/mL)。

表 3-6 白血病融合基因 BCR-ABL 的 PCR 反应体系制备

成分	体积(每个标本,μL)
BCR-ABL PCR 反应液	8
混合酶	2
模板 RNA	15

反应总体积 25 μL。内参基因的 PCR 反应体系同上,内参基因 PCR 反应液 8 μL+混合酶液 2 μL。

将上述配制好的 PCR 预混液,分别按每管 10 μL 的量,分装于各 PCR 管内。分别加入模板 RNA、对照品、各参考品 15 μL,至装有 PCR 预混液的离心管中,盖紧管盖,配制成 25 μL 的反应体系。

3. PCR 扩增反应 混匀后,将 PCR 管放到 PCR 仪中,设定 PCR 反应程序:42 ℃,30 min;94 ℃,5 min;94 ℃,15 s,60 ℃,60 s(40 个循环)。在 PCR 循环的第二步 60 ℃时收集荧光信号,荧光检测通道设置为 FAM 通道。

四、结果分析

(一)扩增曲线的分析

1. 基线的确定 软件默认设定 3～15 个循环的平均荧光信号为基线。在实验中,一般选择曲线波动较小,较稳定的那段作为基线,用户可根据实际情况自行酌情调整。起点要避开开始几个循环由于高温导致的信号增高,设在信号已经降到背景高度且能维持平稳的地方,终点要避免覆盖信号已经开始有明显增长的地方。依据实验曲线走势的不同,一般 stop 值可选择在全部扩增曲线第一个明显拐点前 2～3 个 C_t;start 值的选择以起点与终点之间最好能间隔 8 个循环以上为原则,以更好地满足统计基线标准偏差的数学要求。

2. 阈值的确定 在阴性对照无扩增的情况下,阈值设定在无扩增曲线样品的最高点,且阴性对照未检出,以确定起始阈值。

(二)结果有效性判定

四个参考品的 C_t 应不大于 36,标准曲线拟合度的绝对值应不小于 0.980。

阴性对照的 C_t 应不小于 38 或显示"Undet";强阳性对照的 C_t 应不大于 32.0;临界阳性对照的 C_t 应大于强阳性对照的 C_t,且不大于 36.0。

(三)结果判断

1. 定性判定 依据 C_t 判断结果,具体见表 3-7。

表 3-7 C_t 的判断方法

反应液种类	C_t		
BCR-ABL 反应液	$C_t\leqslant36$	$C_t\geqslant38$	$36<C_t<38$
内参反应液	/	$C_t\leqslant36$	$C_t\leqslant36$
结果判定	BCR-ABL 融合基因阳性	BCR-ABL 融合基因 RNA 低于最低检出极限	重新进行 PCR 检测。重新检测后,若 BCR-ABL 反应液 $C_t<38$,则 BCR-ABL 融合基因阳性;若 BCR-ABL 反应液 $C_t\geqslant38$,则 BCR-ABL 融合基因 RNA 低于最低检出极限

对于内参反应液 $C_t>36$ 且 BCR-ABL 反应液 $C_t>36$ 的标本,需对该样品加大取样量,重新抽提后进行 PCR 检测,结果判定按表 37-2 进行。如仍出现内参反应液 $C_t>36$ 且 BCR-ABL 反应液 $C_t>36$ 情况,则判定样品不符要求。

2. 定量判定 在标本 BCR-ABL 融合基因为阳性且 BCR-ABL 和内参基因的检测浓度均大于等于 1×10^2 拷贝/mL 时,进行下列定量结果分析。参考品 1 至 4 项在 BCR-ABL 和内参反应中分别设定为 1×10^6、1×10^5、1×10^4、1×10^3 拷贝/mL,在扩增结束后,用获得的相应两条标准曲线,分别得到各标本 BCR-ABL 的检测浓度(A)和内参基因的检测浓度(B)。

(1)若标本 BCR-ABL RNA 的检测浓度(即 A)大于 1×10^7 拷贝/mL,应不在线性范围内,需酌情适当稀释后重测。

(2)若标本内参 RNA 检测浓度(即 B)大于 1×10^7 拷贝,应不在线性范围内,需酌情适当稀释后重测。

(3)若标本 BCR-ABL RNA 检测浓度(即 A)在 1×10^2 拷贝/mL 和 1×10^7 拷贝/mL 之间,且 1×10^2 拷贝/mL$\leq$内参 RNA 检测浓度(即 B)$\leq1\times10^7$ 拷贝/mL,则报告为 BCR-ABL 的检测浓度(A)和内参基因的检测浓度(B)的比值,即(A/B)$\times100\%$。

3. 检测最小残留 检测最小残留病灶时,为了能检测到低至万分之一的融合基因,对于治疗后的患者,其内参基因的检测 C_t 必须小于 23。

为了精确定量,在内参 C_t 小于 21 时,建议 RNA 原液进行融合基因检测,原液稀释 100 倍后进行内参基因检测,以保证相应检测基因的浓度均在线性范围内,此时报告为融合基因的检测浓度(A)和内参基因的检测浓度(B)的比值,即(A/B)$\times1\%$。

五、注意事项

(1)实验操作应尽量在临床基因扩增实验室进行分区操作,即试剂准备区、标本处理区、扩增区及产物分析区。实验前、中、后均要注意防止污染。

(2)应戴手套操作。操作时所用的 PCR 管、离心管、吸头等都只能一次性使用。每加一种反应物,应更换新的吸头。

(3)试剂盒的检测标本为骨髓或外周血,操作者均应将之视为潜在传染源,并严格按照生物制品安全操作规范操作。

(4)检测试剂应在 −20 ℃冷冻保存,并尽量避免反复冻融,试剂解冻完后需混匀再使用。

六、临床应用

(1)BCR-ABL 为 t(9;22)(q34;q11)染色体易位所产生的融合基因。根据 BCR 基因的断裂点不同,BCR-ABL 融合基因可分为 BCR-ABLp190、BCR-ABLp210、BCR-ABLp230。该融合基因可见于 95％的 CML、25％~40％的成人 ALL 和 4％~6％的儿童 ALL。著名的 Ph 染色体即为 t(9;22)(q34;q11)易位,是 CML 的重要标志。在 ALL 中,出现 BCR-ABL 融合基因提示预后较差。

(2)监测白血病的微小残留病变 白血病复发的根本原因在于许多临床完全缓解的患者体内仍然存在着常规方法无法检出的低水平的肿瘤细胞,称为微小残留病变(minimal residual disease,MRD)。监测 MRD 对临床早期了解治疗后复发有着重大的意义。

(3)指导靶向治疗药物的使用 2012 版《美国国立综合癌症网络(NCCN)CML 临床实践指南》推荐对于 BCR-ABL 阳性的初诊 CP-CML,可选择伊马替尼、尼洛替尼和达沙替尼三种酪氨酸激酶抑制剂(TKI)。

七、思考题

(一)选择题

1. 阳性质控品失控的原因不包括( )。

A. 核酸提取试剂失效　　　　　B. 提取的核酸残留有抑制物　　　C. Taq 酶失活

D. 扩增仪孔间温度不一致　　　　E. 扩增产物污染

2. 决定 PCR 特异性的是（　　）。

A. 目的基因　　　　　　　　　B. DNA 聚合酶　　　　　　　C. 引物

D. dNTP　　　　　　　　　　　E. 镁离子

3. 次氯酸钠去除临床分子生物学实验室污染源的原理是（　　）。

A. 诱导同一 DNA 链上相邻的两个嘧啶之间形成嘧啶二聚体

B. 氧化损伤核酸

C. 水解核酸

D. 与扩增产物的嘧啶碱基形成单加成环丁烷衍生物

E. 与胞嘧啶形成羟氨基胞嘧啶

（二）问答题

1. 白血病融合基因的种类繁多,利用分子生物学的哪种方法可以同时对多种融合基因分型进行检测?

2. 白血病融合基因检测用于监测白血病的微小残留病变有什么临床意义?

3. 在检测白血病融合基因的过程中,加入内参基因有什么作用?

（方　莉）

实验三十八　循环肿瘤细胞检测

一、目的与原理

（一）目的

掌握循环肿瘤细胞检测的基本原理和基本操作;熟悉循环肿瘤细胞检测的注意事项;了解循环肿瘤细胞检测的临床意义。

（二）原理

采用多重原位 mRNA 分析方法,对循环肿瘤细胞(CTC)进行分型检测,按照荧光信号分为上皮型、间质型和上皮间质混合型。

采用一种新型的多重 mRNA 原位分析技术及信号放大系统,实现多种上皮细胞标志基因和间质细胞标志基因 mRNA 表达水平的并行检测,并根据不同的 mRNA 标志物的表达情况,对 CTC 进行分型。基于 mRNA 原位分析技术并有效结合分支 DNA 信号放大技术,实现单细胞中多个目标基因的低拷贝 mRNA 检测。

检测的技术原理如下(图 3-17)。

(1) 细胞透化:首先对细胞进行透化,以利于后续探针进入细胞,并与目标 mRNA 进行杂交。

(2) 基因探针杂交:使用分型杂交探针与目标 mRNA 进行杂交。

(3) 信号扩增探针杂交:使用预扩增探针与分型杂交探针进行杂交,并使用扩增探针与预扩增探针进行杂交,进行信号放大。

(4) 显色探针杂交:使用带有不同颜色荧光标记的显色探针与扩增探针进行杂交,针对不同型别的 mRNA,产生不同颜色的荧光信号。

(5) 荧光显微镜检测:利用荧光显微镜观察荧光信号,判断检测结果。

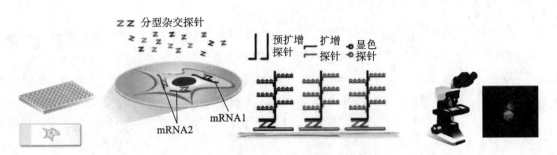

图 3-17 多重原位 mRNA 分析法的原理

二、器材与试剂

（一）器材

Meta 全自动显微镜检形态分析系统、低速离心机、孵箱、移液器、EP 管。

（二）试剂

1. 样品前处理 人类血液稀有细胞保存试剂。

2. CTC 分型检测 人外周血循环肿瘤细胞分型检测试剂。

（三）样品

EDTA 抗凝血 5 mL。

三、实验流程

（一）样品前处理

1. 裂解红细胞 标本来源为 EDTA 抗凝的血液样品。使用连通器将 5 mL EDTA 抗凝血全部转入样品保存管。将样品保存管上下颠倒混匀 10 次，室温（15～30 ℃）静置 30 min 裂解，室温低于 15 ℃裂解时间延长至 1 h；室温裂解红细胞如不能及时处理，可放 4 ℃保存，保存时间不超过 8 h。

2. 固定 将上述样品保存管，1850 r/min（600g）离心 5 min，弃上清液。依次加入 4 mL PBS 和 1 mL RI 固定剂，涡旋混匀，室温静置 8 min。

3. 过滤 将过滤器固定到真空泵上；打开真空泵，使负压上升至 −0.06 MPa；将样品保存管中的液体转移至过滤器中，打开二通阀阀门，将样品抽滤至过滤器中的滤膜上，完成过滤后关闭阀门。

4. 再固定 过滤器中加入 1 mL 4%甲醛溶液，固定 1 h。

5. 脱水 依次用 1 mL 50%乙醇、70%乙醇、100%乙醇浸泡处理，每次浸泡 2 min，处理结束后，样品置于 −20 ℃保存。

（二）CTC 样品分型检测

1. 样品亲水

（1）将上面脱水处理后的过滤柱从 −20 ℃冰箱取出，用镊子把滤膜从过滤柱中取下，滤膜正面朝上放入对应位置的孔板中。

（2）依次用 400 μL 100%、70%、50%乙醇浸泡，每次室温静置 2 min。

（3）加入 PBS 1～2 mL 洗涤 3 次，每次室温静置 2 min（注意：乙醇和 PBS 沿孔壁加液，避免直吹到滤膜上导致细胞丢失，滤膜需全部浸泡在酒精和 PBS 中，最后一次洗涤不能弃掉孔内的洗液）。

（4）在进行下一步操作前，保持滤膜浸泡在 PBS 中，避免滤膜干燥，但是浸泡时间不能超过 30 min。

NOTE

2. 样品透化

（1）将滤膜正面朝上放在无尘纸上，用镊子引流去除滤膜铁圈上多余的PBS，将滤膜倒扣在100 μL的透化剂上，室温孵育5 min（注意：透化时，避免滤膜与透化剂间有气泡）。

（2）吸去透化剂，加入PBS 1~2 mL洗涤3次，每次室温静置2 min（注意：洗涤时，将PBS轻轻地直吹到膜上，避免滤膜浮起导致细胞丢失，最后一次洗涤不能弃掉孔内的洗液）。

（3）在进行下一步操作前，保持滤膜浸泡在PBS中，避免滤膜干燥，但是浸泡时间不能超过30 min。

3. 样品消化

（1）取10 μL消化酶与590 μL PBS混合，涡旋混匀配制消化酶工作液。

（2）滤膜正面朝上放在无尘纸上，用镊子引流去除滤膜铁圈上多余的PBS，将滤膜倒扣在100 μL的消化酶工作液上，室温孵育1 h（注意：消化酶最少稀释量为10 μL；消化时，避免滤膜与消化酶工作液间出现气泡）。

（3）吸去消化酶工作液，加入PBS 1~2 mL洗涤3次，每次室温静置2 min（注意：洗涤时，将PBS轻轻地直吹到膜上，避免滤膜浮起导致细胞丢失，最后一次洗涤不能弃掉孔内的洗液）。

（4）在进行下一步操作前，保持滤膜浸泡在PBS中，避免滤膜干燥，但是浸泡时间不能超过30 min。

4. 样品探针杂交

（1）将杂交缓冲液置于40 ℃预热20 min，取出分型杂交探针混匀离心，置于4 ℃冰箱备用。

（2）取16 μL分型杂交探针与84 μL杂交缓冲液混合，涡旋混匀配制杂交探针工作液。

（3）滤膜正面朝上放在无尘纸上，用镊子引流去除滤膜铁圈上多余的PBS，将滤膜倒扣在100 μL的杂交探针工作液上，40 ℃孵育3 h（注意：杂交时，避免滤膜与杂交探针工作液间出现气泡）。

（4）吸去杂交探针工作液，加入探针洗涤液1~2 mL洗涤3次，每次室温静置2 min（注意：洗涤时，将探针洗涤液轻轻地直吹到膜上，避免滤膜浮起导致细胞丢失，最后一次洗涤不能弃掉孔内的洗液）。

（5）在进行下一步操作前，保持滤膜浸泡在探针洗涤液中，避免滤膜干燥，但是浸泡时间不能超过30 min。

5. 样品预扩增

（1）将扩增缓冲液置于40 ℃预热20 min，取出预扩增探针混匀离心，置于4 ℃冰箱备用。

（2）取10 μL预扩增探针与90 μL扩增缓冲液混合，涡旋混匀配制预扩增工作液。

（3）滤膜正面朝上放在无尘纸上，用镊子引流去除滤膜铁圈上多余的探针洗涤液，将滤膜倒扣在100 μL的预扩增探针工作液上，40 ℃孵育30 min（注意：预扩增时，避免滤膜与预扩增工作液间出现气泡）。

（4）吸去预扩增工作液，加入探针洗涤液1~2 mL洗涤3次，每次室温静置2 min（注意：洗涤时，将探针洗涤液轻轻地直吹到膜上，避免滤膜浮起导致细胞丢失，最后一次洗涤不能弃掉孔内的洗液）。

（5）在进行下一步操作前，保持滤膜浸泡在探针洗涤液中，避免滤膜干燥，但是浸泡时间不能超过30 min。

6. 样品扩增

（1）将扩增缓冲液置于40 ℃预热20 min，取出扩增探针混匀离心，置于4 ℃冰箱备用。

（2）取10 μL扩增探针与90 μL扩增缓冲液混合，涡旋混匀配制扩增工作液。

（3）滤膜正面朝上放在无尘纸上，用镊子引流去除滤膜铁圈上多余的探针洗涤液，将滤膜倒扣在100 μL的扩增探针工作液上，40 ℃孵育30 min（扩增时，避免滤膜与扩增工作液间出现气泡）。

（4）吸去扩增工作液，加入探针洗涤液1~2 mL洗涤3次，每次室温静置2 min（注意：洗涤时，将探针洗涤液轻轻地直吹到膜上，避免滤膜浮起导致细胞丢失，最后一次洗涤不能弃掉孔内的洗

NOTE

液)。

(5) 在进行下一步操作前,保持滤膜浸泡在探针洗涤液中,避免滤膜干燥,但是浸泡时间不能超过 30 min。

7. 样品显色

(1) 将显色缓冲液置于 40 ℃预热 20 min,取出显色探针混匀离心,置于 4 ℃冰箱备用。

(2) 取 10 μL 显色探针与 90 μL 显色缓冲液混合,涡旋混匀配制显色工作液。

(3) 滤膜正面朝上放在无尘纸上,用镊子引流去除滤膜铁圈上多余的探针洗涤液,将滤膜倒扣在 100 μL 的扩增探针工作液上,40 ℃孵育 30 min(注意:显色时,试剂和反应需要避光,避免滤膜与显色工作液间出现气泡)。

(4) 吸去显色工作液,加入探针洗涤液 1～2 mL 洗涤 3 次,每次室温静置 2 min(注意:洗涤时,将探针洗涤液轻轻地直吹到膜上,避免滤膜浮起导致细胞丢失,最后一次洗涤不能弃掉孔内的洗液)。

(5) 在进行下一步操作前,保持滤膜浸泡在探针洗涤液中,避免滤膜干燥,但是浸泡时间不能超过 30 min。

8. 样品复染

(1) 切膜:用镊子取出滤膜,用吸水纸吸去滤膜铁圈边缘的液体,将滤膜正面朝上放载玻片上,用手术刀片沿铁圈内径将滤膜割下,拿掉铁圈。

(2) 复染:在滤膜上加 10 μL 复染液,盖上盖玻片,避免滤膜与玻片间出现气泡。

(3) 保存:盖片后置于 −20 ℃保存或室温放置 15 min 进行镜检。

(三) CTC 自动分析

1. 20 倍预扫描

(1) 左键双击打开 Metafer4 软件,左键单击"setup"。

(2) 左键单击代表玻片位置的编号(1、2、3、4、5、6、7、8)来激活要进行扫描的玻片位置。在"Name"栏中输入玻片号,"Mode"栏选择"MCy","Classifier"栏选择"surexam01-CTC-20×","Search Window"栏选择"Manual","Max. Cnt"栏输出 200000,单击"OK"存储设定。

(3) 单击"Search",然后单击"end",鼠标可控制载物台移动。

(4) 在显微镜下找到滤膜位置 1,点击鼠标中间键,找到位置 2,点击"OK"(参见彩图 11)。

(5) 微调视野焦距至清晰,将一个细胞移动到白色方框中间位置,点击"OK"(参见彩图 12)。

(6) 20 倍预扫描设置完毕,等待预扫描结束。每个样品预扫描时间为 10 min。

(7) 选择"Cells—Filter","Mark Selected"选择目的细胞,"Reject Undefined"去除不选择的细胞。可通过界面右侧的"√"和"×"键选择或去除目的细胞。

2. 40 倍 DAPI 拍摄 左键单击"setup",左键单击代表玻片位置的编号来激活要进行扫描的玻片位置。"Classifier"栏选择"surexam01-CTC-40x-DAPI","Search Window"栏选择"Manual","Max. Cnt"栏输出 200000,左键单击"OK"存储设定。

3. 40 倍拍摄荧光 左键单击"setup",左键单击代表玻片位置的编号来激活要进行扫描的玻片位置。"Classifier"栏选择"surexam01-CTC-40x-4F"或者"surexam01-CTC-40x-5F"(4F 包括 DAPI、红色荧光、绿色荧光和远红荧光;5F 包括 DAPI、红色荧光、绿色荧光、远红荧光和红外荧光);"Search Window"栏选择"Manual";"Max. Cnt"栏输出 200000;左键单击"OK"存储设定;左键单击"Search"。校准 40 倍与 20 倍的位置,调节焦距至清晰。左键单击"OK"(参见彩图 13)。

4. 图片输出

(1) 左键双击打开 Review 软件(Metager4 分析)。

(2) 在载玻片栏中单击右键,弹出的文件夹中选择程序"条形码＋～B. MSD"。

(3) 选择目的细胞(参见彩图 14)。

(4) 右键单击细胞图片,在弹出对话框中选择"Colors",对图片进行微调,左键单击"OK"。

NOTE

（5）同一图片输出双通道图片时,在"Dual Display Mode"前打对勾。

（6）选择"Export Cell Gallery"输出右侧细胞图片,选择"Export Stored Images"输出左侧原始图片,或输出至"Isis"修图。

四、结果分析

（1）在"Dual Display Mode"下,选择"蓝色＋玫红色"的荧光,查看有无 CD45 的白色信号点,排除白细胞。

（2）在"Dual Display Mode"下,选择"蓝色＋红色＋绿色"的荧光,查看绿色和红色信号点,判断 CTC 的细胞型别:红色是上皮型、绿色是间质型、红色＋绿色是上皮间质混合型（参见彩图 15）。

（3）报告 根据 CTC 细胞的数量和型别,进行报告,绘制 CTC 细胞数量类型变化柱状图。

五、注意事项

（1）开机顺序 按照电脑、显微镜、荧光光源、软件的顺序进行开机。关机顺序相反。

（2）开机 30 min 后才可关机,关机 30 min 后才可再开机。

（3）显微镜运行时禁止关闭电脑,否则可能出现程序性错误。

（4）关闭荧光光源后,蓝色信号进入闪烁状态,待闪烁状态结束后才能关闭电脑。

六、临床应用

（1）依据细胞表达基因类型的特性将 CTC 细胞分为上皮型、间质型及混合型三类。根据上皮型、间质型及混合型的细胞数量和比例,反映肿瘤患者的远处转移和复发情况。

（2）上皮间质转化（epithelial-mesenchymal transition,EMT）在胚胎发育、慢性炎症组织重建、癌症转移和多种纤维化疾病中发挥重要作用。EMT 是上皮型细胞通过特定程序转化为具有间质表型细胞的生物学过程,同时,也是上皮型细胞来源的恶性肿瘤细胞获得迁移和侵袭能力的重要途径。在肿瘤患者中,在发生肿瘤转移前,原发灶肿瘤细胞通常会在其微环境的影响下经历 EMT,使肿瘤细胞被赋予间质型细胞特性,细胞间黏附改变,迁移和侵袭能力增强,并进一步通过间质上皮转化（mesenchymal-epithelial transition,MET）促进间质型细胞形成肿瘤转移灶。

（3）在 CTC 细胞中,EMT 和 MET 转化过程与恶性肿瘤的转移密切相关,除了细胞形态和移动性发生改变外,CTC 细胞的基因表达谱特别是上皮、间质分子标志物及其转录因子的表达也发生改变。分析 CTC 细胞上述基因表达谱的分子特性,能更好地反映肿瘤患者病情的发展,并可辅助进行肿瘤治疗疗效的监测和评估。

七、思考题

（一）选择题

1. 用于循环肿瘤细胞分型检测的血液样品是（   ）。

A. 肝素抗凝的血液   B. EDTA 抗凝血液   C. 枸橼酸抗凝血液

D. 不含任何抗凝剂的血液   E. 游离 DNA 专用采集管的血液

2. 荧光原位杂交可用于（   ）。

A. 快速确定是否存在目的基因 B. 检测的目的基因是 RNA   C. 用于基因定位分析

D. 阳性菌落的筛选   E. 蛋白质水平的检测

3. 采用多重原位 mRNA 分析法对循环肿瘤细胞进行分型检测的原理是（   ）。

A. 聚合酶链反应   B. 酶联反应   C. 分枝 DNA 信号放大

D. FISH   E. 实时荧光定量 PCR

（二）问答题

1. CTC 细胞检测过程中,怎样减少非特异性,避免误判?

NOTE

2. 根据 CTC 细胞的上皮型、间质型及混合型的细胞数量和比例,怎样反映肿瘤患者的远处转移和复发情况?

3. 多重原位 mRNA 法对循环肿瘤细胞(CTC)进行分型检测的基本原理是什么?

(方 莉)

第四节 药物基因的临床分子生物学检验

随着药物基因组学的深入研究,越来越多与药物疗效和毒副作用相关的基因被发现,通过基因分型,可以指导临床合理选择药物及剂量,以发挥最佳疗效,避免或减轻毒副作用。这些基因可分为三大类。第一类是药物治疗靶点相关基因,其变异通常是疾病的分子基础,可导致不同个体对药物敏感性的差异,应根据患者基因型选择敏感的药物。第二类是药物代谢酶基因,以细胞色素P450 家族为代表,其变异能影响药物的代谢和清除,应根据其基因型调整药物的剂量。第三类基因与药物治疗靶点和代谢无关,而与服药过程中引起的毒副作用有关,应根据基因型避免使用某些药物。根据药物作用相关基因型,选择合适的药物和剂量,是当代医学的重大进展,也是个体化医学的重要内容。

实验三十九 华法林代谢基因检测

一、目的与原理

(一) 目的

掌握体外定性检测人外周血样品中 CYP2C9 ＊3(-1075A＞C)和 VKORC1 基因-1639 位点 G＞A 的突变的原理和方法;熟悉各基因型的表现型及分布频率;了解华法林代谢基因检测的临床应用。

(二) 原理

PCR 荧光探针法:先用细胞裂解方法从外周血细胞中提取基因组 DNA,再检测人类 CYP2C9和 VKORC1 基因各一个位点的不同多态性。设计 2 套特异性引物和探针组合,一个反应体系中通过两种不同通道检测一个位点的基因多态性。在反应体系中含有不同基因分型模板的情况下,PCR 反应得以进行并释放不同的荧光信号。利用仪器对 PCR 过程中相应通道的信号强度进行实时监测和输出,实现检测结果的定性分析。

二、器材与试剂

(一) 器材

超净台、台式高速离心机、干式恒温器、移液器、经高压灭菌后的 1.5 mL 离心管、0.2 mL PCR反应管、一次性带滤芯枪头(10 μL、200 μL、1000 μL)、漩涡混合器、八联管离心机、PCR 扩增仪。

(二) 试剂

(1) TIANGEN 血液基因组 DNA 提取试剂盒。

(2) 人类 CYP2C9 和 VKORC1 基因检测试剂盒:包括 CYP2C9 ＊3 反应液、VKORC1 反应液、弱阳性对照、空白对照。

NOTE

三、实验流程

（一）实验前准备

（1）将干式恒温器调至 56 ℃备用。

（2）使用前先在漂洗液 PWB 中加入无水乙醇，加入体积请参照瓶上的标签。

（二）模板 DNA 提取

（1）加 200 μL 缓冲液 GB 和 20 μL 蛋白酶 K 和 200 μL 血液样品于 1.5 mL 经高压灭菌后的离心管中，充分颠倒混匀，56 ℃放置 10 min，其间颠倒混匀数次，溶液应变清亮（如溶液未彻底变清亮，应延长裂解时间至溶液清亮为止）。

（2）室温放置 2~5 min 后加入 350 μL 缓冲液 BD，充分颠倒混匀。

（3）将上一步所得溶液加入一个吸附柱 CG2 中（吸附柱 CG2 放入收集管中），12000 r/min（13400g）离心 1 min，倒掉收集管中的废液，将吸附柱 CG2 放入收集管中。

（4）向吸附柱 CG2 中加入 500 μL 缓冲液 GDB，12000 r/min（13400g）离心 1 min，倒掉收集管中的废液，将吸附柱 CG2 放入收集管中。

（5）向吸附柱 CG2 中加入 600 μL 漂洗液 PWB（使用前请先检查是否已加入无水乙醇），12000 r/min（13400g）离心 1 min，倒掉收集管中的废液，将吸附柱 CG2 放入收集管中。

（6）重复操作步骤(5)。

（7）12000 r/min（13400g）离心 2 min，倒掉废液。将吸附柱 CG2 置于室温放置 2 min，以彻底晾干吸附材料中残余的漂洗液。

（8）将吸附柱 CG2 转入 1.5 mL 离心管中，向吸附膜中间位置悬空滴加 100 μL 洗脱缓冲液 TB，室温放置 2 min，12000 r/min（13400g）离心 2 min，将溶液收集到离心管中，直接用于下游实验或于 -20 ℃保存备用。

（9）DNA 的浓度应在 10~60 ng/μL 之间，OD_{260}/OD_{280} 应为 1.8~2.0。

（三）PCR 反应体系准备

将试剂从试剂盒中取出，放置室温解冻后，低速离心，然后将两种反应液分装到 0.2 mL 八联管中，每管 23 μL，并做好标记。每人份使用 1 管 CYP2C9 * 3 反应液和 1 管 VKORC1 反应液。根据要检测的样品数，选取同等数量的两种反应液。在各扩增管中加入 2 μL 提取好的样品 DNA 溶液，混匀，离心。

（四）PCR 扩增反应

PCR 扩增反应程序见表 3-8。

表 3-8　PCR 扩增反应程序

阶　　段		条　　件	循　环　数
1	UNG 处理	37 ℃,10 min	1
2	预变性	95 ℃,5 min	1
3	变性	95 ℃,15 s	40
	退火	62 ℃,60 s	

四、结果分析

按照表 3-9 对样品检测结果进行判断，确定样品基因多态性。

表 3-9　检测结果判断

反应液	基因多态性	FAM 通道	VIC 通道
CYP2C9 * 3 -1075A>C	A/A 纯合野生	$C_t \leq 36$	$C_t > 36$ 或 C_t 无数据
	A/C 杂合突变	$C_t \leq 36$	$C_t \leq 36$
	C/C 纯合突变	$C_t > 36$ 或 C_t 无数据	$C_t \leq 36$
VKORC1 -1639G>A	G/G 纯合野生	$C_t \leq 36$	$C_t > 36$ 或 C_t 无数据
	G/A 杂合突变	$C_t \leq 36$	$C_t \leq 36$
	A/A 纯合突变	$C_t > 36$ 或 C_t 无数据	$C_t \leq 36$

五、注意事项

（1）整个实验过程应分三区进行，一区进行试剂分装；二区进行标本处理、加样等；三区进行扩增反应及结果分析。各区的仪器、设备和工作服应独立使用。

（2）在操作过程中，应使用一次性手套，并经常更换，一次性 PCR 专用离心管、移液器头。

（3）操作完样品和试剂后要充分洗手。避免皮肤、眼睛或黏膜直接接触这些材料，如果存在接触，应迅速用大量的水冲洗。如果这些试剂溅出，在擦干前用水稀释。

（4）当从试剂瓶中吸取液体时，避免与含有核酸酶的试剂接触。推荐使用可处理的移液器和无核酸酶的吸头。

（5）样品的防护处理同传染物防护处理，使用安全实验室方法处理。用新鲜制备的 0.5% 盐酸次氯酸钠去离子水溶液或蒸馏水溶液彻底清洁和消毒所有工作物表面。

六、临床应用

（1）华法林是临床常用的口服抗凝药物，深静脉血栓形成、心房纤颤、心脏瓣膜置换术和肺栓塞等疾病的患者多需要长期服用华法林抗凝治疗，以预防血栓形成。华法林临床疗效和不良反应存在很大的个体差异，剂量很难掌握，尤其是在使用华法林抗凝治疗初期，血药浓度过高或敏感性增加可导致严重出血事件。据估计，服用华法林的患者中，每年有 15.2% 的人发生出血副作用，其中致命性的大出血占 3.5%，不同个体间华法林稳定剂量的差异可达 20 倍以上。

（2）大量研究表明，在我国华法林代谢酶基因 CYP2C9 基因 * 3 位点多态性和华法林作用靶点基因 VKORC1 基因-1639G>A 位点多态性与其抗凝疗效密切相关，不同基因型患者所需华法林剂量差异明显。美国 FDA 于 2010 年对华法林的说明书进行更新，建议通过检测 VKORC1 和 CYP2C9 基因型来调整不同患者合理初始用药剂量，预测药物毒性，并结合国际标准化比值（INR）检测值，估计华法林的维持剂量，确保用药安全。

（3）用于体外定性检测。从人外周血提取的基因组 DNA 中 CYP2C9 基因 * 3 等位基因（对应 CYP2C9 基因 1075C 突变）和 VKOCR1 基因 G-1639A 基因型，上述基因型有助于临床鉴别部分对华法林药物敏感性增加的患者，可为临床医生个体化用药提供参考。本试验检测结果有以下 6 种基因型，各基因型的表现型及分布频率见表 3-10。

表 3-10　各基因型的表现型及分布频率

基因	检测结果		表现型	中国汉族人频率
	检测结果	基因型		
CYP2C9	AA	* 1/ * 1	酶活性高，快代谢	92%
	AC	* 1/ * 3	酶活性中，中等代谢	7.6%
	CC	* 3/ * 3	酶活性低，慢代谢	0.3%

续表

基因	检测结果		表现型	中国汉族人频率
	检测结果	基因型		
VKORC1	GG	-1639GG	酶活性高	0.8%
	GA	-1639GA	酶活性中	17%
	AA	-1639AA	酶活性低	82%

华法林(warfarin)是香豆素类口服抗凝药,目前被广泛应用于多种疾病的抗凝治疗,但临床疗效和不良反应个体差异很大,剂量很难掌握,临床上常以凝血酶原时间(PT)及国际标准化比值(INR)作为其抗凝监测指标。近年来的大量研究表明,CYP2C9基因 * 2, * 3 等位基因型和VKOCR1基因 G-1639A 基因型与华法林抗凝疗效密切相关,不同基因型患者所需华法林剂量差异明显。CYP2C9 和 VKORC1 基因多态性解释了 50% 华法林的个体剂量。

七、思考题

(一)选择题

1. 华法林的有效治疗浓度为( )。

A. 3.0±0.5 μg/mL   B. 1.2±0.4 μg/L   C. 2.2±0.4 μg/mL

D. 1.0±0.6 μg/mL   E. 2.0±0.5 μg/mL

2. 华法林的药代动力学和药效动力学的相关基因分别是( )。

A. CYP2C19 和 CYP2C9   B. CYP2C19 和 VKOCR1   C. VKOCR1 和 CYP2C9

D. CYP2C9 和 VKOCR1   E. VKCOR1 和 CYP2C9

3. VKOCR1 纯合突变说明机体对华法林药物敏感性( )。

A. 高   B. 低   C. 极低   D. 不明   E. 无影响

(二)问答题

1. 华法林是如何发挥抗凝作用的?

2. 根据华法林代谢基因检测结果,如何提示临床用药?

3. 检测华法林代谢基因,还需监测国际标准化比值吗?

(宋凌燕)

实验四十　叶酸代谢基因检测

一、目的与原理

(一)目的

掌握体外定性检测人外周血样品中 MTHFR C677T 基因型的检测原理;熟悉 PCR-金磁微粒层析法的操作过程;了解叶酸代谢基因检测的临床应用。

(二)原理

PCR-金磁微粒层析法:先采用磁性微粒法从外周血细胞中将基因组 DNA 提取出来;再通过对等位基因 MTHFR C677T 基因突变位点的引物设计及标记,利用等位基因特异性 PCR 方法扩增获得特定的扩增片段,标记有地高辛分子的 PCR 产物在与所构筑的基因分型检测体系中纳米金磁微粒表面抗地高辛单抗相互作用,通过侧向流层析技术便可实现 MTHFR C677T 基因多态性的快速检测。

NOTE

154

二、器材与试剂

（一）器材

超净台、台式高速离心机、干式恒温器、移液器、经高压灭菌后的 1.5 mL 离心管、0.2 mL PCR 反应管、一次性带滤芯枪头（10 μL、200 μL、1000 μL）、漩涡混合器、磁力架、八联管离心机、PCR 扩增仪。

（二）试剂

（1）西安金磁纳米生物技术有限公司生产的全血基因组 DNA 分离试剂盒。

（2）无水乙醇、异丙醇。

（3）MTHFR C677T 基因检测试剂盒　包括检测卡、阳性/阴性对照卡、PCR 反应试剂盒（M 扩增液、WT 扩增液、阴性对照液、M 阳性对照液、WT 阳性对照液、ddH₂O）。

三、实验流程

（一）实验前准备

1. 清洗液 BW- Ⅰ　用 50 mL 量筒分别移取 35 mL 无水乙醇（分析纯）和 35 mL 异丙醇加入清洗液 BW- Ⅰ 试剂瓶中，颠倒混合均匀，并在试剂瓶上标明"已加入醇"和日期，备用。

2. 清洗液 BW- Ⅱ　用 50 mL 量筒移取 49 mL 无水乙醇加入清洗液 BW- Ⅱ 试剂瓶中，颠倒混合均匀，在试剂瓶上标明"已加入醇"和日期，备用。

3. 蛋白酶 K 准备　取出蛋白酶 K，室温解冻，涡旋混匀后备用。

4. 磁性微粒准备　将磁性微粒涡旋混匀，保证均一。

（二）模板 DNA 提取

（1）将 20 μL 蛋白酶 K 溶液加入 1.5 mL 离心管的管中，依次加入 100 μL 全血样品、200 μL 裂解液 BL，用漩涡混合器混匀 15 s，56 ℃下放置 10 min。

（2）向步骤（1）裂解处理的样品中依次加入 300 μL 结合液 BI、25 μL 的磁性微粒（移取前必须充分涡旋混匀），涡旋混匀，室温静置 5 min。磁性分离 5 min，弃上清液。

（3）从磁性分离器上取出离心管，加入 400 μL 清洗液 BW- Ⅰ，涡旋混匀，磁性分离至上层澄清（期间上下颠倒数次，以清洗离心管管壁），弃上清液；重复本步操作，以 400 μL 清洗液 BW- Ⅰ 重复清洗一次。

（4）从磁性分离器上取出离心管，加入 400 μL 清洗液 BW- Ⅱ，涡旋混匀，磁性分离至上层澄清（期间上下颠倒数次，以清洗离心管管壁），弃上清液（尽可能弃去所有的清洗液 BW- Ⅱ）。

（5）打开离心管盖，将其在室温下晾干 5 min。

（6）从磁性分离器上取下离心管，向管中加入 100 μL 洗脱液 ES，涡旋混匀，瞬时离心。

（7）将离心管置于磁性分离器上，磁性分离至上层澄清。将上清液（分离纯化得到的 DNA 溶液）转移到 1.5 mL 离心管中，直接用于下游实验或于 −20 ℃ 保存备用。

（8）DNA 的浓度应不低于 5 ng/μL，A_{260}/A_{280} 应在 1.6～2.0 之间。

（三）PCR 反应体系准备

（1）每人份需做两个反应，取两个无菌 0.2 mL PCR 薄壁管，在 PCR 薄壁管管盖上依次标有 M、WT。

（2）将试剂从 −20 ℃ 取出平衡至室温，瞬时离心，按表 3-11 配制反应体系（1 人份）。

表 3-11　反应体系的配制

扩 增 管	成分及用量		总 量
M 管	反应液	1 μL	47 μL
	纯净水	17 μL	
	M 扩增液	29 μL	

NOTE

扩　增　管	成分及用量		总　　量
WT 管	反应液	1 μL	47 μL
	纯净水	17 μL	
	WT 扩增液	29 μL	

（3）待检样品配制　将上述 M、WT 管中分别加入 3 μL 待检 DNA 样品，将管盖盖紧后，涡旋混匀，瞬时离心。阴、阳性对照管中不需要加入纯净水，直接加入 20 μL 阴性、阳性对照液即可。

（四）PCR 扩增反应

PCR 扩增反应程序见表 3-12。

表 3-12　PCR 扩增反应程序

阶　　段		条　　件	循　环　数
1	UNG 处理	50 ℃,2 min	1
2	预变性	95 ℃,5 min	1
3	变性	94 ℃,30 s	26
	退火	60 ℃,30 s	
	延伸	65 ℃,1 min	
		65 ℃,10 min	1

（五）检测卡检测

从密封袋中取出检测卡，将待测样品 M 与 WT 管中的 PCR 产物分别滴加在检测卡对应的样品垫处，2～5 min 内对结果进行判读，30 min 后结果不可靠。

四、结果分析

检测卡检测结果见图 3-18。

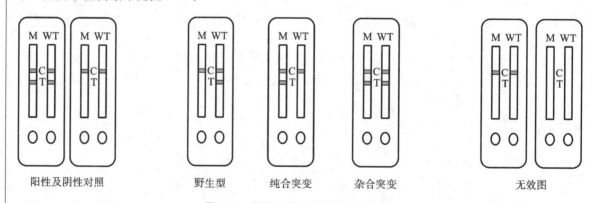

阳性及阴性对照　　　　野生型　　纯合突变　　杂合突变　　　　无效图

图 3-18　检测卡检测结果分析示意图

五、注意事项

（1）本试剂盒仅用于体外操作。切勿吸入试剂或直接接触皮肤。

（2）使用本试剂盒前，请仔细阅读说明书，严格按照说明书的要求操作。打开包装后请尽快使用。

（3）如发现铝箔袋包装破损，请勿使用；铝箔袋包装内的干燥剂，请勿使用。

（4）试剂使用前，请将反应液、扩增液等瞬时离心。

（5）实验室应该遵循 PCR 实验规范的要求分区操作，各区物品均为专用，不得交叉使用，加模

NOTE

板和引物的移液器不能混用,每次加样后均需更换吸头,推荐使用无核酶、带滤芯的吸头。

(6)实验室管理及废液的具体处理方法应严格符合行业行政主管部门颁发的有关基因扩增检验实验室的管理规范。

(7)实验室应严格按照《医疗机构临床基因扩增检验实验室管理办法》(卫办医政发〔2010〕194号)等有关分子生物学实验室、临床基因扩增实验室的管理规范执行。

六、临床应用

MTHFR C677T 多态性即 677CC 型(野生型)、677CT 型(杂合突变型)及 677TT 型(纯合突变型)。MTHFR 是同型半胱氨酸(Hcy)代谢途径中的关键酶。叶酸代谢基因 MTHFR C677T 多态性检测的主要意义如下。

1. 提前预防脑卒中,降低脑卒中发生率和死亡率 大量研究数据显示:亚甲基四氢叶酸还原酶(MTHFR)基因型变异是导致我国人群脑卒中高发最主要的遗传危险因素。MTHFR 基因的多个位点在人群中具有多态性,其中与功能和疾病最为相关的是 C677T 位点多态性。在 MTHFR 基因第 677 个核苷酸位置,其碱基可发生胞嘧啶(C)向胸腺嘧啶(T)的突变,MTHFR 酶的活性逐级降低(CC 型活性为 100%,CT 型活性为 70%,TT 型活性为 35%),引起同型半胱氨酸在人体内不同程度的蓄积,破坏全身血管,从而形成"H 型高血压",导致脑卒中风险比一般人高出 11~28 倍。因此,检测 MTHFR 677C/T 基因,提前进行干预治疗,对预防脑卒中,从而降低脑卒中的发病率,有着非常重要的意义。

2. 提前预防新生儿出生缺陷 神经管畸形、唇腭裂等是常见的新生儿缺陷。而大量的研究表明,MTHFR 677C>T 基因突变会导致孕妇体内同型半胱氨酸升高,从而导致孕妇早产、低出生体重儿、新生儿神经管畸形、唇腭裂等。因此检测相关基因,提前进行干预治疗,从而降低新生儿出生缺陷以及孕妇早产,对提高我国人口素质,降低国家和家庭负担有重要意义。

七、思考题

(一) 选择题

1. 叶酸代谢基因 MTHFR677C>T 基因纯合突变时,血同型半胱氨酸浓度( )。
A. 高　　　　　B. 低　　　　　C. 极低　　　　　D. 不明　　　　　E. 无影响

2. 叶酸的活性形式为( )。
A. 一氢叶酸　　B. 二氢叶酸　　C. 三氢叶酸　　D. 四氢叶酸　　E. 四种都是

3. 下列哪些疾病与叶酸缺乏相关?( )
A. 神经管畸形　　　　　　　B. 巨幼细胞贫血　　　　　　　C. 高同型半胱氨酸血症
D. 冠心病　　　　　　　　　E. 早产、流产

(二) 问答题

1. PCR-金磁微粒层析法有何优缺点?

2. 分析无效结果产生的原因及处理方法是什么?

3. 阳性与阴性对照不合格,其他样品结果是否可信,如何分析及预防?

(宋凌燕)

第五节　个体遗传标记和染色体异常的临床分子生物学检验

分子标记是指易于识别、遵循孟德尔遗传模式、具有个体特异性或其分布规律、具有种质特征的一类表型特征或遗传物质,能反映生物个体或种群间基因组中某种差异特征的 DNA 片段,能直

接反映基因组 DNA 间的差异。分子遗传标记能够在 DNA 水平上对编码和非编码序列的遗传变异进行检测,不受内外环境的影响;大多数分子标记多态性的信息含量很高;而且检测迅速、方便、无组织差异。随着现代分子生物学技术的不断进步,现在临床上用于分子诊断的 DNA 分子标记类型越来越丰富,常见的标记包括限制性片段长度多态(RFLP)、DNA 指纹分析技术(DNA fingerprint)、短串联重复序列(STR)、单核苷酸多态(SNP)和随机引物扩增多态性 DNA 技术(RAPD)。目前主要应用在定位基因序列在染色体上的位置,构建遗传连锁图谱,定位数量性状基因座,进行系谱、血缘分析,法医学鉴定,胚胎的早期性状诊断,为遗传咨询提供依据。

实验四十一　STR 基因座分型

一、目的与原理

(一) 目的

掌握荧光标记复合 STR 分型的基本原理;熟悉荧光标记复合 STR 分型的临床应用;了解荧光标记复合 STR 分型的操作流程。

(二) 原理

短串联重复(short tandem repeat,STR)序列广泛存在于人类及哺乳动物的基因组中,具有高度多态性。它们一般由 2～6 个碱基构成一个核心序列,核心序列串联重复排列,由核心序列重复数目的变化产生长度多态性。对于一个特定的个体,染色体上某个特定位置的重复序列的重复次数是固定的,而对于不同的个体在同一位置处的重复次数可能不同,这就构成了人群中这些重复序列的多态性。由于人类基因组中这种重复序列非常多,通过对这种多态性的检测,可以明确区分个体与个体的不同,确定亲缘关系,这就是 STR 分型。STR 基因座的长度一般在 100～300 bp,因个体间 DNA 片断长度或 DNA 序列差异而构成高度多态性。作为当今应用较普遍的遗传标记,荧光标记复合 STR 分型具有扩增效率高、分型操作便捷、重复性好等特点。

二、器材与试剂

(一) 器材

高速台式离心机、经高温灭菌的 EP 管及 tip 头、盖温为 105 ℃的 PCR 扩增仪、漩涡混合器、DNA 质控品(阳性对照和阴性对照)、毛细管电泳仪(ABI 3130XL 遗传分析仪)、微量移液器。

(二) 试剂

1. DNA 抽提试剂

(1) 10×RB 裂解液:用 NH_4Cl 82.9 g,$KHCO_3$ 10 g 以及 EDTA 0.37 g,加双蒸水至 1000 mL,高压灭菌后 4 ℃保存。

(2) 1×细胞核裂解液:用 2 mol/L 的 Tris·Cl(pH 8.2)0.5 mL,4 mol/L 的 NaCl 10 mL,2 mmol/L 的 EDTA 0.4 mL,加双蒸水至 1000 mL,高压灭菌后 4 ℃保存。

(3) 10 mg/mL 蛋白酶 K:用 5 mmol/L 的 EDTA、10 mmol/L 的 pH 7.8 Tris buffer 稀释,−20 ℃保存。

2. PCR 试剂

(1) 灭菌超纯水。

(2) 法医及亲子鉴定试剂盒:AmpFLSTR Identifiler 试剂盒,含全部荧光引物、金牌 *Taq* DNA 聚合酶、各位点等位基因 DNA 标准品及 PCR 扩增试剂。

(3) DNA 样品。

NOTE

3. 毛细管电泳试剂

去离子甲酰胺、Genescan LIZ 500、标准品 DNA(Control DNA 9947A 和 Control DNA 007)、POP4 胶、DNA 样品。

三、实验流程

1. 基因组 DNA 的提取

(1) 抽取新鲜血液标本,以 3.5 mL EDTA 溶液进行抗凝。

(2) 将抗凝血转入离心管,1300g 低温离心 15 min。

(3) 吸取上层血浆,将含有白细胞的淡黄层悬浮液转入新离心管中。重复离心一次,去除污染的血浆与红细胞。将淡黄层悬浮液吸出,重悬于 15 mL 裂解缓冲液中,在 37 ℃恒温水浴箱中温浴 1 h 得到细胞裂解液。

(4) 将细胞裂解液移入离心管,液面高度不超过离心管高度 1/3,加入 20 mg/mL 的蛋白酶 K 至终浓度为 100 mg/mL,用玻璃棒温和地将酶液与黏滞的细胞裂解液混匀,将该溶液置于 50 ℃恒温水浴箱中水浴 3 h。

(5) 待上述溶液冷却至室温后,加入等体积 0.1 mol/L 的 Tris·Cl(pH 8.0)平衡酚。温和地来回颠倒离心管 10 min,使两相混匀。室温下台式离心机离心 5000g,15 min,使两相分层,以大口径移液管将黏滞的上层水相移入一洁净的离心管中,重复酚抽提两次,将水相合并。

(6) 三次酚抽提后,将全部水相倒入另一洁净离心管中,于室温下加入 0.2 倍体积的 10 mol/L 的乙酸铵、2 倍体积的无水乙醇,转动离心管直至溶液充分混匀。DNA 立即形成沉淀,用 U 形玻璃棒将 DNA 沉淀移出,用 70%的乙醇洗涤 DNA 沉淀两次,离心,收集 DNA 样品。

2. STR 荧光引物 利用五种不同颜色的荧光标记基团:FAM,LIZ,NED,PET 和 VIC。一个 Panel 中的引物可在同一 PCR 体系中进行多重 PCR 扩增,为保证扩增效率和重复性,这些荧光标记的引物有如下特征:①引物长度在 18～24 bp;②各基因座的引物 T_m 基本一致;③无引物二聚体、发夹等二级结构;④PCR 产物片段长度均在 350 bp 以内。

3. 多重 PCR 以 Control DNA 9947A 为模板,对模板 DNA 和多重 PCR 的退火温度、循环次数等进行梯度实验优化,使每个 STR 基因座的 PCR 产物条带清晰,亮度足够进行毛细管电泳检测。

(1) 多重 PCR 体系如下。

PCR 反应混合液	4 μL
引物	2 μL
DNA 聚合酶	0.2 μL
DNA 样品	1 μL
补灭菌超纯水至	10 μL

按如下条件进行反应:95 ℃变性 11 min,94 ℃ 1 min→ 59 ℃ 1 min→72 ℃ 1 min,28 个循环,最后 60 ℃孵育 60 min。

(2) 多重 PCR 产物检测:取 1 μL PCR 产物,与 20 μL 去离子甲酰胺以及 0.5 μL Genescan LIZ 500ladder 充分混匀,小心地吸到 96 孔板内,在 Genetic Analyzer 3130XL 毛细管电泳仪上进行毛细管电泳分析,生成图谱。

(3) 图谱分析:Genetic Analyzer 3130XL 毛细管电泳仪收集完光信号后,会自动生成扩增峰图。可通过读取所有个体的每个 STR 的信号峰(即该基因座扩增产物大小),判断 DNA 样品所属个体之间的亲缘关系。

四、注意事项

试剂盒中的引物已做了优化,一般情况下适合用于多对引物同时扩增。如因 DNA 质量低下导致部分 STR 扩增失败,应减少多重 PCR 体系中的引物数量。

五、结果分析

在 STR 基因分型的毛细管电泳图谱上,纯合子表现为单峰,杂合子表现为双峰。根据软件分析结果,横轴代表峰的大小,即 STR 基因座的 PCR 产物大小,纵轴代表峰信号强弱。

读取每个 STR 基因座的多态性数值之后,根据孟德尔遗传分离率可以判定亲缘关系,每个个体的等位基因一个来自父亲,一个来自母亲。

六、临床案例分析

STR 基因分型技术,是亲子鉴定、法医学个体识别及移植配型等领域的重要技术媒介。STR 基因分型在临床分子诊断中的应用是很常见的,下面介绍一个通过 STR 基因分型进行亲子鉴定分析的案例。一家三口(父-子-母三联体)进行亲子鉴定,医院收集了他们的外周血样品后,利用 AmpFLSTR Identifiler 试剂盒扩增 3 个人的全部 16 个 STR 位点,利用多重 PCR 扩增结合毛细管电泳分析,成功获得了 3 个人全部 16 个荧光复合 STR 基因座的多态性信息,如表 3-13 所示。在本案例中 3 人的 16 个 STR 基因座均符合遗传规律,支持被检父、被检母与孩子之间存在亲生血缘关系。

表 3-13   STR 基因座分型结果

基因	母	子	父	基因	母	子	父
DBS1179	12/15	12/15	13/15	D2S1338	18/22	18	18/23
D21S11	30/31.2	30/32	32/32.2	D19S433	13/15.2	13/15.2	13/13.2
D7S820	8/11	11/11.1	11/11.1	VWA	14	14/15	15
CSF1P0	12	12	10/12	TPOX	8/11	8	8
D3S1358	17/18	16/17	16	D18S51	14	14/15	13/15
TF01	9	9/9.3	7/9.3	D5S818	10/12	12	10/12
D13S317	9/10	10/12	12	FGA	22/24	24/26	24/26
D16S539	9/12	9/12	9/13	Amel	XX	XX	XY

七、思考题

(一) 选择题

1. 以下 Y-STR 基因型一致的为(   )。

A.姥爷和外孙   B.舅舅和外甥   C.奶奶和孙子   D.堂兄弟   E.表兄弟

2. 以下不是 Y-STR 分型的法医学应用特点的是(   )。

A. Y 染色体为男性所特有

B. Y-STR 呈父系遗传特征,只能由父亲传递给儿子

C. 与 mtDNA 不同,Y-STR 分型结果具有唯一性

D. 在减数分裂过程中,Y-特异性区不发生重组

E. 评估 Y-STR 鉴别能力的指标是遗传差异度

3. STR 的特征有(   )。

A.分布广泛,平均每 10 kb 出现 1 个 STR 位点

B. 等位基因片段长度一般小于 400 bp,易于扩增

C. STR 分型的灵敏度较 VNTR 高,适于微量、超微量检材的 DNA 分析

D. 分型程序明确,可进行复合扩增

E. 以上都是

（二）问答题

1. STR 基因分型的基本原理是什么？

2. STR 基因分型的临床应用有哪些？

3. STR 基因分型的注意事项有哪些？

（时东彦）

实验四十二　HLA 基因分型

一、目的与原理

（一）目的

掌握 HLA 基因分型基本原理；熟悉 HLA 基因分型的应用范围；了解 HLA 基因分型的实验流程。

（二）原理

人类白细胞抗原（human leukocyte antigen，HLA）基因位于第 6 号染色体短臂 6p21.3 区，是已知人体内最复杂的遗传多态性系统，至少包括 239 个基因座，全长约 4 Mb。HLA 是机体内特异性免疫识别和免疫应答的主要成分。HLA 基因分型过去主要采用血清学和细胞学方法，随着 PCR 技术、基因芯片技术等分子生物学技术的发展，大部分实验室已建立了从 DNA 水平上进行分型的 HLA 基因分型技术。

PCR-SSP 技术是目前应用较广泛的 HLA 分型技术，其分辨率高、特异性强、扩增后处理过程简单快捷。其原理是依据人类 HLA 基因不同亚型之间的碱基序列差异，设计出一系列的序列特异性引物（sequence specific primer，SSP）。PCR 扩增之后只需要用琼脂糖凝胶电泳得到的产物及产物片段大小来判断结果。该技术的关键在于特异引物的设计和 PCR 体系的准确无误，通常可以通过提高退火温度或者加入内源性阳性对照等措施确保产物和反应体系的特异性。

HLA 基因分型的分辨率可根据不同实验要求达到不同数量级，通常肾移植、肝移植只需要中分辨率分型，即可达到等位基因后 2 位，而骨髓移植配型则需要高分辨率分型，即等位基因后 4 位。高分辨率分型和中分辨率分型实验原理基本上一致，不同之处在于高分辨率分型的引物设计更加严格，并且通常是在中分辨率分型的基础上进一步实验。

下面以 PCR-SSP 技术分型 DQB1 基因为例，介绍 HLA 分型方法。

二、器材与试剂

（一）器材

涡旋混匀器、经高温灭菌的 EP 管及 tip 头、盖温为 105 ℃的 PCR 扩增仪、漩涡混合器、紫外分光光度计、高速台式离心机、微量移液器。

（二）试剂

（1）DNA 抽提试剂

①10×RBC 裂解液：用 NH_4Cl 82.9 g，$KHCO_3$ 10 g 以及 EDTA 0.37 g，加双蒸水至 1000 mL，高压灭菌后 4 ℃保存。

②1×细胞核裂解液：用 2 mol/L 的 Tris·Cl（pH 8.2）0.5 mL，4 mol/L 的 NaCl 10 mL，2 mmol/L 的 EDTA 0.4 mL，加双蒸水至 1000 mL，高压灭菌后 4 ℃保存。

③20 mg/mL 蛋白酶 K，用 5 mmol/L 的 EDTA、10 mmol/L 的 pH 7.8 Tris buffer 稀释，−20 ℃保存。

NOTE

161

（2）PCR 试剂　灭菌超纯水、20×dNTP、10×PCR buffer、*Taq* DNA 聚合酶、DNA 样品。

（3）HLA-SSP 分型试剂盒　HLA-Ready Gene DQ Low。

（4）凝胶电泳试剂

①5×TBE：取 Tris 54 g，硼酸 27.5 g，0.5 mol/L 的 EDTA(pH 8.0)20 mL，加双蒸水至 1000 mL，室温保存。

②6×loading buffer：取溴酚蓝 50 mg，蔗糖 8 g，二甲苯氧 FF50 mg，加双蒸水至 20 mL，4 ℃ 保存。

（5）100～1000 bp DNA 标准品。

三、实验流程

1. 人体外周血细胞基因组 DNA 的分离与纯化

（1）抽取新鲜血液标本，以 3.5 mL EDTA 溶液进行抗凝。

（2）将抗凝血转入离心管，1300g 低温离心 15 min。

（3）吸取上层血浆，将含有白细胞的淡黄层悬浮液转入新离心管中。重复离心一次，去除污染的血浆与红细胞。将淡黄层悬浮液吸出，重悬于 15 mL 裂解缓冲液中，在 37 ℃ 恒温水浴箱中温浴 1 h 得到细胞裂解液。

（4）将细胞裂解液移入离心管，液面高度不超过离心管高度 1/3，加入 20 mg/mL 的蛋白酶 K 至终浓度为 100 mg/mL，用玻璃棒温和地将酶液与黏滞的细胞裂解液混匀，将该溶液置于 50 ℃ 恒温水浴箱中水浴 3 h。

（5）待上述溶液冷却至室温后，加入等体积 0.1 mol/L 的 Tris·Cl(pH 8.0)平衡酚。温和地来回颠倒离心管 10 min，使两相混匀。室温下台式离心机离心 5000 g，15 min，使两相分层，以大口径移液管将黏滞的上层水相移入一洁净的离心管中，重复酚抽提两次，将水相合并。

（6）三次酚抽提后，将全部水相倒入另一洁净离心管中，于室温下加入 0.2 倍体积的 10 mol/L 的乙酸铵、2 倍体积的无水乙醇，转动离心管直至溶液充分混匀。DNA 立即形成沉淀，用 U 形玻璃棒将 DNA 沉淀移出，用 70% 的乙醇洗涤 DNA 沉淀两次，离心，收集 DNA 样品。

2. 试剂盒 HLA-Ready Gene DQ Low　基于 SSP 技术的 HLA Ⅰ类和 HLA Ⅱ类分型试剂盒，引物混合预分装并冻干在反应管内，其引物是针对 DQB1 基因座所有已知有表达的等位基因设计的，试剂盒还包括了一对阴性对照引物。

3. PCR 扩增　取基因组 DNA 50～100 ng 补双蒸水至 2.0 μL，反应体系如下。

灭菌超纯水	37.5 μL
10×PCR buffer	5.0 μL
20×dNTP	2.5 μL
试剂盒提供的引物	反向引物各 1.0 μL
Taq DNA 聚合酶	1 U
DNA 样品	2.0 μL

在 PCR 仪上 98 ℃ 变性 5 min，95 ℃ 30 s→57 ℃ 1 min→72 ℃ 1 min，35 个循环，最后 72 ℃ 孵育 10 min。

4. PCR 产物电泳检测　用 1×TBE 和琼脂糖粉配制 2% 琼脂糖凝胶，加入染色剂 Goldview。取 5 μL 与 1 μL 的 loading buffer 混匀，点于琼脂糖凝胶孔内。恒压 120 V 电泳约 10 min，在紫外灯下观察鉴定结果。

四、注意事项

（1）DNA 样品的上样浓度/纯度需要严格控制，以免影响特异性扩增，浓度最好在 75～125 ng/μL，A_{260}/A_{280} 在 1.8 左右较为理想。

（2）注意实验室的安全。

五、结果分析

（1）凝胶内的阴性对照孔应该没有条带出现，否则应考虑 PCR 反应体系被污染的可能。

（2）根据 DNA 样品孔内是否出现目的条带，判断 HLA-DQB1 型别。

六、临床案例分析

患者，女，23 岁，汉族人。2012 年 7 月 8 日来院进行亲属肾移植。首先对患者进行常规检查，包括血常规、ABO 血型检查、尿常规、肝肾功能、乙肝和丙肝全套，了解全身健康情况；另外，还要做肝胆脾胰、双肾输尿管 B 超检查，肾图检查、双肾 CT 平扫、双肾血管像、胸片、心电图检查。经过以上一系列初步检查，认为患者及其亲属符合基本移植要求；接下来，患者及其亲属又通过了淋巴毒试验和群体反应性抗体检查（PRA）。那么还需要什么样的检查，以保证患者能够成功接受肾移植呢？

在器官移植前最关键的检查是供者与受者的 HLA 配型。利用 PCR-SSR 技术，在术前对供者和受者进行 HLA 中分辨率配型。经过对 HLA 配型结果的分析，发现供者和受者的 HLA-A、B、DR、DQ 抗原单体完全相配合，于是进行了移植肾的手术，术后患者未发生器官排斥反应。

七、思考题

（一）选择题

1. 人类中能引起强而迅速的，针对同种异体移植物排斥反应的抗原是（ ）。

A. 组织相容性抗原   B. 移植抗原   C. 白细胞抗原

D. 主要组织相容性抗原   E. 主要组织相容性复合体

2. 多次接纳同一血液供体输血的患者发生的非溶血性输血反应与哪种抗体有关？（ ）

A. ABO 血型抗体   B. 抗 Ig 抗体   C. Rh 血型抗体

D. 抗白细胞和血小板 HLA 抗体   E. 抗核抗体

3. HLA 抗原多态性的原因是（ ）。

A. HLA 基因重组   B. HLA 基因突变   C. HLA 基因转换

D. HLA 基因呈共显性   E. 以上均对

（二）问答题

1. PCR-SSP 的基本原理是什么？

2. HLA 基因分型有可能出现的实验误差有哪些？

3. HLA 基因分型的临床应用有哪些？

（时东彦）

实验四十三   21 三体异常的分子诊断

一、目的与原理

（一）目的

掌握基于高通量测序的无创 DNA 产前检测技术原理；熟悉实验流程；了解临床应用范围。

（二）基于高通量测序的无创 DNA 产前检测技术原理

首先通过一定标准挑选孕妇进行外周血采集（5～10 mL），从孕妇新鲜外周血中两次高速离心

NOTE

提取血浆,使用商业化试剂盒提取血浆游离 DNA(如磁珠法),质控合格的 DNA 进行片段化和大小选择,进行文库制备,定量后进行簇生成,在 Hiseq2000 测序仪上完成 36 bp 单端测序。数据分析时首先将测序结果序列与人类标准基因组(hg19)进行唯一性比对,获得每条测序序列在人类基因组上的位置信息,进行测序数据的质控筛选后,统计落在每个染色体上的序列数目,计算目标染色体(如 21 号染色体)上序列数占整个基因组(或除性染色体外)上序列数的百分比并进行 GC 校正,最后计算出待检样品的 Z(Z=待测样品目标染色体占全基因组的百分比-对照正常组目标染色体占全基因组百分比平均值),以及对照正常组目标染色体占全基因组百分比标准差。

在测序结果判读时,使用效力更为强大的 3 倍正常样品标准差作为临界值,$Z>3$ 的样品在统计学上表示待测样品的目标染色体的基因组比例大于正态分布(单尾)中 999‰的对照正常样品的该染色体占基因组的比例,即在统计学上有 99.9%的效能(power)可确定该样品为目标染色体三体阳性样品,同样可推导出 $Z<-3$ 为染色体单体。

以上基于全基因组测序方法是目前针对胎儿染色体非整倍体研究最多、检测结果最佳、重复性最好的检测分析方法,第二代测序平台也逐渐成为使用孕妇外周血检测和研究胎儿染色体非整倍体及其他异常的主流技术平台。

二、器材与试剂

(一) 器材

经高温灭菌的 EP 管及 tip 头、PCR 扩增仪、漩涡混合器、高速台式离心机、微量移液器、Hiseq 2000 测序仪。

(二) 试剂

1. DNA 抽提试剂

(1) 10×RBC 裂解液:用 NH_4Cl 82.9 g,$KHCO_3$ 10 g 以及 EDTA 0.37 g,加双蒸水至 1000 mL,高压灭菌后 4 ℃保存。

(2) 1×细胞核裂解液:用 2 mol/L 的 Tris·Cl(pH 8.2)0.5 mL,4 mol/L 的 NaCl 10 mL,2 mmol/L 的 EDTA 0.4 mL,加双蒸水至 1000 mL,高压灭菌后 4 ℃保存。

(3) 20 mg/mL 蛋白酶 K,用 5 mmol/L 的 EDTA、10 mmol/L 的 pH 7.8 Tris buffer 稀释,-20 ℃保存。

2. PCR 试剂 灭菌超纯水、20×dNTP、10×PCR buffer、Taq DNA 聚合酶、DNA 样品。

3. HLA-SSP 分型试剂盒 HLA-Ready Gene DQ Low。

三、实验流程

(一) 分离孕妇外周血浆

(1) 采集孕妇外周血 5 mL 于 EDTA 抗凝管中。抽血后,轻轻颠倒采血管 5 次,使血液与抗凝剂充分接触。注意动作一定要轻柔,切不可剧烈振荡。

(2) 抽血后,将样品于专用的试管架竖直放置,于 4 ℃环境短期保存,不可水平放置或者倒置。

(3) 4 ℃以 1600g 离心 10 min,离心后将上清液(血浆)分装到 4 个 1.5 mL 或者 2.0 mL 的离心管中,在吸取血浆过程中注意不要吸到中间层的白细胞。

(4) 4 ℃以 16000g 离心 10 min 去除残余细胞,将上清液转入新的 1.5 mL 或者 2.0 mL 离心管中,即得所需的血浆(4 管合并大于 2 mL)。观察颜色是否正常,异常要标记。

(二) 样品制备

1. 样品 DNA 抽提(磁珠分离法)

(1) 1 mL 的血浆中加入 2 mL Binding buffer,70 μL(20 μg/μL)蛋白酶 K;120 μL (1 μg/μL) carrier RNA;15 μL(10 μg/μL)糖原;30 μL BEADS;室温混匀 15~20 min。

（2）将上一步混匀的血浆分装到 1.5 mL EP 管中，放于磁力架上，静置 1～2 min，吸去废液。

（3）加入 WASH BUFFER Ⅰ 500 μL，混匀，放于磁力架上，静置 1～2 min，吸去废液。

（4）加入 WASH BUFFER Ⅱ 500 μL，混匀，放于磁力架上，静置 1～2 min，吸去废液。

（5）小心加入 WASH BUFFER Ⅲ 550 μL，混匀，放于磁力架上，静置 1～2 min，吸去废液；注意吸干净液体。

（6）加入 40 μL EB，55 ℃水浴 10 min（每 30 s 混匀一次）；放于磁力架上，静置 1～2 min，收集液体至新的 EP 管中。

（7）Qubit 定量抽提所得样品 DNA 浓度。

2. 末端修整 配制如表 3-14 所示的反应体系。

表 3-14 反应体系

反应试剂	量
DNA	38 μL
T4 DNA ligase buffer with 10 mmol/L ATP	5 μL
10 mmol/L dNTPmix	2 μL
T4 DNA polymerase	2 μL
Klenow enzyme	1 μL
T4 PNK	2 μL

20 ℃温浴 30 min。按照 OIAquick PCR Purification Kit 说明柱纯化样品，34 μL EB 洗脱。

3. 末端加 A 配制如表 3-15 所示的反应体系。

表 3-15 反应体系

反应试剂	量
DNA sample	34 μL
Klenow buffer	5 μL
1 mmol/L dATP	10 μL
Klenow fragment	1 μL

37 ℃温浴 30 min。按照 QIAquick PCR Purification Kit 说明柱纯化样品，20 μL EB 洗脱。

4. 连接 配制如表 3-16 所示的反应体系。

表 3-16 反应体系

反应试剂	量
DNA sample	18 μL
2X T4 DNA ligase buffer	25 μL
DNA adaptors	2 μL
T4DNA ligase	5 μL

室温浴 15 min。按照 QIAquick PCR Purification Kit 说明柱纯化样品，22 μL EB 洗脱。

5. PCR 反应 配制如表 3-17 所示的反应体系。

表 3-17 反应体系

反应试剂	量
DNA	22 μL
PCR primer	1 μL
PCR primer	1 μL

续表

反应试剂	量
PCR Index	1 μL
DNA polymerase	25 μL

反应条件:98 ℃ 30 s;98 ℃ 10 s,65 ℃ 30 s,72 ℃ 30 s,15 个循环;72 ℃ 5 min。

按照 QIAquick PCR Purification Kit 说明柱纯化样品,20 μL EB 洗脱。

Qubit 定量文库 DNA 浓度。

（三）检测

使用高通量测序仪（Hiseq 2000 测序仪）进行测序。

1. 样品混合

（1）参考目前 Hiseq 2000 测序仪的测序通量,将一定数目的含有 barcode 样品文库或质控样品文库等量混合作为一条 hiseq lane 上机测序。每张 flowcell 加入 4 个质控样品文库。

（2）将混合后样品稀释至 10 nmol/L。

2. 样品变性　配制如表 3-18 所示的反应体系 。

表 3-18　反应体系

反应试剂	量
10 nmol/L Template DNA	2 μL
Tris-Cl 10 mmol/L	17 μL
2 mol/L NaOH	1 μL

混匀后,室温静置 5 min。

3. 稀释变性模板　根据需要用 hybridation buffer 按如表 3-19 的方式稀释。

表 3-19　稀释方法

模板终浓度	5 pmol/L	6 pmol/L	7 pmol/L	8 pmol/L
1.0 nmol/L Denatrued DNA	5 μL	6 μL	7 μL	8 μL
Pre-chilled hybridation buffer	995 μL	994 μL	993 μL	992 μL

将稀释后的模板分装 120 μL 至 0.2 mL 8 连排 PCR 管上机备用。

4. Bot 进行成簇反应　按照 Illumina cBot 使用说明书进行,反应进行约 5 h。

5. Hiseq 测序

（1）按照测序试剂盒说明配制 Hiseq 2000 测序试剂。

（2）将 cBot 完成后的 flowcell 放 Hiseq 2000 测序仪进行测序。测序参数如下。read 1:36 cycle。Index:7 cycle;测序进行约 2 h。

四、注意事项

（1）每批次实验均含有 6 个质控参比品,若试验结果不符则此次实验未能通过质控流程,需要重新操作。

（2）阴性质控　四个阴性质控样品,每样品的 21 号染色体 Z 小于 3。

（3）血浆分离环节　完成外周血血浆分离后,血浆体积需大于 3 mL,不足时需要重新采血。

（4）完成样品 DNA 抽提后,定量总量不低于 2 ng。

（5）数据分析环节　样品原始数据需要大于 5 mol/L,才能进入后续分析。序列比对后,只保留跟基因组不存在错配并且在基因组上对应唯一位置的序列,并且保留下来的序列条数不少于测序原始总量的 35%。

五、结果分析

(1) 计算每条染色体所占比例(chrN),计算各个染色体 Z。

(2) 利用 Z 来评估样品的实际患病情况(cut off:$Z=3$)。

(3) $Z>3$ 的样品,诊断其为 T21 异常。

六、临床案例分析

孕妇,35 岁,孕 17 周,单活胎,血清学筛查高危,NT 厚,行外周血无创检测胎儿游离 DNA。检测结果(表 3-20)高度可疑 21-三体综合征。

表 3-20 检测结果

姓名	王小二	年龄	35
孕周	17	末次月经	2011-9-12
采用时间	2011-11-4	报告时间	2011-11-18
检测项目	胎儿 21 号染色体三体	18 号染色体三体	13 号染色体三体
检测方法	高通量测序方法		
检测结果			
项目	检测值	参考区间	结果
13 号染色体	0.5	$-3.0\sim3.0$	未见明显异常
18 号染色体	2.1	$-3.0\sim3.0$	未见明显异常
21 号染色体	3.2	$-3.0\sim3.0$	提示三体

七、思考题

(一) 选择题

1. 21-三体综合征的特征是(　　)。

A. 核型为 47,XY,+18 B. 核型为 47,XY,+13 C. 核型为 47,XXY

D. 核型为 47,XY,+21 E. 核型为 45,X

2. 不属于 21-三体综合征的常见体征的是(　　)。

A. 眼距宽,眼外侧上斜 B. 骨龄落后,四肢及指趾细长 C. 头围小于正常

D. 韧带松弛 E. 舌常伸出口外

3. 关于 21-三体综合征下列哪项不正确?(　　)

A. 本病不属于常染色体畸变 B. 小儿染色体病中最常见的一种

C. 母亲年龄越大本病的发病率越高 D. 60%的患儿在胎儿早期即夭折流产

E. 活婴中发生率为 1/(600~800)

(二) 问答题

1. 什么是胎儿游离 DNA?

2. 21 三体异常的无创 DNA 筛查的适应证是什么?

3. 高通量测序的技术原理是什么?

(时东彦)

NOTE

第四章 临床分子生物学检验技术创新性实验

医学检验技术专业的培养目标和培养标准中明确规定了对本科层次毕业生"创新意识"和"创新能力"培养的要求。这就需要学生具有一定的创新性课题设计和实践的能力。通过文献检索和一系列相关实验，学生可对拟定的课题进行研究，并整理出论文，进行毕业答辩。因此创新性实验设计对完成此培养目标具有重要的意义。

实验四十四　流感病毒分子流行病学分析

一、目的与原理

（一）目的

在教师的指导下，查阅流感病毒分子流行病学分析的相关文献，进行实验方案的设计、论证，并在现有实验室条件下完成初步研究，撰写研究报告。

掌握流感病毒分子流行病学分析相关的科技文献的查阅和归纳，以培养创新性科研思维；熟悉科研课题和研究方案设计的基本步骤和方法；了解与该实验研究目标相关的临床进展。

（二）原理

流感病毒均为单股负链 RNA 病毒，根据其核糖核蛋白（RNP）和膜蛋白（MP）抗原特性及其基因特性的不同，分为甲（A）、乙（B）、丙（C）三种类型。

甲型根据其表面的血凝素（hemagglutinin，HA）和神经氨酸酶（neuraminidase，NA）又分为若干亚型。至今已发现 HA 有 16 个亚型（H1～H16），NA 有 9 个亚型（N1～N9）。HA 蛋白头部有 5 个抗原位点，分别称为 A、B、C、D、E 位点。研究表明，流感病毒 HA 基因，主要是 HA1 蛋白编码区在持续不断、快速地发生突变。这些变化可影响抗原位点的结构，改变病毒的抗原性，使人群的特异性免疫力失效，与流感疾病发生、流行最为密切，HA1 区基因序列的进化和变异分析对流感防控有重要意义。

二、器材与试剂

（一）器材

生物安全柜、液氮罐、倒置显微镜、漩涡混合器、PCR 扩增仪、微量移液器、台式高速离心机、低温离心机、电泳槽、电泳仪、凝胶成像分析系统、ABI PRISM 3730XL 基因测序仪、Eppendorf 管、PCR 反应管、紫外分光光度计等。

（二）试剂

（1）Qiagen Viral RNA 提取试剂盒。

（2）引物设计　上游引物和下游引物请同学们检索 GenBank 中序列信息自行设计，完整片段长度约 1200 bp。

（3）One-step RNA PCR Kit（AMV）反转录试剂盒。

（4）琼脂糖凝胶电泳试剂。

（5）DNA 产物胶纯化试剂盒。

（6）DNAStar 5.0、Mega 6.0 等生物信息学软件。

三、实验流程

1. 任务发送 在实验前 2 周,通过移动教学软件(如雨课堂)建立"创新性实验设计"群,并推送实验目标和文献资源链接给学生;学生入群后分成 4~5 个工作组,每组 5~8 人,推选组长 1 人。

2. 文献检索与预实验 各工作组讨论并分工合作完成实验项目设计"计划书",并制作成 PPT 答辩课件;计划书应包括研究目的和意义、研究内容和方案、材料和方法、技术路线、可行性分析、创新性分析、预实验结果等参考要素。该过程要求在论证答辩前两周开始并在实验前完成。

预实验结果展示至少包含但不限于临床采样的 RT-PCR 结果、软件运用模拟分析等。

3. 实验设计论证与答辩 由各研究组组长课堂讲授本实验组"创新性设计"思路和研究计划,展示初步实验结果,回答指导老师和其他同学的问题,阐明未来工作计划。

四、结果分析

由指导老师对各创新性实验论证答辩情况、预实验情况、总结报告完成情况进行指导、纠正和点评。

五、注意事项

(1)创新性实验设计要求本科生在导师的指导下,根据选题方向自主设计、独立组织实施、进行信息分析处理,并撰写出总结报告工作,培养学生提出问题、分析和解决问题的创新性思维和能力。

(2)创新性实验设计注重"研究过程"的规范性,主要是以项目为载体,调动学生学习的主动性、积极性和创造性,激发学生的创新思维和创新意识,掌握思考问题、解决问题的方法,提高创新能力和实践能力。

(3)创新性实验设计不是简单、具体、验证性目的的多实验综合,实验题目只代表宏观研究主题方向,例如在流感病毒引物设计时,对 NA 感兴趣的同学也可以设计相应引物并进行分子流行病学分析。

(4)在学时安排上可以与相应章节合并进行,例如与 RT-PCR 实验的整合;与生物信息学进化树分析的整合等。

六、临床应用

(1)临床感染性疾病的分子流行病学研究与耐药基因研究。
(2)预防医学、法医学、病原生物学方面的溯源性应用。

七、思考题

(一) 选择题

1. 分子流行病学研究技术方法学的确立,标准是( )。

A. 基因杂交法　　　　　　　B. 荧光标记法　　　　　　　C. 高保真 PCR

D. 基因测序法　　　　　　　E. 生物信息学分析

2. 以下对流感病毒描述正确的是( )。

A. 乙型最易变异　　　　　　B. 丙型症状较重　　　　　　C. 属于 RNA 病毒

D. 属于 DNA 病毒　　　　　　E. 甲型最易变异

3. 流感病毒的抗原性变异主要包括( )。

A. 抗原性转变　　　　　　　B. 抗原性耐药　　　　　　　C. 抗原性漂移

D. 抗原性重组　　　　　　　E. 抗原性交叉

NOTE

（二）问答题

1. 本实验做引物设计时，是否需要扩增出 HA1 基因的全长序列？为什么？

2. 进行金黄色葡萄球菌的耐药性流行病学调查时，本实验设计有何参考意义？

3. 在本实验设计时应注意哪些生物安全方面的要求？依据是什么？

（伊正君）

实验四十五　荧光定量 PCR 高分辨率熔解曲线分析检测基因点突变

一、目的与原理

（一）目的

在教师的指导下，查阅荧光定量 PCR 高分辨率熔解曲线分析检测某基因点突变的相关文献，进行实验方案的设计、论证，在现有实验室条件下完成初步研究并写出研究报告。

掌握荧光定量 PCR 高分辨率熔解曲线分析检测某基因点突变的相关科技文献的查阅和归纳方法，以培养创新性科研思维；熟悉科研课题和研究方案设计的基本步骤和方法；了解与该实验研究目标相关的临床进展。

（二）原理

高分辨率熔解曲线分析（HRM）是在实时荧光定量 PCR 基础上发展而来的新的 SNP、突变位点筛查及分型的研究方法。它是对 PCR 扩增产物 DNA 片段进行熔解曲线定量分析，利用高度热稳定性和灵敏度的实时荧光定量 PCR 检测系统，配合相关专用分析软件和饱和 DNA 结合染料，通过分析 PCR 扩增产物熔解曲线差异检测扩增序列中发生的碱基突变。HRM 法是目前检测已知或未知点突变的最快速、便捷的方法。

熔解曲线：通常是为了在 qPCR 实验中验证引物的特异性而绘制的，一般是在 65～95 ℃之间每 0.5 ℃为升温单位采集得到。

HRM：数据采集的温度变化单位要比平常的熔解曲线狭窄密集，一般来说需要间隔 0.2 ℃升温采集一次荧光信号。通过这些密集采集的数据产生高分辨率熔解曲线，并通过这些数据对存在差异的序列进行区分。

二、器材与试剂

（一）器材

生物安全柜、涡漩混合器、罗氏 LightCycler 480 或 Bio-Rad CFX96 Touch 荧光定量 PCR 仪、移液器、台式高速离心机、低温离心机、ABI PRISM 3730XL 基因测序仪、Eppendorf 管、PCR 反应管、紫外分光光度计等。

（二）试剂

（1）LightCycler 480 试剂盒、高分辨率熔解扩增试剂盒。

（2）引物设计　上游引物和下游引物请同学们检索 GenBank 中序列信息自行设计，以 CD17 为例，用 Primer 5.0 设计出适宜扩增长度的目的片段。

三、实验流程

1. 任务发送　在实验前 2 周，通过移动教学软件（如雨课堂）建立"创新性实验设计"群，并推送实验目标和文献资源链接给学生；学生入群后分成 4～5 个工作组，每组 5～8 人，推选组长 1 人；实验目标可以初步限定为单基因遗传病点突变杂合或纯合子鉴定（例如 β-地中海贫血）、HBV 点突

NOTE

变的检测、法医学 SNP 点突变检测等。

2. 文献检索与预实验 各工作组讨论并分工合作完成实验项目设计"计划书",并制作成 PPT 答辩课件;计划书应包括研究目的和意义、研究内容和方案、材料和方法、技术路线、可行性分析、创新性分析、预实验结果等参考要素。该过程要求在论证答辩前两周开始并在实验前完成。

预实验结果展示至少包含但不限于临床采样的荧光定量 PCR 分析结果、软件运用模拟分析等。

3. 实验设计论证与答辩 由各研究组长课堂讲授本实验组"创新性设计"思路和研究计划,展示初步实验结果,回答指导老师和其他同学的问题,阐明未来工作计划。

四、结果分析

由指导老师对各创新性实验论证答辩情况、预实验情况、总结报告完成情况进行指导、纠正和点评。

五、注意事项

(1)创新性实验设计要求本科生在导师的指导下,根据选题方向自主设计、独立组织实施、进行信息分析处理,并撰写出总结报告,培养学生提出问题、分析和解决问题的创新性思维和能力。

(2)实验准备时实验指导教师须协助学生完成实验用临床患者血清样品的安全采集、运送和保存。

(3)创新性实验设计不是简单、具体、验证性目的的多实验综合,实验题目只代表宏观研究主题方向,例如在实验课题设计时,针对学生兴趣可以设计多种针对 SNP 点突变检测的创新性研究。

(4)在学时安排上可以与相应章节合并进行,例如与荧光定量 PCR 实验的整合;与单基因遗传病检测实验的整合等。

六、临床应用

(1)单基因遗传突变研究;未知突变的发现。
(2)临床微生物样品中特定突变位点 SNP 的筛查。
(3)体细胞样品中低突变比例肿瘤 DNA 的检测。
(4)HLA 基因组配型、等位基因频率分析。
(5)DNA 甲基化研究。
(6)法医学鉴定。

七、思考题

(一)选择题

1. 以下对 HRM 法的描述不正确的是(　　)。

A. 高敏感性　　　　　　　　　　　B. 高特异性　　　　　　　　　　　C. 高通量
D. 速度快　　　　　　　　　　　　E. 需要荧光探针

2. 以下不适宜用 HRM 法进行检测的是(　　)。

A. 染色体易位　　　　　　　　　　B. HBV 分型　　　　　　　　　　　C. HBV 耐药检测
D. 蛋白质磷酸化　　　　　　　　　E. SNP 基因分型

3. HRM 法常用的荧光染料是(　　)。

A. FITC　　　　　B. 碘化丙啶　　　　C. 藻红蛋白　　　　D. LC Green　　　　E. 吖啶橙

(二)问答题

1. 举例说明 HRM 法在用于检测微生物耐药基因突变中有哪些临床应用?
2. 比较 HRM 法与测序法在鉴定点突变中各有哪些优缺点?

NOTE

3. 除 HRM 法外,还有哪些常用的点突变检测技术?

(伊正君)

实验四十六　荧光素酶报告基因的制备

一、目的与原理

(一) 目的

在教师的指导下,查阅荧光素酶报告基因制备的相关文献,进行实验方案的设计、论证,在现有实验室条件下完成初步研究并写出研究报告。

掌握荧光素酶报告基因制备的科技文献的查阅和归纳方法,以培养创新性科研思维;熟悉科研课题和研究方案设计的基本步骤和方法;了解与该实验研究目标相关的临床进展。

(二) 原理

转录因子是一种具有特殊结构、行使调控基因表达功能的蛋白质分子,也称为反式作用因子。某些转录因子仅与其靶启动子中的特异序列结合,这些特异性的序列被称为顺式作用元件,转录因子的 DNA 结合域与顺式作用元件实现共价结合,从而对基因的表达起抑制或增强的作用。荧光素酶报告基因实验是检测这类转录因子与其靶启动子中特异序列结合的重要手段。其原理如下:首先构建一个将靶启动子的特定片段插入荧光素酶表达序列前方的报告基因质粒,如 pGL3-basic等;将要检测的转录因子表达质粒与报告基因质粒共同转染给 293 细胞或其他相关的细胞系。如果此转录因子能够激活靶启动子,则荧光素酶基因就会表达,荧光素酶的表达量与转录因子的作用强度成正比;加入特定的荧光素酶底物,荧光素酶与底物反应,产生荧光,通过检测荧光的强度可以测定荧光素酶的活性,从而判断转录因子是否与此靶启动子片段产生了相互作用。

二、器材与试剂

(一) 器材

生物安全柜、液氮罐、倒置显微镜、漩涡混合器、PCR 扩增仪、Promega GloMax 20/20 发光检测仪、移液器、台式高速离心机、低温离心机、电泳槽、电泳仪、凝胶成像分析系统、Eppendorf 管、PCR反应管、紫外分光光度计等。

(二) 试剂

(1) 双荧光素酶报告基因检测试剂盒。

(2) pGL3-basic 质粒;pcDNA3.1 质粒。

(3) 各种限制性内切酶,DNA 连接酶。

(4) 琼脂糖凝胶电泳试剂。

(5) 人单个核细胞分离液。

(6) 人基因组抽提试剂盒。

(7) 293 细胞株及细胞培养液。

(8) 感兴趣的靶标启动子、转录因子。

三、实验流程

1. 任务发送　在实验前 2 周,通过移动教学软件(如雨课堂)建立"创新性实验设计"群,并推送实验目标和文献资源链接给学生;学生入群后分成 4~5 个工作组,每组 5~8 人,推选组长 1 人。

2. 文献检索与预实验　各工作组讨论并分工合作完成实验项目设计"计划书",并制作成 PPT

NOTE

答辩课件；计划书应包括研究目的和意义、研究内容和方案、材料和方法、技术路线、可行性分析、创新性分析、预实验结果等参考要素。该过程要求在论证答辩前两周开始并在实验前完成。

预实验结果展示至少包含但不限于 293 细胞转染结果、PCR 电泳图及质粒构建的酶切鉴定图等。

3. 实验设计论证与答辩 由各研究组组长课堂讲授本实验组"创新性设计"思路和研究计划，展示初步实验结果，回答指导老师和其他同学的问题，阐明未来工作计划。

四、结果分析

由指导老师对各创新性实验论证答辩情况、预实验情况、总结报告完成情况进行指导、纠正和点评。

五、注意事项

（1）创新性实验设计要求本科生在导师的指导下，根据选题方向自主设计、独立组织实施、进行信息分析处理，并撰写出总结报告，以培养学生提出问题、分析和解决问题的创新性思维和能力。

（2）创新性实验设计注重"研究过程"的规范性，它以项目为载体，调动学生学习的主动性、积极性和创造性，激发学生的创新思维和创新意识，掌握思考问题、解决问题的方法，提高创新能力和实践能力。

（3）创新性实验设计不是简单、具体、验证性目的的多实验综合，实验题目只代表宏观研究主题方向，例如在进行荧光素酶报告基因的设计时，针对同学们各组的兴趣可以设计多种转录因子的靶序列并进行构建和转染。

（4）在学时安排上可以与相应章节进行整合教学，例如与 PCR 实验、质粒抽提、酶切鉴定实验的整合等。

六、临床应用

（1）研究蛋白质与 DNA 的相互作用。
（2）各种临床疾病状态下基因表达与调控机制的研究。

七、思考题

（一）选择题

1. 以下对顺式作用元件描述正确的是（　　）。

A. 具有亮氨酸拉链　　　　B. 具有锌指结构　　　　C. 不编码任何蛋白质

D. 编码复制子　　　　E. 属于内含子

2. 以下对转录因子描述正确的是（　　）。

A. 一种蛋白质　　　　B. 属于反式作用因子　　　　C. 属于增强子

D. 属于 DNA 聚合酶　　　　E. 一种小 RNA

3. 以下关于荧光素酶描述正确的是（　　）。

A. 具有自发荧光　　　　B. 在紫外照射下产生荧光　　　　C. 一种转录因子

D. 一种顺式元件　　　　E. 一种蛋白质

（二）问答题

1. 本实验与常用的绿色荧光蛋白表达质粒 pEGFP-C1 的实验有何异同？

2. 分子生物学检验技术中用于检验蛋白质与 DNA 相互作用的实验还有哪些？

3. 顺式作用元件主要包括哪些组成部分？

（伊正君）

NOTE

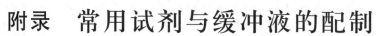

附录 常用试剂与缓冲液的配制

一、常用贮液与溶液的配制

1. 30% **丙烯酰胺溶液** 在 60 mL 中加入 29 g 丙烯酰胺和 1 g N,N'-亚甲基双丙烯酰胺,加热至 37 ℃使其溶解,加水定容至 100 mL。用 0.45 μm 孔径的 Nalgene 滤器过滤除菌,测定溶液 pH 应不大于 7.0。置棕色瓶中室温保存。

2. 40% **丙烯酰胺溶液** 在 600 mL 蒸馏水中加入 380 g 丙烯酰胺(DNA 测序级)和 20 g N,N'-亚甲基双丙烯酰胺,加热至 37 ℃使其溶解,加蒸馏水定容至 1 L。其他处理方法同上。

3. 10 mol/L **乙酸铵溶液** 在 800 mL 水中溶解 770 g 乙酸铵,加水定容至 1 L,过滤除菌。

4. BCIP **溶液** 在 10 mL 100%的二甲基甲酰胺中溶解 0.5 g 5-溴-4-氯-3-吲哚磷酸二钠盐(BCIP),4 ℃保存。

5. 1 mol/L $CaCl_2$ **溶液** 将 54 g $CaCl_2 \cdot 6H_2O$ 溶解于 200 mL 蒸馏水中,0.22 μm 滤器过滤除菌,分装成每小份 10 mL,−20 ℃储存。

6. 2.5 mol/L $CaCl_2$ **溶液** 将 13.5 g $CaCl_2 \cdot 6H_2O$ 溶解于 20 mL 蒸馏水中,0.22 μm 滤器过滤除菌,分装成 1 mL 每小份,−20 ℃储存。

7. 1 mol/L **二硫苏糖醇(DTT)溶液** 在 20 mL 0.01 mol/L 乙酸钠溶液(pH 5.2)中溶解 3.09 g DTT,过滤除菌,分装成每小份 1 mL,−20 ℃储存。

8. 0.5 mol/L **EDTA(pH 8.0)溶液** 将 186.1 g 二水乙二胺四乙酸二钠(EDTA-Na · $2H_2O$)加入 800 mL 水中,磁力搅拌器剧烈搅拌,用 NaOH 调节 pH 至 8.0,定容至 1 L,分装后高压灭菌。

9. 1 mol/L **HEPES 溶液** 在 90 mL 水中溶解 23.8 g HEPES,用 NaOH 调 pH 至 6.8~8.2,用水定容至 100 mL。

10. IPTG **溶液** 将 2 g IPTG(异丙基硫代-β-D-半乳糖苷,分子量238.3)溶于 8 mL 蒸馏水中,蒸馏水定容至 10 mL,0.22 μm 滤器过滤除菌,分装成每小份 1 mL,−20 ℃储存。

11. **酚-氯仿溶液** 将酚和氯仿等体积混合,然后用 0.1 mol/L Tris · HCl(pH 7.6)抽提几次(平衡混合物),置于棕色玻璃瓶中,覆盖等体积 0.01 mol/L Tris · HCl(pH 7.6)液层,4 ℃保存。

12. 10 mmol/L **苯甲基磺酰氟(PMSF)溶液** 将 PMSF 溶解于异丙醇,制成 1.74 mg/mL(10 mmol/L)溶液,分装成小份,−20 ℃储存。如有必要,可配成高浓度储存液(17.4 mg/mL 即 100 mmol/L)。

13. **磷酸缓冲液**(PBS) 将 1 mol/L 的磷酸二氢钠和 1 mol/L 磷酸氢二钠贮液按下表给定体积混合,即得所需 pH 的磷酸缓冲液。

(1) 1 mol/L 磷酸二氢钠($NaH_2PO_4 \cdot H_2O$)贮液配制:将 $NaH_2PO_4 \cdot H_2O$ 138 g 溶解于 900 mL 水中,定容至 1 L。

(2) 1 mol/L 磷酸氢二钠(Na_2HPO_4)贮液配制:将 Na_2HPO_4 142 g 溶解于 900 mL 水中,定容至 1 L。

1 mol/L 磷酸二氢钠/mL	1 mol/L 磷酸氢二钠/mL	pH
877	123	6.0
850	150	6.1
815	185	6.2
775	225	6.3

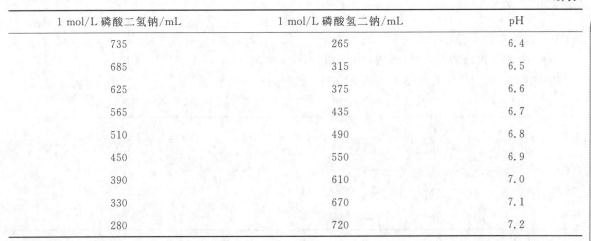

1 mol/L 磷酸二氢钠/mL	1 mol/L 磷酸氢二钠/mL	pH
735	265	6.4
685	315	6.5
625	375	6.6
565	435	6.7
510	490	6.8
450	550	6.9
390	610	7.0
330	670	7.1
280	720	7.2

14. 1 mol/L 乙酸钾(pH 7.5)溶液　在 90 mL 纯水中溶解 9.82 g 乙酸钾,用乙酸(2 mol/L)调节 pH 至 7.5,加纯水定容至 1 L,−20 ℃保存。

15. 乙酸钾溶液(用于碱裂解)　在 60 mL 乙酸钾溶液(5 mol/L)中加入 11.5 mL 冰乙酸和 28.5 mL 水,即成乙酸根浓度为 5 mol/L,钾浓度为 3 mol/L 的溶液。

16. 3 mol/L 乙酸钠(pH 5.2 和 pH 7.0)溶液　将 408.1 g 三水乙酸钠溶于 800 mL 水中,用冰乙酸调节 pH 至 5.2 或用稀乙酸调节 pH 至 7.0,加水定容至 1 L。分装成小份后高压灭菌。

17. 10% 十二烷基硫酸钠(SDS)溶液　在 900 mL 水中加入 100 g SDS(电泳级),加热(68 ℃)助溶,用浓盐酸调节 pH 至 7.2,加水定容到 1 L,分装备用。

18. 20×SSC 溶液　在 800 mL 水中加入 175.3 g NaCl 和 88.2 g 柠檬酸钠,充分溶解,用 10 mol/L NaOH 调节 pH 至 7.0,加水定容至 1 L,分装成小份后高压灭菌。

19. 20×SSPE 溶液　在 800 mL 水中加入 17.5 g NaCl、27.6 g $NaH_2PO_4 \cdot H_2O$ 和 7.4 g EDTA,充分溶解,用 10 mol/L NaOH 溶液调节 pH 至 7.4(约需 6.5 mL),加水定容至 1 L,分装,高压灭菌。

20. 100% 三氯乙酸溶液　在装有 500 g 三氯乙酸的瓶中加入 227 mL 水,即成 100%(m/V)三氯乙酸溶液。

21. 1 mol/L Tris 溶液　将 121.91 g Tris 碱溶解于 900 mL 水中,用浓 HCl(11.6 mol/L)调节 pH(25 ℃下)至所需值,加水定容至 1 L,分装,高压灭菌。

浓 HCl(11.6 mol/L)体积	pH
8.6	9.0
14	8.8
21	8.6
28.5	8.4
38	8.2
46	8.0
56	7.8
66	7.6
71.3	7.4
76	7.2

22. Tris 缓冲盐溶液(TBS)(25 mmol/L Tris)　将 8 g NaCl、0.2 g KCl、3 g Tris 碱溶解在 800 mL 蒸馏水中,加入 0.015 g 酚,用 HCl 调 pH 至 7.4,蒸馏水定容至 1 L。分装后高压蒸汽灭菌 20

NOTE

min,室温保存。

23. X-gal溶液 将X-gal(5-溴-4-氯-3-吲哚-β-D半乳糖苷)溶解于二甲基甲酰胺,配制成20 mg/mL的储存液。保存于玻璃管或聚丙烯管中,须用铝箔封裹,防止光照破坏,−20 ℃储存。

24. DEPC(焦碳酸二乙酯)溶液 在100 mL水中加入100 μL DEPC,即体积分数为0.1%。37 ℃水浴12 h以上,高压(15psi)灭菌20 min,使残余DEPC失活。

25. 100×Denhardt试剂 按下表配制。过滤除菌去杂质,分装,−20 ℃储存。

成分及终浓度	用量
2%聚蔗糖(Ficoll,400型)	2 g
2%聚乙烯吡咯烷酮(PVP-40)	2 g
2%BSA(组分V)	2 g
水	加水至总体积为100 mL

26. 10×标准DNA连接酶缓冲液(黏端、平端连接) 按下表配制。分装成小份,−20 ℃储存。

成分及终浓度	用量
0.5 mol/L Tris-HCl	5 mL 1 mol/L 贮液
100 mmol/L $MgCl_2$	1 mL 1 mol/L 贮液
100 mmol/L DTT	1 mL 1 mol/L 贮液
2 mmol/L ATP	200 μL 100 mmol/L 贮液
5 mmol/L 盐酸亚精胺(可选)	50 μL 1 mmol/L 贮液
0.5 mg/mL BSA(组分V)(可选)	0.5 mL 10 mg/mL 贮液
水	2.25 mL

27. 10 mg/mL牛血清蛋白(BSA) 在9.5 mL水中加入100 mg牛血清蛋白(组分V或分子生物学试剂级)。注意是将蛋白质加入水中而不是将水加入蛋白质以减少变性),轻轻摇动使其完全溶解。加水定容至10 mL,分装成小份,−20 ℃储存。

二、电泳缓冲液、染料和凝胶加样液

(一)电泳缓冲液

1. 50×Tris-乙酸(TAE)缓冲液

成分及终浓度	用量
2 mol/L Tris碱	242 g
1 mol/L 乙酸	57.1 mL 冰乙酸(17.4 mol/L)
100 mmol/L EDTA	200 mL 0.5 mol/L EDTA(pH 8.0)
水	补足到1 L

2. 5×Tris-硼酸(TBE)缓冲液

成分及终浓度	用量
445 mmol/L Tris碱	54 g
445 mmol/L 硼酸盐	27.5 g 硼酸
10 mmol/L EDTA	20 mL 0.5 mol/L EDTA(pH 8.0)
水	补足到1 L

NOTE

（二）染料

1. 1‰溴酚蓝　将 1 g 水溶性钠型溴酚蓝完全溶解在 100 mL 水中。

2. 1‰二甲苯青 FF　在足量水中溶解 1 g 二甲苯青 FF,定容至 100 mL。

3. 10 mg/mL 的溴化乙锭　将 1 g 溴化乙锭加入 100 mL 水中,磁力搅拌至完全溶解,用铝箔包裹装液管或转移至棕色瓶中,4 ℃保存。

（三）凝胶加样液

1. 6×碱性凝胶上样液(室温储存)

成分及终浓度	用量
0.3 mol/L 氢氧化钠	300 μL 10 mol/L 氢氧化钠
6 mmol/L EDTA	120 μL 0.5 mol/L EDTA(pH 8.0)
18％聚蔗糖(400 型)	1.8 g
0.15％溴甲酚绿	15 mg
0.25％二甲苯青 FF	25 mg
水	补足到 10 mL

2. 6×聚蔗糖凝胶上样液(室温储存)

成分及终浓度	用量
0.15％溴酚蓝	1.5 mL 1‰溴酚蓝
0.15％二甲苯青 FF	1.5 mL 1‰二甲苯青 FF
5 mmol/L EDTA	100 μL 0.5 mol/L EDTA(pH 8.0)
15％聚蔗糖(400 型)	1.5 g
水	补足到 10 mL

3. 6×溴酚蓝/二甲苯青/聚蔗糖凝胶上样液(室温储存)

成分及终浓度	用量
0.25％溴酚蓝	2.5 mL 1‰溴酚蓝
0.25％二甲苯青 FF	2.5 mL 1‰二甲苯青 FF
15％聚蔗糖(400 型)	1.5 g
水	补足到 10 mL

4. 6×甘油凝胶上样液(4 ℃储存)

成分及终浓度	用量
0.15％溴酚蓝	1.5 mL 1‰溴酚蓝
0.15％二甲苯青 FF	1.5 mL 1‰二甲苯青 FF
5 mmol/L EDTA	100 μL 0.5 mol/L EDTA(pH 8.0)
50％甘油	3 mL
水	3.9 mL

5. 6×蔗糖凝胶上样液(室温储存)

成分及终浓度	用量
0.15％溴酚蓝	1.5 mL 1‰溴酚蓝
0.15％二甲苯青 FF	1.5 mL 1‰二甲苯青 FF

NOTE

成分及终浓度	用量
5 mmol/L EDTA	100 μL 0.5 mol/L EDTA(pH 8.0)
40%聚蔗糖	4 g
水	补足到 10 mL

6. 10×十二烷基硫酸钠-甘油凝胶上样液(室温储存)

成分及终浓度	配制 10 mL 溶液各成分用量
0.2%溴酚蓝	20 mg
0.2%二甲苯青 FF	20 mg
200 mmol/L EDTA	4 mL 0.5 mol/L EDTA(pH 8.0)
0.1%SDS	100 μL 10% SDS
50%甘油	5 mL
水	补足到 10 mL

(王秀青)

主要参考文献

ZHUYAOCANKAOWENXIAN

[1] 伊正君,张红艳.临床分子诊断学实验[M].武汉:华中科技大学出版社,2014.

[2] 王晓春.临床分子生物学检验技术实验指导[M].北京:人民卫生出版社,2015.

[3] 倪培华.临床生物化学检验技术实验指导[M].北京:人民卫生出版社,2015.

[4] 刘忠民,余琳,范婷婷,等.医学检验技术专业实验教学形成性评价表的设计与应用[J].医学教育研究与实践.2018,26(5):822-826.

[5] 马建岗.基因工程学原理[M].2版.西安:西安交通大学出版社,2007.

[6] 樊绮诗,钱士匀.临床检验仪器与技术[M].北京:人民卫生出版社,2015.

[7] 钱士匀.医学检验技术专业实验教程[M].北京:中国医药科技出版社,2011.

[8] 常晓彤.生物化学与分子生物学实验教程[M].北京:人民卫生出版社,2015.

[9] 钱晖,陶国华.临床分子生物学检验技术实验指导[M].江苏:江苏大学出版社,2015.

[10] 郑芳,陈昌杰.临床分子诊断学[M].武汉:华中科技大学出版社,2013.

[11] 吕建新,樊绮诗.临床分子生物学检验[M].北京:人民卫生出版社,2012.

[12] 常东,辛晓敏,董娟,等.Southern 印迹检测智力低下患者的脆性 X 基因[J].临床检验杂志,2005,23(5):332-333.

[13] 杨春花,谷志远,郝好杰,等.Northern 印迹杂交检测胃癌组织中 uPA 和 uPAR mRNA 表达及其意义[J].军医进修学院学报,2000,21(1):45-48.

[14] 李天柱,史铁伟,周静,等.干扰 ELK-3 抑制人肝癌细胞的上皮-间质转换[J].基础医学与临床,2017,37(2):211-216.

[15] 陈谦,高超,张磊.乳腺癌组织中 E-cadherin 和 CD105 的表达[J].山东医药,2015,55(5):32-34.

[16] 覃扬.医学分子生物学实验教程[M].北京:中国协和医科大学出版社,2004.

[17] 李瑶.基因芯片的数据分析与处理[M].北京:化学工业出版社,2006.

[18] 潘銮凤.分子生物学技术[M].上海:复旦大学出版社,2008.

[19] (美)Schena M.蛋白质芯片(影印版)[M].科学出版社,2005.

[20] 宋方洲,何凤田,马永平,等.生物化学与分子生物学实验[M].北京:科学出版社,2008.

[21] 何凤田,连继勤,甘立霞,等.生物化学与分子生物学实验教程[M].北京:科学出版社,2011.

[22] 吕建新,尹一兵,高基民,等.分子诊断学[M].北京:中国医药科技出版社,2010.

[23] 樊绮诗,吕建新,彭颖,等.分子生物学检验技术[M].北京:人民卫生出版社,2008.

[24] Shendure J,Ji H. Next-generation DNA sequencing[J]. Nat Biotechnol,2008,26(10):1135-1145.

[25] Voelkerding K V,Dames S A,Durtschi J D. Next-generation sequencing:from basic research to diagnostics[J]. Clin Chem,2009,55(4):641-658.

[26] 周晓光,任鲁风,李运涛,等.下一代测序技术:技术回顾与展望[J].中国科学生命科学,2010,40(1):23-37.

[27] Lo Y M,Chan K C,Sun H,et al. Maternal plasma DNA sequencing reveals the genomewide genetic and mutational profile of the fetus[J]. Sci Transl Med,2010,2(61):61-91.

［28］　刘焯霖,梁秀龄,张成.神经遗传病学［M］.3 版.北京:人民卫生出版社,2011.

［29］　华琳,李林.医学生物信息学案例与实践［M］.北京:清华大学出版社,2018.

［30］　李霞,雷健波.生物信息学［M］.2 版.北京:人民卫生出版社,2015.

［31］　M. R. 格林,J. 莎姆布鲁克.分子克隆实验指南［M］.陈威,杨晓明,译.北京:科学出版社,2017.

［32］　卢圣栋.现代分子生物学实验技术［M］.4 版.北京:中国协和医科大学出版社,2016.

［33］　斯越秀.基因工程实验技术与实施教程［M］.2 版.杭州:浙江大学出版社,2016.

［34］　朱旭芬.基因工程实验指导［M］.3 版.北京:高等教育出版社,2017.

［35］　钟卫鸿.基因工程技术实验指导［M］.2 版.北京:化学工业出版社,2016.

［36］　杨佳佳,张彦懿,刘华伟,等.HBV-DNA 实时荧光定量 PCR 检测试剂盒性能验证［J］.国际检验医学杂志,2018,39(2):213-217.

［37］　朱明岩,叶英.不同荧光定量 PCR 技术在乙型肝炎病毒检测中的应用评价［J］.安徽医药,2016,20(9):1723-1726.

［38］　葛燕梅,樊苏逸,袁杭,等.荧光定量聚合酶链反应检测乙型肝炎病毒 DNA 假阴性结果原因分析［J］.中华临床实验室管理电子杂志,2016,4(1):49-53.

［39］　高洁,严敏,付婷,等.甲型 H1N1 流感病毒快速核酸检测方法探究［J］.中国实用医药,2018,13(17):93-94.

［40］　关淼,曹东,魏澍,等.H1N1 亚型猪流感病毒荧光 RT-PCR 检测方法的建立［J］.黑龙江畜牧兽医,2016(17):164-166,293-295.

［41］　岳钊平,赵小玲.女性宫颈疾病患者 HPV 分型检测结果分析［J］.海南医学,2018,29(13):1836-1838.

［42］　王益松,仲崇明.人乳头瘤病毒分型检测方法学性能评价［J］.实验与检验医学,2018,36(03):343-344.

［43］　吴寒舒,张蔚.HPV 分型检测对宫颈细胞学阴性 HPV 阳性女性的临床价值［J］.中国性科学,2018,27(03):49-53.

［44］　张廷娟.结核分枝杆菌耐药基因芯片检测在结核性脑膜炎中的应用［J］.中国卫生标准管理,2018,9(11):36-37.

［45］　税雪姣,黄富礼,黄永茂.结核分枝杆菌耐药基因快速检测研究进展［J］.西南军医,2016,18(06):565-568.

［46］　徐湘民,张新华,陈荔丽.地中海贫血预防控制操作指南［M］.北京:人民军医出版社,2011.

［47］　陆静,姚如恩,朱佳谊,等.高通量检测技术对假肥大型肌营养不良分子诊断的研究［J］.分子诊断与治疗杂志,2017,9(5):308-312.

［48］　陈远春,代英,钟敏.3 例杜氏肌营养不良家系基因诊断策略探讨［J］.重庆医学,2016,45(7):926-928.

［49］　Chatzikyriakidou A,Voulgari P V,Drosos A A. What is the role of HLA-B27 in spondyloar-thropathies? ［J］. Autoimmun Rev,2011,10(8):464-468.

［50］　乔木,吴小涛,钱邦平,等.强直性脊柱炎假关节的形成机制、影像学表现及治疗策略进展［J］.中国脊柱脊髓杂志,2018,28(3):275-278.

［51］　巫静帆,李小霞,谭淑娟,等.东莞户籍 33810 例新生儿听力筛查联合耳聋基因检测与分析［J］.中华耳科学杂志,2018,16(2):176-179.

［52］　Han S,Yang X,Yi Z,et al. Deafness Gene Mutations in Newborns in Beijing［J］. Acta Oto-Laryngologica,2016,136(5):475-479.

［53］　步宏,杨文涛.乳腺癌 HER2 检测指南(2014 版)［J］.中华病理学杂志,2014,(4):262-267.

［54］　陈敏,陈华容,吕丽霞,等.探讨不同预处理方法对 HER2 基因荧光原位杂交效果的影响［J］.

诊断病理学杂志,2017,24(4):310-311,309.

[55] 杨斌凤,王仲坤,王苏南,等.胃癌组织中 HER-2 基因扩增和 K-ras 基因突变的关系[J].临床与实验病理学杂志,2016,32(6):615-619.

[56] 刘慧慧,王孟昭,胡克,等.EGFR-TKI 在非小细胞肺癌中耐药机制的研究进展[J].中国肺癌杂志,2013,16(10):535-539.

[57] 黄健,王于理,代平,等.胸水、血液 EGFR 基因突变检测在非小细胞肺癌治疗中的应用价值[J].山东医药,2018,58(6):61-63.

[58] 苏飞,郑可,付炜云,等.不同治疗对肺癌患者血液循环游离 DNA 检测 EGFR 基因突变的影响及预后分析[J].中国肺癌杂志,2018,21(5):389-396.

[59] 李艳,李金明.个体化医疗中的临床分子诊断[M].北京:人民卫生出版社,2013.

[60] Deng J, Vozmediano V, Rodriguez M, et al. Genotype-guided dosing of warfarin through modeling and simulation[J]. Eur J Pharm Sci,2017,(11):9-14.

[61] Shaw K, Amstutz U, Kim R B, et al. Clinical Practice Recommendations on Genetic Testing of CYP2C9 and VKORC1 Variants in Warfarin Therapy[J]. Ther Drug Monit,2015,37(4):428-436.

[62] 王启鑫.基因多态性对指导华法林应用的研究进展[J].心血管病学进展,2018,(3):479-482.

[63] Mahalle N, Kulkarni M V, Garg M K, et al. Vitamin B12 deficiency and hyperhomo-cysteinemia as correlates of cardiovascular risk factors in Indian subjects with coronary artery disease[J]. J Cardiol,2013,61(4):289-294.

[64] Yang B, Fan S, Zhi X, et al. Genographical and ethnic distribution of MTHFR gene polymorphisms and their associations with diseases among Chinses population[J]. Clin Genet,2017,92(3):243-258.

[65] 王安妮,盖迪,冯欣.叶酸代谢基因多态性的研究进展[J].临床药物治疗杂志,2018,(3):6-9.

[66] 周保成,许天龙,毛华芬,等.1 个 STR 基因座的分型在 741 例亲子鉴定中的应用[J].中国法医学杂志,2015,30(4):396-398.

[67] 赵丽,吴世青,古风生,等.河北承德满族人群 19 个 STR 基因座遗传多态性[J].中国法医学杂志,2016,31(1):72-73.

[68] 张子龙,孙红兵,盛清平,等.STR 基因座在司法鉴定中的应用[J].医学信息,2013,28:630-630.

[69] 纪凤卿.亲权鉴定中常染色体 STR 基因座遗传学的研究进展[J].2013,34(21):2871-2873.

[70] 刘川.HLA 基因分型方法的进展[J].实验与检验医学,2011,29(3):261-262,214.

[71] 董浙清,黄永禄,范剑.PCR-SSP 技术在 HLA 分型中的应用[J].中国高等医学教育,2010,(5):136,138.

[72] 武俊杰,贾保祥,张栋,等.HLA 配型对接受同一供者肾的移植肾功能的影响[J].国际检验医学杂志,2015,36(5):577-578.

[73] 刘持翔,吕飘,徐建华,等.肾移植等待者 HLA-A、B、DR 位点抗原频率分布特点分析[J].医疗装备,2015,8,10-11.

[74] 卢国荣,孔祥东.孕母外周血中胎儿游离 DNA 的检测在产前诊断唐氏综合征的应用[J].中外医疗,2013,32(11):188-189.

[75] 王庆琴,焦保权,苏铎,等.孕妇外周血游离胎儿 DNA 用于无创产前检测的研究进展[J].河北医药,2015,37(9):1394-1396.

[76] 常颖,陈叙,崔洪艳,等.妊娠早期利用母血血浆胎儿游离 DNA 诊断胎儿染色体异常的价值

[J].中华围产医学杂志,2014,17(1):14-18.

[77] 杨麒巍,于杉.孕妇外周血中游离胎儿 DNA 富集与分离方法及在无创性产前诊断中的应用[J].中国实验诊断学,2014,18(2):345-347.

[78] 郑敏娜,宁铁林,高永军,等.天津市 2015 年 HIV 流行和传播的分子流行病学特征分析[J].中华流行病学杂志,2016,37(8):1142-1147.

[79] 杨静,吴霄,徐虹,等.2014—2016 年镇江地区甲型 H1N1 流感病毒分子进化特征研究[J].中华疾病控制杂志,2018(1):46-51.

[80] 王晶晶,许朝旭,彭红波.应用高分辨熔解曲线分析技术检测 β-地中海贫血基因突变[J].国际检验医学杂志,2015,36(5):650-651,654.

[81] 王卓,井昶雯,曹海霞,等.高分辨率熔解曲线分析技术检测 EGFR 基因突变方法的建立及其初步临床应用[J].中国肿瘤外科杂志,2014,6(4):236-239.

[82] 郭志兰,车路阳,李晶哲,等.NF-κB 荧光素酶报告基因系统的构建及验证[J].生物工程学报,2016,32(10):1465-1473.

[83] 庞立丽,邵长胜,段招军,等.人干扰素 λ1 基因启动子荧光素酶报告基因质粒的构建及其转录活性分析[J].中国生物制品学杂志,2014,27(6):752-755,760.